中医实用经典 100 方

姚建平 李青雅 主编

河南科学技术出版社
·郑州·

图书在版编目（CIP）数据

中医实用经典 100 方/姚建平，李青雅主编 . —郑州：
河南科学技术出版社，2016.12（2024.8 重印）
ISBN 978 - 7 - 5349 - 8292 - 7

Ⅰ.①中… Ⅱ.①姚… ②李… Ⅲ.①方书 - 汇编
Ⅳ.①R289.2

中国版本图书馆 CIP 数据核字（2016）第 199134 号

出版发行：河南科学技术出版社
地　　址：郑州市郑东新区祥盛街27号　　　　　邮　　编：450016
电　　话：(0371) 65737028　65788629
网　　址：www. hnstp. cn
策划编辑：邓　为
责任编辑：武　苏
责任校对：柯　姣
封面设计：中文天地
责任印制：朱　飞
印　　刷：永清县晔盛亚胶印有限公司
经　　销：全国新华书店
幅面尺寸：170 mm × 240 mm　　　　印张：22.5　　　　字数：380 千字
版　　次：2016 年 12 月第 2 版　　　2024 年 8 月第 2 次印刷
定　　价：98.00元

如发现印、装质量问题，影响阅读，请与出版社联系并调换。

编写人员名单

主　　编　姚建平　李青雅

副 主 编　马书娟　龙旭阳　徐向宇　程　凯　白云苹

前　言

历代有关方剂学的著作浩如烟海，且著书立说角度各异，或总结前人之言，或发一己之说，琳琅满目，其间或有舛误或有矛盾之处，使学者常有无所适从之感。

本书参考《中医方剂学》（第5版）及历代有关方论著作，按照《中医方剂学》（第5版）教学大纲要求，分解表方、泻下方、和解方、清热方、祛暑方、温里方、补益方、固涩方、安神方、开窍方、理气方、理血方、治风方、治燥方、祛湿方、祛痰方、消食方、驱虫方等共18章，每章包含常用方若干，按序排列。选出了初学者需要掌握的100首临床常用方，从方剂的方源、组成、用法、功用、主治、证候、病机、方解、禁忌、案例、方论、方歌等12个方面进行汇编。重点是方论的汇编，以综合历代医家方论为主，不妄加阐释或评论，力求奉献给读者原汁原味的中医思想，以助读者对方剂正确理解，明晰立方者之本意；经典病案的汇编，尽量以古代病案为主，以期对学者临床灵活、准确应用方剂有所裨益。本书旨在提供一本帮助读者学习方剂知识或提高临床组方能力较为系统的图书，既可供初学者使用，也可为临床医务人员进一步提高方剂学理论水平，提高临床辨证用方的准确性作参考。

编者
2016年1月

第一章　解表方

1. 麻黄汤

【方源】《伤寒杂病论》

【组成】麻黄_{去节,三两}（9 g）　桂枝_{二两}（6 g）　杏仁_{去皮尖,七十个}（12 g）　甘草_{炙,一两}（3 g）

【用法】上四味，以水九升，先煮麻黄，减二升，去上沫，内诸药，煮取二升半去滓。温服八合。覆取微似汗，不须啜粥，余如桂枝法将息。

【功用】发汗解表，宣肺平喘。

【主治】风寒表实证。

【证候】发热恶寒，头身疼痛，腰疼，骨节疼痛，无汗，或咳嗽，或气喘，或呕，口不渴，舌淡苔白，脉浮紧。

【病机】本方证为外感风寒，肺气失宣所致。风寒之邪外袭肌表，使卫阳被遏，腠理闭塞，营阴郁滞，经脉不通，故见恶寒、发热、无汗、头身痛；肺主气属卫，外合皮毛，寒邪外束于表，影响肺气的宣肃下行，则上逆为喘；舌苔薄白、脉浮紧皆是风寒袭表的反映。治当发汗解表，宣肺平喘。

【方解】麻黄味苦辛、性温，为肺经专药，能发越人体阳气，有发汗解表、宣肺平喘的作用，所以是方中的君药，并用来作为方名。由于营涩卫郁，单用麻黄发汗，仅解卫气之郁，所以又用温经散寒、透营达卫的桂枝为臣，加强发汗解表而散风寒，除身疼。本证之喘，是由肺气郁而上逆所致，麻黄、桂枝又都上行而散，所以再配降肺气、散风寒的杏仁为佐药，同麻黄一宣一降，增强解郁平喘之功。炙甘草既能调和宣降之麻、杏，又能缓和麻、桂相合的峻烈之性，使汗出不致过猛而伤耗正气，是使药而兼佐药之义。麻黄得桂枝，一发卫分之郁，一透营分之邪，所以柯琴评麻黄汤曰："此为开表逐邪发汗之峻剂也。"

【禁忌】本方为辛温发汗之峻剂，故《伤寒论》对"疮家""淋家""衄家""亡血家"，以及外感表虚自汗、血虚而脉兼"尺中迟"、误下而见"身重心悸"等，虽有表寒证，亦皆禁用。《伤寒来苏集》（柯琴）卷上："此乃纯阳之剂，过于发散，如单刀直入之将，投之恰当，一战成功。不当则不戢而召祸。故用之发表，可一而不可再。"

【案例】

（1）刘渡舟《刘渡舟临证验案精选》：刘某某，男，50岁。隆冬季节，因工作需要出差外行，途中不慎感受风寒之邪，当晚即发高热，体温达39.8 ℃，恶寒甚重，虽覆两床棉被，仍洒晰恶寒，发抖，周身关节无一不痛，无汗，皮肤滚烫而咳嗽不止。视其舌苔薄白，切其脉浮紧有力，此乃太阳伤寒表实之证。治宜辛温发汗，解表散寒。用麻黄汤：麻黄9 g，桂枝6 g，杏仁12 g，炙甘草3 g，1剂。服药后，温覆衣被，须臾，遍身汗出而解。

按：麻黄汤为发汗之峻剂，用之不当，易生他变，不少临床医生畏惧麻、桂，不敢投用。一见发热，便认为是温热之证，滥用寒凉之品，反令表寒闭郁，久久不解，或致久咳不已，或致低热不退，或致咽喉不利等，不一而足。盖表实证之发热，乃由卫阳闭郁，正邪交争所致，故发热必伴有恶寒。这与温热病的发热不恶寒，并伴有口渴伤津之候，有本质的区别。风寒郁闭卫阳，故直须辛温发汗，寒随汗出，卫气一通，则发热自退，即《内经》所谓"体若燔炭，汗出而散"也。

（2）赵守真《治验回忆录》：汪某以养鸭为业，残冬寒风凛冽，雨雪交加，整日随鸭群蹀躞奔波，不胜其劳。某晚归时，感觉不适，饮冷茶一大盅，午夜恶寒发热，咳嗽声嘶，继而语言失音。曾煎服姜汤冲杉木炭末数钟，声亦不扬。晨间，其父伴其来就诊，代述失音原委。因知寒袭肺金，闭塞空窍，故咳嗽声哑。按脉浮紧，舌上无苔，身疼无汗，乃太阳表实证。其声喑者，非金破不鸣，是金实不鸣也，《素问·咳论》云："皮毛者，肺之合也。"又《灵枢·邪气脏腑病形》云："形寒寒饮则伤肺。"由于贼风外袭，玄府阻闭，饮冷固邪，痰滞清道，治节失职之所致。治宜开毛窍宣肺气，不必治其喑。表邪解，肺气和，声自扬也。疏麻黄汤与之：麻黄9 g，桂枝、杏仁各6 g，甘草3 g，煎水。服后，复温取汗，换衣两次。翌日外邪解，声音略扬，咳仍有痰，胸微胀。又将前方去桂枝，减麻黄为4.5g，加贝母、桔梗各6g，白蔻3g，细辛1.5g，以温肺化痰。续进2帖，遂不咳，声音复常。

按：《灵枢·忧恚无言》云："人卒然无音者，寒气客于厌，则厌不能发，发不能下，致其开阖不致，故无音。"今患者外感风寒，复饮冷茶，寒饮相搏，阻塞肺窍会厌，故致音哑，所谓"金实不鸣"也。故以麻黄汤宣通肺气开散"金实"，候邪气外解，则会厌动利，音声能发。

【方论】

（1）明代许宏《金镜内台方议》：麻黄味苦辛，专主发汗，故用之为君；桂枝味辛热，以辛热之气佐之散寒邪，用之为臣；杏仁能散气解表，用之为佐；甘草能安中，用之为使。《经》曰："寒淫于内，治以甘热，佐以辛苦是也。"先圣配此四味之剂，以治伤寒者，乃专主伤寒脉浮紧，恶寒无汗者之所主也。若脉微弱自汗者，不可服此也。

（2）明代吴昆《医方考》：麻黄之形，中空而虚，麻黄之味，辛温而薄；空则能通腠理，辛则能散寒邪，故令为君。佐以桂枝，取其解肌；佐以杏仁，取其利气；入甘草者，亦辛甘发散之谓。

（3）清代章虚谷《伤寒论本旨》：因此方纯乎发表，故先煮麻黄，又用甘草以缓其性，使阳气周遍，以取微似有汗，若发散迅速，大汗淋漓，阳气不及周行而外奔，其邪反未能出也，故甘草只用一两，不同桂枝汤之甘草重用，取其守中，为调营卫之法；此为治寒伤营之主方也。

（4）清代尤在泾《伤寒贯珠集》：人之伤于寒也，阳气郁而成热，皮肤闭而成实，麻黄轻以取实，辛以散寒，温以行阳；杏仁佐麻黄，达肺气泄皮毛止咳急。王好古谓其治卫实之药是也。然泄而不收，升而不降，桂枝甘草虽曰佐之，实以监之耳。

（5）清代柯琴《伤寒来苏集》：麻黄色青入肝，中空外直，宛如毛窍骨节状，故能旁通骨节，除身疼，直达皮毛，为卫分驱风散寒第一品药。然必藉桂枝入心通血脉，出营中汗，而卫分之邪乃得尽去而不留，故桂枝汤不必用麻黄，而麻黄汤不可无桂枝也。杏为心果，温能散寒，苦能下气，故为驱邪定喘之第一品药。桂枝汤发营中汗，须啜稀热粥者，以营行脉中，食入于胃，浊气归心，淫精于脉故尔；麻黄汤发卫中汗，不须啜稀热粥者，此汗是太阳寒水之气，在皮肤间，腠理开而汗自出，不须假谷气以生汗也。

（6）清代王子接《绛雪园古方选注》：麻黄汤，破营方也。试观立方大义，麻黄轻清入肺，杏仁重浊入心，仲景治太阳初病，必从心营肺卫入意也。分言其功能，麻黄开窍发汗，桂枝和阳解肌，杏仁下气定喘，甘草安内攘外，四者各擅其长，有非诸药之所能及。兼论其相制七法，桂枝外监麻黄之发表，不使其大汗亡阳；甘草内守麻黄之出汗，不使其劫阴脱营；去姜、枣者，姜性上升，又恐碍麻黄发表；枣味缓中，又恐阻杏仁下气。辗转回顾，无非欲其神速，一剂奏绩。若喜功屡用，必不戢而召亡阳之祸矣。故服已又叮咛不须啜粥，亦恐有留恋麻黄之性也。

【方歌】麻黄汤中用桂枝，杏仁甘草四般施，发热恶寒头项痛，喘而无汗服之宜。

$2.$ 桂枝汤

【方源】《伤寒杂病论》

【组成】桂枝_{三两}（9 g）　芍药_{三两}（9 g）　甘草_{炙,二两}（6 g）　生姜_{切,三两}（9 g）　大枣_{十二枚,擘}（12 枚）

【用法】上五味，哎咀三味，以水七升，微火煮取三升，去滓。适寒温，服一升。服已须臾，啜热稀粥一升余，以助药力。温覆令一时许，遍身漐漐微似有汗者益佳，不可令如水流漓，病必不除。若一服汗出病差，停后服，不必尽剂；若不汗，更服依前法；又不汗，后服小促其间，半日许，令三服尽。若病重者，一日一夜服，周时观之，服一剂尽，病证犹在者，更作服；若不汗出，乃服至二三剂。

【功用】解肌发表，调和营卫。

【主治】风寒表虚证（太阳中风证）。

【证候】恶风发热，汗出头痛，鼻鸣干呕，舌淡苔白，脉浮缓或浮弱。

【病机】营卫不和。

本方证因风寒束表，营卫不和所致。外感风邪，风性疏泄，卫气因之失其固护之性，阳强而不能密，不能固护营阴，致令营阴不能内守而外泄，故头痛发热，汗出恶风，脉浮缓等。邪气郁滞，胃肺失和，则鼻鸣干呕。风寒在表，应以辛温发散以解表，但本方证属表虚，腠理不固，故以解肌发表，调和营卫，即祛邪调正兼顾为治。本方证属外感风寒表虚已有汗出，何以又用桂枝汤以发汗？盖本证之自汗，是由风寒外袭，卫阳不固，营阴失守，津液外泄所致。故外邪不去，营卫不和，则汗不能止。桂枝汤虽曰"发汗"，实寓解肌发表与调和营卫双重用意，俾外邪去而肌表固密，营卫和则津不外泄。故如法服用本方，于遍身微汗之后，则原证之汗出自止。

【方解】方中桂枝为君，助卫阳，通经络，解肌发表而祛在表之风邪。芍药为臣，益阴敛营，敛固外泄之营阴。桂、芍等量合用，一治卫强，一治营弱，散中有收，汗中寓补，使表邪得解，营卫调和。生姜辛温，既助桂枝辛散表邪，又兼和胃止呕；大枣甘平，意在益气补中，且可滋脾生津。姜枣相配，是为补脾和胃、调和营卫的常用组合，共为佐药。炙甘草调和药性，合桂枝辛甘化阳以实卫，合芍药酸甘化阴以和营，功兼佐使之用。综观本方，药虽五味，结构严谨，发中有补，散中有收，邪正兼顾，阴阳并调，故本方乃滋阴和阳、调和营卫、解肌发汗之方也。

【禁忌】禁生冷、黏滑、肉面、五辛、酒酪、臭恶等。

【案例】

（1）伤风（《全国名医验案类编·续编》）：赵云龙，年52岁，业商，住南通，患伤风。下乡收账，感受风寒，头痛有汗，谵语狂笑，大便不通，已经6日，小便自利，身热恶风，脉浮而大，宜桂枝汤。桂枝2钱，赤芍药2钱，甘草1钱，生姜2片，红枣2枚，服后笑语皆止，第2日大便自通，3日而愈。

（2）发热（《伤寒论通俗讲话》）：病者某某，女，成人。近1年来，每日都出现2~3次发热、汗出。查其饮食、大小二便、睡眠皆佳。曾按阴虚治疗，服药20余剂无效。诊其脉缓软，舌淡苔白，辨为营卫不和，用桂枝汤原方服2剂即热止汗不出。

（3）多汗症（《福建中医药》）：一青年渔民，某年夏天因汗后入海捕鱼，遂致自汗不止，无论冬夏昼夜常自汗出，曾用玉屏风散及龙、牡、麻黄根，桂枝汤加黄芪，均稍愈而复发。经过年余，体益疲乏，皮肤被汗浸呈灰白色，汗孔增大，肢末麻痹，头晕，口不渴，尿量减少，饮食如常，脉浮缓、重按无

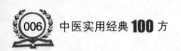

力。用桂枝汤原方如法服之，3 日后全身温暖，四肢舒畅，汗已止。继用原方加黄芪 15 g，连服 2 剂，竟获全功。

【方论】

（1）金代成无己《注解伤寒论》：《内经》曰："辛甘发散为阳。"桂枝汤，辛甘之剂也，所以发散风邪。风淫所胜，平以辛，佐以苦甘，以甘缓之，以酸收之，是以桂枝为主，芍药、甘草为佐也；风淫于内，以甘缓之，以辛散之，是以生姜、大枣为使者也。

（2）明代吴昆《医方考》：桂枝味辛甘，辛则能解肌，甘则能实表，经曰："辛甘发散为阳。"故用之以治风。然恐其走泄阴气，故用芍药之酸以收之。佐以甘草、生姜、大枣，此发表而兼和里之意。

（3）清代吴谦《医宗金鉴》：凡风寒在表，脉浮弱自汗出者，皆属表虚，宜桂枝汤主之。名曰桂枝汤者，君以桂枝也。桂枝辛温，辛能散邪，温从阳而扶卫。芍药酸寒，酸能敛汗，寒走阴而益营。桂枝君芍药，是于发散中寓敛汗之意；芍药臣桂枝，是于固表中有微汗之道焉。生姜之辛，佐桂枝以解表；大枣之甘，佐芍药以和营里。甘草甘平，有安内攘外之能，用以调和中气，即以调和表里，且以调和诸药矣。以桂、芍之相须，姜、枣之相得，借甘草之调和阳表阴里，气卫血营，并行而不悖，是刚柔相济以为和也。而精义在服后须臾啜热稀粥以助药力。盖谷气风充，不但易为酿汗，更使已入之邪不能少留，将来之邪不能复入也。又妙在温覆令一时许，漐漐微似有汗，是授人以微汗之法。不可令如水流漓，病必不除，禁人以不可过汗之意也。此方为仲景群方之冠，乃解肌、发汗、调和营卫之第一方也。凡中风、伤寒、脉浮弱汗自出而表不解者，皆得而主之。

（4）清代柯琴《伤寒来苏集·伤寒附翼》：此为仲景群方之魁，乃滋阴和阳，调和营卫，解肌发汗之总方也。用桂枝发汗，即用芍药止汗，生姜之辛，佐桂以解肌，大枣之甘，佐芍以和里。桂、芍之相须，姜、枣之相得，阴阳表里，并行而不悖，是刚柔相济以为和也。甘草甘平，有安内攘外之功，用以调和气血者，即以调和表里，且以调和诸药矣。而精义尤在啜稀热粥以助药力。盖谷气内充，外邪勿复入，热粥以继药之后，则余邪勿复留，复方之妙用又如此。故用之发汗，自不至于亡阴；用之止汗，自不至于贻患。

（5）清代尤怡《伤寒贯珠集》：此方用桂枝发散邪气，即以芍药摄养津气，炙甘草合桂枝之辛足以攘外，合芍药之酸足以安内；生姜、大枣、甘草相合补益营卫，亦助正气祛邪气之用也。盖以其汗出而邪不出，故不用麻黄之发表，而以桂枝助阳以为表，以其表病而里无热，故不用石膏之清里，而用芍药敛阴以为里，此桂枝汤之所以异于麻黄、大青龙也。

【方歌】桂枝汤治太阳风，芍药甘草姜枣同，解肌发表调营卫，表虚自汗正宜用。

3. 九味羌活汤

【方源】《此事难知》

【组成】羌活　防风　苍术（各9 g）　细辛　川芎　白芷　生地黄　黄芩（各6 g）　甘草（3 g）

【用法】上九味，咬咀，水煎服，若急汗，热服，以羹粥投之；若缓汗，温服，而不用汤投之。

【功用】发汗祛湿，兼清里热。

【主治】外感风寒湿邪，内有蕴热证。

【证候】恶寒发热，无汗，头痛项强，肢体酸楚疼痛，口苦微渴，舌苔白或微黄，脉浮。

【病机】风寒湿侵袭肌表，里有蕴热。风寒湿邪侵犯肌表，郁遏卫阳，闭塞腠理，阻滞经络，气血运行不畅，故恶寒发热、肌表无汗、头痛项强、肢体酸楚疼痛；里有蕴热，故口苦微渴；苔白或微黄，脉浮是表证兼里热之佐证。

【方解】治当发散风寒湿邪为主，兼清里热为辅。方中羌活辛苦性温，散表寒，祛风湿，利关节，止痹痛，为治太阳风寒湿邪在表之要药，故为君药。防风辛甘性温，为风药中之润剂，祛风除湿，散寒止痛；苍术辛苦而温，功可发汗祛湿，为祛太阴寒湿的主要药物。两药相合，协助羌活祛风散寒，除湿止痛，是为臣药。细辛、白芷、川芎祛风散寒，宣痹止痛，其中细辛擅止少阴头痛、白芷擅解阳明头痛、川芎长于止少阳厥阴头痛，此三味与羌活、苍术合用，为本方"分经论治"的基本结构。生地黄、黄芩清泄里热，并防诸辛温燥烈之品伤津。以上五味药俱为佐药。甘草调和诸药为使。九味配伍，既能统治风寒湿邪，又能兼顾协调表里，共成发汗祛湿、兼清里热之剂。

【禁忌】本方为辛温燥烈之剂，故风热表证及阴虚内热者不宜使用。

【案例】赵东奇医案：患者，女，48岁。1992年12月26日初诊。患者自幼身体瘦弱，少于劳作，或每遇天气突变，时感恶寒重，发热轻，肢体酸楚疼痛，项强不舒，尤以冬春两季发作频繁。血常规示红细胞、白细胞偏低。曾屡服中西药物，效果均不明显。冬至后4天上述症状又复发作，形寒恶风，头痛项强，肢体酸楚疼痛，口苦微渴，肌表无汗，舌苔微黄，脉浮紧。辨证：病由体质不强，正气虚弱，卫表不固，稍有不慎，即易感邪。冬至后风寒之邪侵袭肌表，卫阳被遏，腠理内闭，则恶寒、发热、无汗；因感于寒，故恶寒重而发热轻；风寒上犯，清阳不展而头痛项强；风寒外袭体表，脉络失和则肢体酸楚疼痛、脉浮紧。本市地处秦、巴之间，汉水两岸，雾重地湿，人感外邪大多夹湿，湿邪蕴中，郁久化热伤津则口苦微渴，舌苔微黄。遂以九味羌活汤发汗祛湿，兼清里热。药用：羌活9g，防风9g，苍术9g，细辛3g，川芎6g，白芷6g，生地黄6g，黄芩6g，甘草6g。每日1剂，水煎服，2剂。患者服药1剂后即肢痛、项强、恶寒得解，2剂后则汗出痊愈。随访至今，每遇感邪，以该方随症加减，屡屡收效。

按：本案为典型外感风寒湿邪、内蕴里热证，故以九味羌活汤原方外祛风寒湿邪，内清蕴久化热之里热，效果显著。笔者认为大凡冬至到立春之间，外感风寒兼有里热之证，皆可用之；特别是屡用西药之体，时有立竿见影之效。若兼咳嗽痰黄，加川贝母、瓜蒌仁、鱼腥草；若兼咳嗽痰多痰白、夹有泡沫黏着，加法半夏、陈皮、茯苓、二陈汤之类；若咳而咽痒，痰少不易咳出，加杏仁、桔梗、前胡之类宣肺止咳；若见汗出，改苍术为白术固表止汗，以防升散之品伤及阴津。

【方论】

(1) 明代吴昆《医方考》：触冒四时不正之气而成时气病，憎寒壮热，头疼身痛口渴，人人相似者，此方主之。谓春时应暖而反大寒，夏时应热而反大凉，秋时应凉而反大热，冬时应寒而反大温，此非其时而有其气，是以一岁之中，长幼之病多相似也。药之为性，辛者得天地之金气，于人为义，故能匡正而黜邪。羌防苍辛芎芷，皆辛物也，分经而主治，邪在太阳者治以羌活，邪在阳明者治以白芷，邪在少阳者治以黄芩，邪在太阴者治以苍术，邪在少阴治以细辛，邪在厥阴者治以川芎，而防风者又诸药之卒徒也。用生地所以祛血中之热，而甘草又所以和诸药而除气之中热也。易老自序云："此方冬可以治寒，夏可以治热，春可以治温，秋可以治湿，是诸路之应兵也。"用之以治四时瘟疫，诚为稳当，但于阴虚、气弱之人，在所禁尔。

（2）明代陶节庵《伤寒六书》：以代桂枝、麻黄、青龙、各半等汤，此太阳经之神药也。治春、夏、秋非时感冒暴寒，头痛，发热恶寒，脊强无汗，脉浮紧。此足太阳膀胱经受邪，是表证宜发散，不与冬时正伤寒同治法。此汤非独治三时暴寒，春可治温，夏可治热，秋可治湿，治杂证亦有神也。秘之不与庸俗知此奇妙耳。

（3）清代汪昂《医方集解》：此足太阳例药，以代桂枝、麻黄、青龙、各半等汤也。药之辛者属金，于人为义，故能匡正黜邪，羌、防、苍、细、芎、芷，皆辛药也。羌活入足太阳，为拨乱反正之主药；苍术入足太阴，辟恶而去湿；白芷入足阳明，治头痛在额；入足厥阴，治头痛在脑；细辛入足少阴，治本经头痛。皆能驱风散寒，行气活血。而又加黄芩入手太阴，以泄气中之热；生地入手太阴，以泄血中之热；防风为风药卒徒，随所引而无不至，治一身尽痛为使；甘草甘平，用以协和诸药也。

（4）清代陈念祖《时方歌括》：羌活散太阳之寒，为拨乱反正之药，能除头痛项强及一身尽痛，无汗者，以此为主。防风驱太阳之风，能除头痛项强，恶风自汗者，以此为主。又恐风寒不解，传入他经，以白芷断阳明之路，黄芩断少阳之路，苍术断太阴之路（多汗者易白术），川芎断厥阴之路，细辛断少阴之路，又以甘草协和诸药，使和衷共济也。佐以生地者，汗化于液，补阴即托邪之法也。

（5）清代王泰林《退思集类方歌注》：诸药气味温，恐其僭亢，故用黄芩苦寒以监制之，甘草以调和之。……生地、川芎引诸药入血祛邪，即借以调营，徐灵胎嫌生地寒滞，易以当归，甚是，宜遵之。

（6）清代顾靖远《顾松园医镜》：此解表而兼清里之剂。节庵治三时感冒风寒，每用此方，代麻黄、桂枝、青龙等汤。气薄则发泄，故以羌、防、芎、芷、辛、苍之气薄者，散其寒邪。胜热，故用地之甘寒养阴，芩苦寒，清热以

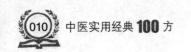

升散，则寒者不滞。甘、枣益其脾胃，而建中营之帜。

(7) 清代罗美《古今名医方论》：东南地土卑湿，凡患感冒，辄以"伤寒"二字混称。不知伤者，正气伤于中；寒者，寒邪客于外。未有外感而内不伤者也。仲景医门之圣，立法高出千古。其言冬时严寒，万类深藏，君子固密，不伤于寒，触冒之者，乃名伤寒，以失于固密而然。可见人之伤寒，悉由元气不固，而肤腠之不密也。昔人常言伤寒为汗病，则汗法其首重矣。然汗之发也，其出自阳，其源自阴。故阳气虚，则营卫不和而汗不能作；阴气弱，则津液枯涸而汗不能滋。但攻其外，不顾其内，可乎？表汗无如败毒散、羌活汤，其药如二活、二胡、芎、苍、辛、芷，群队辛温，非不发散，若无人参、生地之大力者居乎其中，则形气素虚者，必至亡阳，血虚挟热者，必至亡阴，而成痼疾矣。是败毒散之人参，与冲和汤之生地，人谓其补益之法，我知其托里之法。盖补中兼发，邪气不至于流连；发中带补，真元不至于耗散。此古人制方之妙也。

(8) 清代罗美《古今名医方论》：非其时而有其气，惟气血两虚之人受之。寒客营而风客卫，不可用峻剂，故稍从其轻者，此羌活汤、败毒散所由立也。九味汤主寒邪伤营，故于发表之中，加芎、地引而入血，即借以调营，用葱、姜为引，使通体汗出，庶三阳血分之邪，直达而无所滞矣。

(9) 清代费伯雄《医方论》：此方用以代麻桂等汤，实为稳妥。但地黄滋腻太过，不如仍用桂枝汤中之芍药，敛阴而不滋腻也。至其辛散燥烈，阴虚气弱者忌用，则固自言之矣！

(10) 清代章楠《医门棒喝·伤寒论本旨》：至九味羌活汤，于发表药中，杂以生地，若有表邪，反使引入血分。若其阴虚，则苍芷羌防细辛等，一派燥烈辛散，反伤其阴。此方杂而不精，每见世俗混用，致害者多矣。

(11) 谢观《中国医学大辞典》：此为四时发散之剂通。方中羌活治太阳肢节痛，防风治一身尽痛，苍术除湿气而下安太阴，甘草缓里急、和诸药，川芎能治厥阴头脑痛，生地治少阴心热在内，黄芩治太阴肺热在胸，白芷治阳明头痛在额，细辛治少阴肾经头痛，再以姜、葱为引，使通体汗出，则三阳血分之邪直达，无所滞留。且血虚挟热者，有生地以固本，亦可无亡阴之患。

(12) 蔡陆仙《中国医药汇海·方剂部》：盖寒风束闭肌表，非羌、防之辛窜解表，不足为功；沉寒附着之湿邪，非细辛、苍、芷，不足以搜提燥化，使之从汗宣解；而内壅阻之营分伏热，尤非黄芩、生地并进，无以解其勃郁之蒸，如大青龙麻、桂之合石膏，固同一义也。然营分虽壅热，究风寒之邪阻为多，与温热病之热壅，本各异途，故清热中必佐川芎以入血祛寒，姜、葱以助其发散，此立方之大意也。方中羌、防、苍术、细辛、川芎、白芷、姜、葱，性味皆辛温，皆主走窜升散，或行于上，或行于下，或入气分，或入血分，均能祛解风寒袭表之邪；虽杂以生地、黄芩甘寒苦寒，然皆佐药，而治其兼症者也，故不能淆混其辛温。

【方歌】九味羌活用防风，细辛苍芷与川芎，黄芩生地同甘草，发汗祛湿力量宏。

4. 小青龙汤

【方源】《伤寒杂病论》

【组成】麻黄_{去节,三两}（9 g） 芍药_{三两}（9 g） 细辛_{三两}（6 g） 干姜_{三两}（6 g） 甘草_{炙,三两}（6 g） 桂枝_{去皮,三两}（9 g） 五味子_{半升}（6 g） 半夏_{洗,半升}（9 g）

【用法】上八味，以水一斗，先煮麻黄，减二升，去上沫，内诸药，煮取三升，去滓。温服一升。

【功用】解表散寒，温肺化饮。

【主治】外寒里饮证。

【证候】恶寒发热，头身疼痛，无汗，咳喘，痰涎清稀而量多，胸痞，或干呕，或痰饮喘咳，不得平卧，或身体疼重，头面四肢水肿，舌淡、苔白滑，脉浮。

【病机】太阴素虚，复感风寒。风寒束表，皮毛闭塞，卫阳被遏，营阴郁滞，故见恶寒发热、无汗、身体疼痛。素有水饮之人，一旦感受外邪，每致表寒引动内饮，《难经·四十九难》曰："形寒饮冷则伤肺。"水寒相搏，内外相引，饮动不居，水寒射肺，肺失宣降，故咳喘痰多而稀；水停心下，阻滞气机，故胸痞；饮动则胃气上逆，故干呕；水饮溢于肌肤，故浮肿身重；舌苔白滑，脉浮为外寒里饮之佐证。

【方解】对此外寒内饮之证，若不疏表而徒治其饮，则表邪难解；不化饮而专散表邪，则水饮不除。故治宜解表与化饮配合，一举而表里双解。方中麻黄、桂枝相须为君，发汗散寒以解表邪，且麻黄又能宣发肺气而平喘咳，桂枝化气行水以利里饮之化。干姜、细辛为臣，温肺化饮，兼助麻、桂解表祛邪。然而素有痰饮，脾肺本虚，若纯用辛温发散，恐耗伤肺气，故佐以五味子敛肺止咳、芍药和养营血，二药与辛散之品相配，一散一收，既可增强止咳平喘之功，又可制约诸药辛散温燥太过之弊；半夏燥湿化痰，和胃降逆，亦为佐药。炙甘草兼为佐使之药，既可益气和中，又能调和辛散酸收之品。药虽八味，配伍严谨，散中有收，开中有合，使风寒解，水饮去，宣降复，则诸症自平。

【禁忌】本方多温燥之品，故阴虚干咳无痰或痰热证者，不宜使用。

【案例】刘渡舟医案：柴某某，男，53 岁。1994 年 12 月 3 日初诊。患咳喘十余年，冬重夏轻，许多大医院均诊为"慢性支气管炎"，选用中西药治疗而效果不显。就诊时，患者气喘憋闷，耸肩提肚，咳吐稀白之痰，每到夜晚则加重，不能平卧，晨起则口吐痰盈杯盈碗，背部恶寒。视其面色黧黑，舌苔水滑，切其脉弦、寸有滑象。断为寒饮内伏，上射于肺之证，为疏小青龙汤：麻黄 9 g，桂枝 10 g，干姜 9 g，五味子 9 g，细辛 6 g，半夏 14 g，白芍 9 g，甘草 10 g。服 7 剂咳喘大减，吐痰减少，夜能卧寐，胸中觉畅，后以《金匮要略》桂苓五味甘草汤加杏、夏、姜正邪并顾之法治疗而愈。

按：本案咳喘吐痰，痰色清稀，背部恶寒，舌苔水滑，为寒饮内扰于肺，肺失宣降所致。与小青龙汤证机相符，服本方则使寒邪饮去，肺气通畅而咳喘自平。

【方论】

（1）金代成无己《注解伤寒论》：伤寒表不解，心下有水饮，则水寒相搏，肺寒气逆，故干呕发热而咳。《针经》曰：形寒饮冷则伤肺。以其两寒相感，中外皆伤，故气逆而上行，此之谓也。与小青龙汤发汗散水，水气内渍，则所传不一，故有或为之证。随证增损以解化之。

（2）金代成无己《伤寒明理论》：伤寒表不解，则麻黄汤可以发；中风表不解，则桂枝汤可以散。惟其表且不解，而又加之心下有水气，则非麻黄汤所能发，桂枝汤所能散，乃须小青龙汤，始可祛除表里之邪气尔。麻黄味甘辛温，为发散之主，表不解应发散之，则以麻黄为君。桂味辛热，甘草味甘平，甘辛为阳，佐麻黄表散之，用二者所以为臣。芍药味酸微寒，五味子味酸温，二者所以为佐者，寒饮伤肺，咳逆而喘，则肺气逆，《内经》曰："肺欲收，急食酸以收之。"故用芍药、五味子为佐，以收逆气。干姜味辛热，细辛味辛热，半夏味辛微温，三者所以为使者，心下有水，津液不行，则肾气燥。《内经》曰："肾苦燥，急食辛以润之。"是以干姜、细辛、半夏为使，以散寒水。逆气收，寒水散，津液通行，汗出而解矣。

（3）明代许宏《金镜内台方议》：伤寒表不解，则发热；心下有水气，则干呕而干咳，此乃水气与寒邪相搏而成。此症也，或渴，或利，或噎，或小便不利，小腹满，或喘者，皆有水气内攻也，故与此方主之。以麻黄为君，桂枝为臣，芍药行荣而散表邪，以干姜、细辛、半夏之辛为使，而行水气止呕咳，以五味子之酸而敛肺之逆气，以甘草之甘而和诸药为佐。经曰：以辛散之，以甘缓之，以酸收之者，此也。谓之曰小青龙者，以其能发越风寒，分利水气，越超乎天地之间也。

（4）明代吴昆《医方考》：表不解者，头痛，发热、身痛尚在也。伤寒曾渴，饮水过多，故心下有水气，有声无物谓之干呕，名曰水气。则有形之水已散，但无形之气仍在耳，故无物可吐而但有声；或咳，或噎，或喘，皆水寒射肺故也。青龙者，东方木神，主发育万物，二方以发散为义，故名之。麻黄、桂枝、甘草，发表邪也；半夏、细辛、干姜，散水气也；芍药所以和阴血，五味所以收肺气。

（5）清代程应旄《伤寒论后条辨》：夫风寒之表不解，桂枝、麻黄、甘草所以解之。水寒之相搏，干姜、半夏、细辛所以散之。然水寒欲散而肺欲收，芍药、五味子者，酸以收肺气之逆也。然则是汤也，乃直易于散水寒也。其犹龙之不难于翻江倒海之谓欤。

（6）清代喻昌《尚论篇》：风寒不解，心下有水气，水即饮也，水寒相搏，必伤其肺，或为多证者，人身所积之饮，或上、或下、或中、或热、或冷，各不相同，两肺同为总司，但有一二证见，即水逆之应也。于散风寒涤水饮药中，加五味子之酸以收肺气之逆，干姜之辛，以泻肺气之满，名曰小青龙汤，盖取其翻波逐浪以归江海，不欲其与云升天而为淫雨之意也。后人谓小青

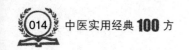

龙汤为发汗之轻剂，毋乃昧其旨乎？

（7）清代柯琴《伤寒来苏集·伤寒附翼》：此于桂枝汤去大枣之泥，加麻黄以开玄府，细辛逐水气，半夏除呕，五味、干姜以除咳也。以干姜易生姜者，生姜之味气不如干姜之猛烈，其大温足以逐心下之水，苦辛可以解五味之酸。且发表既有麻黄、细辛之直锐，更不藉生姜之横散矣。若渴者是心液不足，故去半夏之燥热，加瓜蒌根之生津，若微利与噎，小便不利与喘者，病机偏于向里，故去麻黄之发表，加附子以除噎，荛花、茯苓以利水，杏仁以定喘耳。两青龙俱两解表里法，大青龙治里热，小青龙治里寒，故发表之药同，而治里之药殊也。此与五苓同为治表不解而心下有水气，在五苓治水畜而不行，故人利其水而微发其汗，是为水郁折之也。奉方治水之动而不居，故备举辛温以散水，并用酸苦以安肺，培其化源也。

（8）清代汪琥《伤寒论辨证广注》：伤寒表不解发热，其人风寒之邪正盛，止因咳呕气逆，而汤中既用芍药之酸以收之，复用五味子半升以敛之，今医稍知药性者，例不敢用，仲景于当日独用之，何也？或云五味子宜用南产黄色者，取其味辛多而酸少也，斯言亦近乎理。

（9）清代周扬俊《伤寒论三注》：小青龙汤涤饮药也，人既风寒两受，乃以麻黄桂枝各半汤治之足矣。不知素常有饮之人，一感外邪，伤脾气而蔽肺气，则便停于心下，而上下之气不利焉。于是喘满咳呕相因而见。而这竟一汗之，外邪未解，里证转增，何也？为水气所持，不能宣越故也。况水饮停蓄者，中州必不健运，才兼外感，遂令上逆，尚可徒以风药上升作患乎？于是以五味子收金，干姜散阴，半夏去水，此不易之良法也。而尤妙在用细辛一味，细辛为少阴经表药，且能走水。人之水气，大抵发源于肾，故少腹满，小便不利，因而作喘，安知少阴不为遗害，乃以细辛搜豁伏邪，走而不留，而后已上主散之药皆灵动也。

（10）清代黄元御《伤寒悬解》：伤寒表证不解，而水停心下，阻肺胃降路，胃气上逆而生干呕，肺气上逆而生咳嗽，或火升金燥而为渴，或气阻肺胀而为喘，或浊气上嗳而为噎，或清气下泄而为利，或小便不利而少腹满急，凡此皆水气瘀格之故，宜小青龙汤。甘草培其中气，麻、桂发其营卫，芍药清其风木，半夏降逆而止呕，五味、细辛、干姜降逆而止咳也。

（11）清代吴谦《医宗金鉴》：表实无汗，故合麻桂二方以解外。去大枣者，以其性泥也。去杏仁者，以其无喘也，有喘者加之。去生姜者，以有干姜也，若呕者仍用。佐干姜、细辛，极温极散，使寒与水俱从汗而解。佐半夏逐饮，以清不尽之饮。佐五味收肺气，以敛耗伤之气。若渴者，去半夏加花粉，避燥以生津也。若微利与噎，小便不利，少腹满，俱去麻黄，远表以就里也。加附子以去噎散寒，则噎可止。加茯苓以利水，则微利少腹满可除矣。

（12）清代汪昂《医方集解》：此足太阳药也，表不解，故以麻黄发汗为君，桂枝、甘草佐之解表，为佐；咳喘，肺气逆也，故用芍药酸寒，五味酸温以收之（经曰：肺欲收，急食酸以收之。发汗以散邪水，收敛以固真水）；水停心下则肾燥，细辛、干姜辛温，能润肾而行水；半夏辛温，能收逆气，散水饮，为使也。外发汗，内行水，则表里之邪散矣。

（13）清代费伯雄《医方论》：此方全为外有风，内蓄水而设。所以不用石膏者，因水停胃中，不得复用石膏以益胃之寒。故一变而为辛散，外去风而内行水，亦名曰青龙者，亦取发汗，天气下为雨之义也。

（14）清代罗美《古今名医方论》：寒热不解而咳，知内有水气射肺；干呕，知水气未入于胃，而在心下也。心下为火位，水火相射，则水气之变幻不可拘。如下而不上，则或渴、或利；上而不下，则或噎、或喘；留于肠胃，则小便不利，而少腹因满矣。惟发热而咳，为定证，故于桂枝方去大枣之泥，加麻黄以开腠理，细辛逐水气，半夏除呕，五味、干姜以除咳。

（15）清代曹颖甫《伤寒发微》：痰饮之源，始于水气；水气之病，则起于伤寒。使寒冱皮毛，早服麻黄汤，一汗之后，表气当从汗孔散出。惟其失时不治，寒水凝冱不出，因与脾藏之湿，合并而成饮。水饮在胃之上口，胃不能受，则为干呕、为咳、为喘。水气下陷于十二指肠，则为利、为少腹满。水气阻隔，液不上承，则为渴。水合痰涎阻于上隔，则食入而噎。水和痰涎下走输尿管中，黏滞而不得畅行，故小便不利。间或水气上行，冲激肺藏而为微喘与咳。或营气为水邪所郁而生表热，水气上承喉舌，因而不渴。失时不治，即为痰饮。故小青龙汤为《痰饮篇》咳逆倚息之主方。但令太阳水气得温药之助，作汗从毛孔外泄，则心下水邪既尽，津液不能独存，故服汤已而渴者为欲解。但此条为不渴者言之耳。若阳气为水邪隔塞，不得上至咽喉而渴，得小青龙汤温化，必反不渴，以水气作汗外泄，胃中津液，以无所阻隔而上承也。

（16）清代王子接《绛雪园古方选注》：小青龙汤治太阳表里俱寒，方义迥异于大青龙之治里热也。盖水寒上逆，即涉少阴肾虚，不得已而发表，岂可不相绾照，独泄卫气，立铲孤阳之根乎？故于麻、桂二汤内不但留芍药之收，拘其散表之猛，再复干姜、五味摄太阳之气，监制其逆；细辛、半夏辛滑香幽，导纲药深入少阴，温散水寒从阴出阳。推测全方，是不欲发汗之意，推原神妙，亦在乎阳剂而以敛阴为用。偶方小制，故称之曰"小青龙"。

（17）清代章楠《医门棒喝·伤寒论本旨》：肾为寒水之脏，而亢阳实根于中。是故阳旺则水亏，阳虚则水盛，而水邪之本在肾也，其标又在脾肺二脏，何也？经言：饮入于胃，游溢精气，上输于脾，脾气散精，上归于肺，通调水道，下输膀胱，水津四布，五经并行。是肾中水液由少阳相火蒸腾而游溢，上输于脾，如脾弱不能输布，则蓄于中而为胀满。若脾输归肺，而肺不能通调下输，则壅于三焦而小便不利，则为身肿矣。若其水邪始发，脾肺气窒，必有或喘或呕或咳等证。加外感风寒，则有发热、恶寒、头痛等证。故仲景主治之法，以干姜、甘草、半夏温通脾胃之阳，以行水化气；麻、桂、细辛通太阳、少阴之阳，以解风寒；风寒夹水，阴邪甚胜，故须重用辛温阳药，然阴无阳不生，阳无阴不化，故佐芍药和阴，使表里之气输化；更加五味收肃肺气，俾得通调水道，则表里之邪皆去矣。

（18）清代张秉成《成方便读》：前方（指大青龙汤。——编者注）因内有郁热而表不解，此方因内有水气而表不解。然水气不除，肺气壅遏，营卫不通，虽发表何由得汗？故用麻黄、桂枝解其表，必以细辛、干姜、半夏等辛燥之品，散其胸中之水，使之随汗而出。《金匮》所谓腰以上者，当发汗，即《内经》之"开鬼门"也。水饮内蓄，肺必逆而上行，而见喘促上气等证。肺苦气上逆，急食酸以收之，以甘缓之，故以白芍、五味子、甘草三味，一以防肺气之耗散，一以缓麻、桂、姜、辛之刚猛也。名小青龙者，以龙为水族，大则可以兴云致雨，飞腾于宇宙之间；小则亦能治水驱邪，潜隐于波涛之内耳。

（19）清代张锡纯《医学衷中参西录》：仲景之方，用五味即用干姜。诚以外感之证皆忌五味，而兼痰嗽者尤忌之，以其酸敛之力甚大，能将外感之邪锢闭肺中，永成劳嗽，惟济之以干姜至辛之味，则无碍。诚以五行之理，辛能制酸，《内经》有明文也。徐氏《本草百种注》中论之甚详。而愚近时临证品验，则另有心得。盖五味之皮虽酸，其仁则含有辛味，以仁之辛下济皮之酸，自不至过酸生弊，是以愚治劳嗽，恒将五味捣碎入煎，少佐以射干、牛蒡诸药即能奏效，不必定佐以干姜也。

（20）清代俞根初《重订通俗伤寒论》：风寒外搏，痰饮内伏，发为咳嗽气喘者，必须从小青龙加减施治。盖君以麻、桂辛温泄卫，即佐以芍、草酸甘护营。妙在干姜与五味拌捣为臣，一温肺阳而化饮，一收肺气以定喘。又以半夏之辛滑降痰，细辛之辛润行水，则痰饮悉化为水气，自然津津汗出而解。若不开表而徒行水，何以解风寒之搏束？若一味开表，而不用辛以行水，又何以去其水气？此方开中有合，升中有降，真如神龙之变化不测。设非风寒而为风温，麻、桂亦不可擅用，学者宜细辨证，对证酌用也。

【方歌】小青龙汤桂芍麻，干姜辛夏草味加；外束风寒内停饮，散寒蠲饮效堪夸。

5. 止嗽散

【方源】《医学心悟》

【组成】桔梗炒　荆芥　紫菀蒸　百部蒸　白前蒸,各二斤（各1000 g）　甘草炒,十二两（360 g）　陈皮去白,一斤（500 g）

【用法】共为末，每服三钱（9 g），开水调下，食后，临卧服；初感风寒，生姜汤调下。

【功用】宣利肺气，疏风止咳。

【主治】风邪犯肺证。

【证候】咳嗽咽痒，咯痰不爽，或微有恶风发热，舌苔薄白，脉浮缓。

【病机】外感咳嗽，经服解表宣肺药，治疗不彻底，患者仍咳嗽不止。

【方解】方中桔梗苦辛微温，能宣通肺气，泻火散寒，治痰壅喘促，鼻塞咽痛。荆芥辛苦而温，芳香而散，散风湿，清头目，利咽喉，善治伤风头痛、咳嗽。紫菀辛温润肺，苦温下气，补虚调中，消痰止渴，治寒热结气，咳逆上气。百部甘苦微温，能润肺，治肺热咳呛。白前辛甘微寒，长于下痰止嗽，治肺气盛实之咳嗽。陈皮调中快膈，导滞消痰。甘草炒用气温，补三焦元气而散表寒。

【禁忌】 阴虚肺燥以致咳嗽或咯血者不宜使用。

【案例】

(1) 吴立文医案：苏某，男，31岁。1999年12月5日初诊。自述半个月前患感冒、恶寒、周身酸痛、咽痒、咳嗽，自服感冒药，症状减轻，但咳嗽至今。现症：时时咳嗽，咳而不爽，咽痒则咳，昼夜咳嗽无明显区别，痰白量不多，胸闷不适，有时微寒、乏力、苔薄白、脉稍浮而弦。辨为风寒咳嗽，由于肺气失宣，气逆而咳，咳久兼肺气不足。治拟宣肺散寒，化痰止咳之法，兼益肺气。方用止嗽散加减。处方：桔梗15 g、炙紫菀20 g、荆芥10 g、制百部15 g、橘红10 g、白前10 g、杏仁15 g、枳壳10 g、炙款冬花10 g、党参15 g、炙甘草6 g，3剂。3日后复诊，自述服药2剂后咳嗽明显减轻，3剂尽已基本不咳，胸闷减轻，咽部时痒。上方再进4剂而愈。

(2) 武维屏医案：程某，女，40岁。受凉伤风后干咳无痰3周，曾用抗生素治疗无明显效果，伴胸闷、咽痒、苔薄黄略腻、脉沉滑，西医诊断为"咳嗽变异性哮喘"。拟方：荆芥、百部、紫菀、陈皮、柴胡、防风、桑叶皮、杏仁、大贝母、前胡各10 g，桔梗、乌梅各6 g，南沙参12 g，生甘草3 g。4剂而咳嗽明显减轻，为巩固续服3剂，诸症均解。

按：患者为内外风相兼之咳嗽，故用止嗽散疏表宣肺，以治其外风，虽患者干咳无痰，但苔薄黄略腻，为表邪入里，化燥伤阴之象，方中白前名医别录认为微温，而且该药对胃略有刺激，故易之以性质微寒之前胡，既与邪热相宜，又能止咳化痰，同时参酌桑杏汤意，加南沙参、桑叶皮、杏仁以润肺止咳，合用过敏煎以柔肝息风，俾无风摇钟鸣之虞，以治其内风。患者虽干咳无痰，但咳嗽缠绵，必致肺失宣肃、肺津失布、郁而成痰，症见胸闷，苔薄黄略腻；风与痰搏，故去过敏煎中五味子之敛邪，而佐以陈皮、杏仁、贝母之理气化痰。

【方论】

(1) 清代程国彭《医学心悟》：药不贵险峻，惟期中病而已。此方系予苦心揣摩而得也。盖肺体属金，畏火者也，过热则咳；金性刚燥，恶冷者也，过寒亦咳。且肺为娇脏，攻击之剂既不任受，而外主皮毛，最易受邪，不行表散则邪气留连而不解。经曰："微寒微咳。"寒之感也，若小寇然，启门逐之即去矣。医者不审，妄用清凉酸涩之剂，未免闭门留寇，寇欲出而无门，必至穿逾而走，则咳而见红。肺有二窍，一在鼻，一在喉。鼻窍贵开而不闭，喉窍宜闭而不开。今鼻窍不通，则喉窍将启，能无虑乎？本方温润和平，不寒不热，既无攻击过当之虞，大有启门驱贼之势。是以客邪易散，肺气安宁。宜其投之有效欤？

（2）清代唐宗海《血证论》：肺体属金，畏火者也，遇热则咳，用紫菀、百部以清热。金性刚燥，恶冷者也，遇寒则咳，用白前、陈皮以治寒。且肺为娇脏，外主皮毛，最易受邪，不行表散，则邪气流连而不解，故用荆芥以散表。肺有二窍，一在鼻，一在喉，鼻窍贵开而不贵闭；喉窍贵闭而不贵开，今鼻窍不通则喉窍启而为咳，故用桔梗以开鼻窍。此方温润和平，不寒不热，肺气安宁。

（3）高体三《汤头歌诀新义》：外感风寒束表，皮毛郁闭，肺气不得宣达，逆而不降，故咳嗽吐痰。治当疏散解表宣肺，理气化痰止咳为法。荆芥味辛性温，专走肌表，善解风寒；白前、百部、紫菀，皆入肺经，为止嗽专药；陈皮、桔梗，理肺气，化痰浊；炙甘草补中土，调和诸药。共成疏风解表宣肺、理气化痰止嗽之剂。

【方歌】止嗽散桔草白前，紫菀荆陈百部研，镇咳化痰兼解表，姜汤调服不必煎。

6. 银翘散

【方源】《温病条辨》

【组成】连翘一两（30 g）　银花一两（30 g）　苦桔梗六钱（18 g）　薄荷六钱（18 g）　竹叶四钱（12 g）　牛蒡子六钱（18 g）　荆芥穗四钱（12 g）　淡豆豉五钱（15 g）　甘草生，五钱（15 g）

【用法】共杵为散，每服六钱（18 g），鲜苇根（30 g）汤煎，香气大出，即取服，勿过煮。肺药取轻清，过煮则味厚而入中焦也。病重者约二时一服，日三服，夜一服；轻者三时一服，日二服，夜一服；病不解者，作再服。

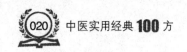

【功用】辛凉透表，清热解毒。

【主治】风热表证（温病初起）。

【证候】发热，微恶风寒，无汗或有汗不畅，头痛口渴，咳嗽咽痛，舌尖红、苔薄白或薄黄，脉浮数。

【病机】温热邪毒外袭，卫表郁闭，肺失清肃。温者，火之气也，自口鼻而入，内通于肺，所以说"温邪上受，首先犯肺"。温病初起，邪在卫分，卫气被郁，开合失司，肺与皮毛相合，所以温病初起，发热、微恶风寒、无汗或有汗不畅；肺位最高而开窍于鼻，邪自口鼻而入，上犯于肺，肺气失宣，则见咳嗽；风热搏结气血，蕴结成毒，热毒侵袭肺系门户，则见咽喉红肿疼痛；温邪伤津，故口渴；舌尖红、苔薄白或微黄，脉浮数均为温病初起之佐证。

【方解】方中银花、连翘气味芳香，既能疏散风热、清热解毒，又可辟秽化浊，在透散卫分表邪的同时，兼顾了温热病邪易蕴结成毒及多夹秽浊之气的特点，故重用为君药。薄荷、牛蒡子辛凉，疏散风热、清利头目，且可解毒利咽；荆芥穗、淡豆豉辛而微温、解表散邪，此二者虽属辛温，但辛而不烈，温而不燥，配入辛凉解表方中，增强辛散透表之力，是为去性取用之法，以上四药俱为臣药。芦根、竹叶清热生津；桔梗开宣肺气而止咳利咽，同为佐药。甘草既可调和药性、护胃安中，又合桔梗利咽止咳，是属佐使之用。本方所用药物均系清轻之品，加之用法强调"香气大出，即取服，勿过煎"，体现了吴氏"治上焦如羽，非轻莫举"的用药原则。

【禁忌】忌烟、酒及辛辣、生冷、油腻食物；不宜在服药期间同时服用滋补性中成药。

【案例】

（1）董建华医案：王某，男，3岁。1960年3月3日初诊。主诉：患儿昨晚起发热，体温38.6℃，伴咳嗽、喷嚏、流涕，大便干，小便黄。诊查：全身皮肤遍起红疹，舌边尖红、苔薄白而干，脉象浮数。辨证：温邪犯肺，肺气不宣，郁热波及营血，外发成疹。治法：辛凉解表，宣肺透疹。以银翘散加减。处方：银花10 g，连翘10 g，薄荷5 g，豆豉6 g，牛蒡子10 g，桔梗5 g，竹叶6 g，芦根15 g，浮萍6 g。随访：服上药2剂后，热退疹消而愈。

按：风温发疹，多因热邪内郁，侵入营血所致。疹小色红高出皮肤，与斑鲜红成片隐于肌内有所不同。本例系风温之邪侵袭肺卫，热蕴肌肤，肺卫失宣，故发热咳嗽喷嚏；表邪不解，热入血络，外发皮肤而见遍体红疹。根据《内经》"风淫于内，治以辛凉"及疹当清透的治疗原则，治以辛凉解表，宣肺透疹。方用牛蒡子、薄荷、浮萍、桔梗辛凉宣肺透疹，银花、连翘清热解毒，豆豉、竹叶以除胸中烦热，配芦根以清热生津，从而使温邪得清，肺气得平，波及营分之热亦除而病告痊愈。

（2）丁甘仁医案：王幼，发热八日，汗泄不畅，咳嗽痰多，烦躁，泛泛呕恶，且抽搐有如惊风之状。腑行溏薄，四末微冷，舌苔薄腻而黄，脉滑数不扬，前医作慢惊治。用参、术、苓、半、贝、齿、竺黄、钩藤等。烦躁泛恶益甚，此乃风温伏邪，蕴袭肺胃，蓄于经络，不能泄越于外，势有内陷之象。肺邪不解，反移大肠则便溏；阳明之邪不达，阳不通行则肢冷，不得与慢惊同日而语也。况慢惊属虚，岂有烦躁之理；即日有之，当见少阴之脉证。今种种病机恐有痧疹内忧也。亟拟疏透，以冀弋获。处方：荆芥穗4.5 g，粉葛根6 g，蝉衣2.4 g，薄荷2.4 g，苦桔梗2.4 g，淡豆豉9 g，银花（发）9 g，连翘4.5 g，赤苓9 g，枳实（炭）4.5 g，炒竹茹4.5 g，藿香梗4.5 g。二诊：服疏透之剂得汗甚多，烦躁泛恶悉减，面额项颈之间，有红点隐隐，即痧疹之象。咳嗽痰多，身热不退，舌质红、苔薄腻而黄，脉滑数。伏温之邪有外达之机，肺胃之气塞而不宣。仍从辛凉清解，宣肺化痰，冀痧透热退则吉。原方去豆豉加紫背浮萍。

按：此案曾被误诊为慢惊，实为风温伏邪蕴袭肺胃，势有内陷之象。丁氏虑患儿有痧疹而不能透出，遂以疏透为大法。此案始终以辛凉清解、宣肺化痰为治则，方用银翘散加减，配伍精当，主治明确。

【方论】

（1）清代吴瑭《温病条辨》：按温病忌汗，汗之不惟不解，反生他患。盖病在手经，徒伤足太阳无益；病自口鼻吸受而生，徒发其表，亦无益也。且汗为心液，心阳受伤，必有神明内乱，谵语癫狂，内闭外脱之变。再，误汗，虽曰伤阳，汗乃五液之一，未始不伤阴也。《伤寒论》曰："尺脉微者为里虚，禁汗，其义可见。"其曰伤阳者，特举其伤之重者而言之耳。温病最善伤阴，用药又复伤阴，岂非为贼立帜乎？此古来用伤寒法治温病之大错也。……本方谨遵《内经》"风淫于内，治以辛凉，佐以苦甘；热淫于内，治以咸寒，佐以甘苦"之训；又宗喻嘉言芳香逐秽之说，用东垣清心凉膈散，辛凉苦甘。病初起，且去入里之黄芩，勿犯中焦；加银花辛凉，芥穗芳香，散热解毒；牛蒡子辛平润肺，解热散结，除风利咽，皆手太阴药也。合而论之，经谓：冬不藏精，春必病温；又谓：藏于精者，春不病温；又谓：病温，虚甚死。可见病温者，精气先虚。此方之妙，预护其虚，纯然清肃上焦，不犯中下，无开门揖盗之弊，有轻以去实之能，用之得法，自然奏效。

(2) 清代张秉成《成方便读》：治风温、温热，一切四时温邪，病从外来，初起身热而渴，不恶寒，邪全在表者。此方吴氏《温病条辨》中之首方，所治之温病，与温疫之瘟不同，而又与伏邪之温病有别。此但言四时之温邪，病于表而客于肺者，故以辛凉之剂较解上焦。银花、连翘、薄荷、荆芥皆辛凉之品，轻扬解散，清利上焦者也。豆豉宣胸化腐，牛蒡利膈清咽，竹叶、芦根清肺胃之热而下达，桔梗、甘草解胸膈之结而上行。此淮阴吴氏特开客气温邪之一端，实前人所未发耳。

(3) 李畴人《医方概要》：治温邪初起，以牛蒡宣利肺气而滑利窍；豆豉发越少阴陈伏之邪，为君。以银花、连翘甘凉轻清，宣泄上焦心肺之邪为臣。荆芥散血中之风；薄荷辛凉，宣肺胃之热而泄风；竹味清心肺；甘、桔解毒开肺，载诸药上浮；芦根清胃热，合辛凉轻剂而治肺胃上焦风温，但热无寒。咳嗽不爽，加杏仁、象贝；口燥，加花粉；热重加山栀、黄芩；脉洪口渴，石膏亦可加。吴氏以银翘散为主，治津气内虚之人。

(4) 盛心如《实用方剂学》：银花、连翘为治温病之主药。薄荷、荆芥以散风；竹叶、甘草以清热（此四味为佐）。用桔梗为使，轻扬以开其上；加苇根为引，甘淡以泄于下。而以牛蒡、淡豉为臣，通玄府以逐邪，俾为汗解。此亦辛凉苦甘之旨，诚为外感风温，初起在表、无汗之主方。本方根据河间凉膈散而加减复方之制也。

(5) 蔡陆仙《中国医药汇海·方剂部》：银翘散为近世治温热病辛凉解表之通方。方中有薄荷、牛蒡、竹叶、豆豉之辛凉宣散，又君以银花、连翘之清解心热，俾心热清则肺得清肃，而又金风送爽，飒飒生凉，肺气宣散，皮毛之壅热自开矣。况有桔梗、芦根以直接宣清肺热，更何患口渴之不清，身热之不解耶？

(6) 秦伯未《谦斋医学讲稿》：一般用银翘散，多把银花、连翘写在前面。我认为在温病上采用银翘散，当然可将银、翘领先，但银、翘是否是君药，值得考虑。如果银、翘是君，那么臣药又是什么呢？我的意见，银翘散的主病是风温，风温是一个外感病，外邪初期都应解表，所以银翘散的根据是"风淫于内，治以辛凉，佐以苦甘"，称为辛凉解表法。这样，它的组成就应该以豆豉、荆芥、薄荷的疏风解表为君；因系温邪，用银、翘、竹叶为臣；又因邪在于肺，再用牛蒡、桔梗开宣上焦；最后加生甘草清热解毒，以鲜芦根清热止渴煎汤。处方时依次排列，似乎比较恰当。既然以解表为主，为什么用清药作为方名？这是为纠正当时用辛温发汗法治疗温病的错误，不等于风温病只要清热不要解表。

【方歌】银翘散主上焦疴，竹叶荆蒡豉薄荷，甘桔芦根凉解法，发热咽痛服之瘥。

7. 桑菊饮

【组成】桑叶_{二钱五分}（7.5 g） 菊花_{一钱}（3 g） 杏仁_{二钱}（6 g） 连翘_{一钱五分}（5 g） 薄荷_{八分}（2.4 g） 桔梗_{二钱}（6 g） 甘草_{生，八分}（2.5 g） 苇根_{二钱}（6 g）

【用法】水两杯，煮取一杯，日二服。

【功用】疏风清热，宣肺止咳。

【主治】风温初起，表热轻证。

【证候】咳嗽，身热不甚，口微渴，脉浮数。

【病机】风热犯肺轻证。风温袭肺，肺失清肃，所以气逆而咳。受邪轻浅，所以身热不甚，口微渴。

【方解】治当辛以散风，凉以清肺为法。桑叶清透肺络之热，菊花清散上焦风热，并作君药。臣以辛凉之薄荷，助桑、菊散上焦风热，桔梗、杏仁，一升一降，解肌肃肺以止咳。连翘清透膈上之热，苇根清热生津止渴，用作佐药。甘草调和诸药，是作使药之用。诸药配合，有疏风清热、宣肺止咳之功。

【禁忌】风寒咳嗽者，不宜使用；不宜久煎。

【案例】

（1）范东林医案：王某，女，4 岁。1998 年 9 月 5 日初诊。高热周余，伴咳嗽，口干，大便干结。以西药抗生素及解热药治疗，仍高热不退。刻诊：神差，嗜睡，舌红苔黄，脉数，体温39.7 ℃。证属外感发热。治以辛凉宣散，佐以辛温透热。方以桑菊饮加玄参、板蓝根、苏叶、防风。2 剂，水煎服。服药1 剂，体温开始下降，续服1 剂，热退身凉。

按：高热属中医学温病范畴。本案为温邪犯肺，热伏于内而发热。肺为气之主，肺气不降而咳嗽；口干、大便干结为热邪伤阴所致。治以桑菊饮疏风清热、宣肺止咳，加玄参、板蓝根清热解毒。又肺为五脏之华盖，其性娇、质寒，恐大队辛凉剂挫伤娇肺，故佐以辛温之苏叶、防风，温凉并用，共奏退热止咳之效。

（2）蒲辅周医案：韩某，男，74 岁。1960 年 3 月 28 日初诊，昨晚发热，体温38.5 ℃，微咳，咽红，今晨体温37.9 ℃，小便黄，脉浮数，舌赤无苔。属风热感冒，治宜辛凉处方：桑叶6 g、菊花6 g、牛蒡子6 g、连翘6 g、桔梗4.5 g、芦根15 g、僵蚕6 g、竹叶6 g、甘草3 g、香豆豉9 g、薄荷（后下）2.5 g、葱白（后下）3 寸。水煎2 次，共取200 mL分早晚2 次温服，连服2 剂，3 月30 日复诊，服药后热退，体温36.4 ℃，咳嗽减轻，但痰黏滞不利，舌光无苔，脉缓和，感冒基本已愈，治宜调和肺胃，兼化痰湿。处方：瓜蒌壳6 g、橘红6 g、川贝母4.5 g、前胡4.5 g、茯苓9 g、天冬9 g、竹茹6 g、枇杷叶9 g、芦根12 g。水煎2 次，共取160 mL，兑蜂蜜30 g，分早晚2 次温服，连服2 剂。

按：肺为娇脏，清虚而处高位，选方多宜清轻，不宜重浊。这就是治"上焦如羽，非轻不举"的道理。患者脉证属风热感冒，故用桑菊饮合葱豉汤，辛凉透表、宣肺化痰，治疗而愈。

【方论】

（1）清代吴瑭《温病条辨》：此辛甘化风、辛凉微苦之方也。盖肺为清虚之脏，微苦则降，辛凉则平，立此方所以避辛温也。今世金用杏苏散通治四时咳嗽，不知杏苏散辛温，只宜风寒，不宜风温，且有不分表里之弊。此方独取桑叶、菊花者，桑得箕星之精，箕好风，风气通于肝，故桑叶善平肝风；春乃肝令而主风，木旺金衰之候，故抑其有余。桑叶芳香有细毛，横纹最多，故亦走肺络而宣肺气。菊花晚成，芳香味甘，能补金水二脏，故用之以补其不足。风温咳嗽，虽系小病，常见误用辛温重剂，销烁肺液，致久嗽成劳者，不一而足。圣人不忽于细,必谨于微,医者于此等处,尤当加意也。

(2) 李畴人《医方概要》:此方比银翘散更轻。桑叶、菊花泄风宣肺热,杏仁泄肺降气,连翘清热润燥,薄荷泄风利肺,甘、桔解毒利咽喉,能开肺泄肺,芦、苇根清肺胃之热,合辛凉轻解之法,以泄化上焦肺胃之风温。

(3) 蔡陆仙《中国医药汇海·方剂部》:桑菊饮亦辛凉解表之通用方也。虽较银翘散之力轻微,然有桑叶、菊花之微辛轻散,又益以薄荷之辛以透上解表,凉以宽畅胸膈;得连翘以清心,桔、杏以宣肺,苇茎、甘草并成其清热宣透、畅行肺气之功能。则凡病之属于风温、风热,症之见有身微热、咳嗽、汗不畅、口微渴者,投之亦有宣肺清热、凉膈透表之功。不过不能冀其如时雨之降,得大汗而解也。此可与银翘散其斟酌用之。

【方歌】桑菊饮中桔杏翘,芦根甘草薄荷饶,清疏肺卫轻宣剂,风温咳嗽服之消。

8. 麻黄杏仁甘草石膏汤

【方源】《伤寒杂病论》

【组成】麻黄去节,四两 (9 g)　杏仁去皮尖,五十个 (9 g)　甘草炙,二两 (6 g)　石膏碎,绵裹,半斤 (18 g)

【用法】上四味,以水七升,煮麻黄,减二升,去上沫,内诸药,煮取二升,去滓。温服一升。

【功用】辛凉疏表,清肺平喘。

【主治】外感风邪,邪热壅肺证。

【证候】身热不解,咳逆气急,甚则鼻煽,口渴,有汗或无汗,舌苔薄白或黄,脉浮而数。

【病机】表邪入里化热,壅遏于肺,肺失宣降。风热袭肺,或风寒郁而化热,壅遏于肺所致。肺中热盛,气逆伤津,所以有汗而身热不解,喘逆气急,甚则鼻翼煽动,口渴喜饮,脉滑而数。

【方解】本方为麻黄汤去桂枝加石膏而成。麻黄辛温宣肺平喘,石膏甘寒直清里热,两药配伍,能清宣肺中郁热,有定喘之功。麻黄性温,故配伍辛甘大寒之石膏,且用量倍于麻黄,借以监制麻黄辛温之性转为辛凉清热之用,使宣肺而不助热,清肺而不留邪,肺气肃降有权,喘急可平,是相制为用。杏仁降肺气之逆,佐麻黄以平喘;炙甘草性甘缓,既能益气和中,又与石膏合而生津止渴,更能调和于寒温宣降之间,所以是佐使药,以相助成功。麻黄汤去桂枝之辛温,加石膏之甘寒,能佐麻黄清泄肺热,助杏仁而止咳喘,这一加一减,则变辛温之剂为辛凉之方。四药之功,各有所主,麻黄发肺郁,杏仁下肺气,甘草缓肺急,石膏清肺热。四药相合,共奏清热宣肺、降气定喘之功。

【禁忌】脉浮弱、沉紧、沉细,恶寒恶风,汗出而不渴者禁用。

【案例】

(1)聂惠民医案:①米某,男,9岁。1987年10月9日初诊。咳喘3天,昨起加重,咳嗽频作,喘息胸闷,身热有汗,口干且渴,脉数,苔黄。病始于幼时患肺炎后,每于春秋季节发作频繁。体温38.2℃,呼吸急促,口唇红紫,两肺散在干啰音,心律齐,150次/min。中医辨证为邪热壅肺,气逆致喘。治以疏解清热,化痰平喘。宗麻杏甘石汤加味治疗,处方:炙麻黄5g,生石膏25g,杏仁10g,炙甘草5g,桑叶、桑皮各10g,芦根、茅根各10g,金银花15g,川贝母10g,水煎温服。进药3剂,热退,咳喘平息大半。上方去桑叶、茅根、芦根,加杭白芍12g,桔梗10g,百部10g,蝉衣10g。5剂。三诊:咳喘皆平,嗣后固本调理而安,次年春季未见复发。

②傅某,男,9个月。1986年5月10日初诊。咳嗽频作3日,伴有喘息、痰多、喉中有声、口唇干燥、大便硬结,服药未效,指纹紫、苔白中黄,体温38℃,右肺下可闻湿啰音,某院诊为肺炎。中医辨证为痰热壅肺,肺失肃降而致喘证。治以清热化痰、降气平喘,宗麻杏甘石汤加葶苈子、桑皮、前胡、黄芩、金银花治疗,进药6剂而愈。

③王某,男,19岁。1989年7月21日初诊。患哮喘十余年,每入夏则发哮喘,一般为8月中旬发作严重,哮喘、胸闷,甚则难以平卧,治疗后9月末渐缓解,诊断为过敏性哮喘。现表现为:喘尚未作,咳嗽流涕,有痰色黄,舌质红、苔淡黄,脉沉弦略数。证属邪热郁肺。拟清热止咳平喘,宗麻黄杏仁甘草石膏汤加味,处方:炙麻黄3g、生石膏15g、杏仁10g、炙甘草6g、桑皮

10 g、前胡 10 g、桔梗 10 g、百部 10 g。6 剂水煎，每剂分二次温服。药后咳减，唯有鼻塞、鼻痒流涕等过敏现象，舌红，脉弦数，守方进退，调理月余而愈，哮喘未发。

（2）程杏轩医案：心成兄，幼时出麻，冒风隐伏，喘促烦躁，鼻煽，肌肤枯涩。不啼不食。只服麻杏石甘汤一服，肤润，麻渐出，再服，周身麻出如痱，神爽切安，目开喘定。

【方论】

（1）清代吴谦《医宗金鉴·删补名医方论》：石膏为清火之重剂，青龙、白虎皆赖以建功，然用之不当，适足以招祸。故青龙以无汗烦躁，得姜桂以宣卫外之阳也；白虎以有汗烦渴，须粳米以存胃中津液也。此但热无寒，故不用姜桂，喘不在胃而在肺，故于麻黄汤去桂枝之监制，取麻黄之开，杏仁之降，甘草之和，倍石膏之大寒，除内外之实热，斯溱溱汗出，而内外之烦热与喘悉除矣。

（2）清代罗美《古今名医方论》：石膏为清火之重剂，青龙、白虎皆赖以建功。然用之不当，适足以招祸。故青龙以恶寒、脉紧，用姜、桂以扶卫外之阳；白虎以汗后烦渴，用粳米以存胃脘之阳也。此但热无寒，佐以姜、桂，则脉流急疾，斑黄狂乱作矣；加以粳米，则食入于阴，长气于阳，谵语、腹胀、蒸蒸发热矣。亢则害，承乃制，重在存阴者，不必虑其亡阳也。故于麻黄汤去桂枝之辛热，取麻黄之开，杏仁之降，甘草之和，倍石膏之大寒，除内蓄之实热，斯溱溱汗出，而内外之烦热悉除矣。

（3）清代尤怡《伤寒贯珠集》：麻黄、杏仁之辛而入肺者，利肺气，散邪气；甘草之甘平，石膏之甘辛而寒者，益肺气，除热气；而桂枝不可更行矣。盖肺中之邪，非麻黄、杏仁不能发；而寒郁之热，非石膏不能除；甘草不特救肺气之困，抑以缓石膏之悍也。

（4）清代王子接《绛雪园古方选注》：喘家作桂枝汤，加厚朴、杏子，治寒喘也。今以麻黄、石膏加杏子，治热喘也。麻黄开毛窍，杏仁下里气，而以甘草载石膏辛寒之性从肺发泄，俾阳邪出者出，降者降，分头解散，喘虽忌汗，然此重在急清肺热以存阴，热清喘定，汗即不辍，而阳亦不亡矣。观二喘一寒一热治法仍有营卫分途之义。

（5）清代章楠《医门棒喝·伤寒论本旨》：此方治汗出而喘无大热者，汗出则表气已通，故身无大热。因其里邪化热，闭塞肺窍而喘，恐麻黄发表迅速，故先煮减二升，以缓其性，使与诸药和合而内开肺窍；则甘草载住石膏清热，佐杏仁利气，俾气降窍通，热去喘定，而汗自止矣。如小青龙汤证由内水外寒而喘，杂证由肾虚而喘，老年有痰火而喘，更有多种不同，皆当详辨其因，不可误用也。

（6）清代王泰林《退思集类方歌注》：麻黄汤治寒喘也；此去桂枝而重用石膏，治热喘也。按《伤寒论》原文本作"汗出而喘，无大热者"，柯韵伯《伤寒来苏集》改作"无汗而喘，大热者"，颇属理正辞明。盖汗出何可更用麻黄，无大热何可更用石膏，其说良是。然以余阅历，喘病肺气内闭者，往往反自汗出；外无大热，非无热也，热在里也，必有烦渴、舌红见症。用麻黄是开达肺气，不是发汗之谓，重用石膏，急清肺热以存阴，热清喘定，汗即不出而阳亦不亡矣。且病喘者，虽服麻黄而不作汗，古有明训，则麻黄乃治喘之要药，寒则佐桂枝以温之，热则加石膏以清之，正不必执有汗无汗也。

（7）清代张锡纯《医学衷中参西录》：方中之义，用麻黄协杏仁以定喘，伍以石膏以退热，热退其汗自止也。复加甘草者，取其甘缓之性，能调和麻黄、石膏，使其凉热之力，溶和无间以相助成功，是以奏效甚捷也。此方原治温病之汗出无大热者，若其证非汗出且热稍重者，用此方时，原宜因证为之变通。是以愚用此方时，石膏之分量恒为麻黄之十倍，或麻黄一钱，石膏一两；或麻黄钱半，石膏两半。若遇热重者，石膏又可多用。

（8）蔡陆仙《中国医药汇海·方剂部》：白虎汤重在已化燥伤津，其势已急，急则宜清热，直救化源。此方热势尚未化燥，只由肌肉壅于肺，其势尚缓，缓则可冀其仍由肌表以宣达。故用石膏之清解，并麻黄之走外，杏仁之平喘，甘草和诸药，使向内陷壅之邪，能从肌达表，一鼓廓清。然则此方虽非麻黄证，实可谓之麻黄汤之变法也。不过易桂枝为石膏，变为辛凉透表之剂，即谓之能治温病，亦无不可，何必斤斤指定为温病主方耶？

按仲师大论，于发汗后不可更行桂枝汤，汗出而喘，无大热者，麻杏石甘汤主之。柯韵伯于此则谓"无汗而喘，大热"。盖汗出而喘者，热壅于肺也；无汗而喘者，热闭于肺也。壅于肺者，皮毛开，故表无大热。热闭于肺，则皮毛亦闭，故表热甚壮。是以不论有汗无汗，皆以麻杏石甘为主。盖以石膏清其里热；有汗者，得麻黄疏泄，而壅者亦宣；无汗者，得麻黄疏散，而闭者亦开；有杏仁以定喘，甘草以泻火，烦热乌有不解者乎。

【方歌】麻杏甘草石膏汤，四药组合有专长，肺热壅盛气喘急，辛凉疏泄此法良。

9. 败毒散

【方源】《太平惠民和剂局方》

【组成】柴胡_{去苗}　前胡_{去苗}　川芎　枳壳　羌活　独活　茯苓　桔梗_炒　人参　甘草_{各三十两}（各900 g）

【用法】上为末，每服二钱（6 g），入生姜、薄荷煎。

【功用】散寒祛湿，益气解表。

【主治】气虚，外感风寒湿表证。

【证候】憎寒壮热，头项强痛，肢体酸痛，无汗，鼻塞声重，咳嗽有痰，胸膈痞满，舌淡苔白，脉浮而按之无力。

【病机】正气素虚，复感风寒湿邪。风寒湿邪袭于肌表，卫阳被遏，正邪交争，故见憎寒壮热、无汗；客于肢体、骨节、经络，气血运行不畅，故头项强痛、肢体酸痛；风寒犯肺，肺气郁而不宣，津液聚而不布，故咳嗽有痰、鼻塞声重、胸膈痞闷；舌苔白腻，脉浮按之无力，正是虚人外感风寒兼湿之征。

【方解】方中羌活、独活发散风寒，除湿止痛，羌活长于祛上部风寒湿邪，独活长于祛下部风寒湿邪，合而用之，为通治一身风寒湿邪的常用组合，共为君药。川芎行气活血，并能祛风；柴胡解肌透邪，且能行气，二药既可助君药解表逐邪，又可行气活血加强宣痹止痛之力，俱为臣药。桔梗辛散，宣肺利膈；枳壳苦温，理气宽中，与桔梗相配，一升一降，是畅通气机、宽胸利膈的常用组合；前胡化痰以止咳；茯苓渗湿以消痰，皆为佐药。生姜、薄荷为引，以助解表之力；甘草调和药性，兼以益气和中，共为佐使之品。方中人参亦属佐药，用之益气以扶其正，一则助正气以鼓邪外出，并寓防邪复入之义；二则令全方散中有补，不致耗伤真元。综观全方，用羌独活、芎、柴、枳、桔、前等与参、苓、草相配，构成邪正兼顾，祛邪为主的配伍形式。扶正药得祛邪药则补不滞邪，无闭门留寇之弊；祛邪药得扶正药则解表不伤正，相辅相成。

【禁忌】忌生冷油腻食物。

【案例】《江苏中医》：①一人病痢，发寒热，头痛，左脉浮紧，而右脉滑大，乃内伤挟外感也；先用败毒散加姜、葱一服，表证悉退。但中脘作胀闷，后重不已，以平胃散加枳壳、木香、槟榔、山楂，又二服胀闷移于小腹，投木香槟榔丸三钱，下黏硬物而愈。②王某，男，患痢疾，前医用白头翁、芩、连等药证情趋重，病延一周，里急后重，肛门下脱，畏风憎寒，脉弦紧，苔白厚腻，经用人参败毒散原方，每用四钱，研末煎服，一剂而汗出畅适，痢下减轻，三服即痢止痛除，其病如失。后以香砂六君法调治而愈。

【方论】

(1) 明代吴昆《医方考》：培其正气，散其邪毒，故曰败毒。

(2) 清代喻昌《寓意草》：伤寒病有宜用人参入药者，其辨不可不明。若元气素弱之人，药虽外行，气从中馁，轻者半出不出，留连为困；重者随元气缩入，发热无休。所以虚弱之体，必用人参三、五、七分，入表药中，少助元气，以为驱邪之主，使邪气得药，一涌而出，全非补养虚弱之意也。

(3) 清代汪昂《医方集解》：此足太阳、少阳、手太阴药也。羌活入太阳而理游风，独活入少阴而理伏风，兼能去湿除痛，柴胡散热升清，协川芎和血平肝，以治头痛目昏，前胡、枳壳降气行痰，协桔梗、茯苓以泄肺热而除湿消肿，甘草和里而发表，人参辅正以匡邪，疏导经络，表散邪滞，故曰败毒。

(4) 清代张璐《张氏医通》：问时疫初起，用人参败毒，得毋助邪为虐之患乎，又何以治非时寒疫，汗后热不止？盖时疫之发，必入伤中土，土主百骸，无分经络，毒气流行，随虚辄陷，最难亿测。亟乘邪气未陷时，尽力峻攻，庶克有济。其立方之妙，全在人参一味，力致开合，始则鼓舞羌、独、柴、前，各走其经，而与热毒分解之门；继而调御津精血气，各守其乡，以断邪气复入之路，以非时之邪，混厕经中，屡行疏表不应，邪伏幽隐不出，非藉人参之大力，不能载之外泄也。

(5) 清代吴瑭《温病条辨》：此证乃内伤水谷之酿湿，外受时令之风湿，中气本自不足之人，又气为湿伤，内外俱急。立方之法，以人参为君，坐镇中州，为督战之帅；以二活、二胡合芎䓖，从半表半里之际领邪外出，喻氏所谓逆流挽舟者此也；以枳壳宣中焦之气，茯苓渗中焦之湿，以桔梗开肺与大肠之痹，甘草和合诸药，乃陷者举之之法，不治痢而治致痢之源。痢之初起，憎寒壮热者，非此不可也。

（6）清代张秉成《成方便读》：方中必先以人参补正却邪。羌活走表，以散游邪，独活行里，以宣伏邪，柴胡、桔梗散热升清，枳壳、前胡消痰降气，川芎芳香以行血中之气，茯苓淡渗以利气中之湿，甘草协和各药，使之不争，生姜辟秽祛邪，令其无滞。于是各建其长，以收全功，皆赖人参之大力，驾驭其间耳。至于治痢用此者，此喻氏逆流挽舟之法，以邪从表而陷里，仍使里而出表也。

（7）清代吴谦《医宗金鉴·删补名医方论》：表汗无如败毒散、羌活汤，其药如二活、二胡、芎、苍、辛、芷群队辛温，非不发散，若无人参、生地之大力者居乎其中，则形气素虚者，必至亡阳；血虚挟热者，必至亡阴，而成痼疾矣。是败毒散之人参与冲和汤之生地，人谓其补益之法，我知其托里之法。盖补中兼发，邪气不致于流连；发中带补，真元不致于耗散，施之于东南地卑气暖之乡，最为相宜，此古人制方之义。然形气俱实，或内热炽盛，则更当以河间法为是也。胡天锡曰："非其时而有其气，惟气血两虚之人受之。"寒客营而风客卫，不可用峻剂，故稍从其轻者，此羌活汤、败毒散所由立也。

败毒散主风邪伤卫，故于发表中加参、苓、枳、桔引而达卫，固托以宣通，用生姜为使，使留连肺部，则上焦气分之邪不能干矣。是方亦可用黄芩者，以诸药气味辛温，恐其僭亢，一以润之，一以清之也。

（8）清代费伯雄《医方论》：此不过寻常固本治标法耳，用之于虚人感冒则可，若表里俱实，则不增剧为幸，尚望病之轻减乎？伤寒用人参，仲景本有成法，并非以人参助元气，为驱邪之主也。岚瘴则湿毒为多，亦非感冒可比。至疫疠之气，中人更烈，阳毒则有发热、烦躁、斑疹等症，阴毒则有面青、腹痛、下利等症。若用此方治阳毒，既无清火解邪之功，以之治阴毒，又无回阳急救之力，均未见其可。予于喻西江先生最为服膺，岂敢轻议。但谓表药中有用人参之法则可，若谓表药中用人参更为得力，则不敢阿私所好也。

【方歌】人参败毒草苓芎，羌独柴前枳桔同；生姜薄荷煎汤服，祛寒除湿功效宏。

第二章 泻下方

10. 大承气汤

【方源】《伤寒杂病论》

【组成】大黄_{酒洗,四两}（12 g） 厚朴_{炙,去皮,半斤}（24 g） 枳实_{炙,五枚}（5 g） 芒硝_{三合}（9 g）

【用法】上四味，以水一斗，先煮二物，取五升，去滓，内大黄，更煮取二升，去滓。内芒硝，更上微火一两沸，分温再服。得下，余勿服。

【功用】攻下热结。

【主治】阳明腑实证；热结旁流；里热实证之热厥、痉病或发狂。

【证候】热结证（阳明热结重证）：不大便五六日，上至十余日，腹中转气，绕脐痛，拒按，烦躁，谵语，潮热，手足濈然汗出，气短，气喘，身重，头昏目眩，不欲饮食，小便不利，腹满不减，减不足言，舌红、苔黄厚而燥，脉沉或迟或数。热结旁流：症见下利清水，色纯清，其气臭秽，脐腹疼痛，按之坚硬有块，口舌干燥，脉滑数。

【病机】阳明腑实证。伤寒邪传阳明之腑，入里化热，与肠中燥屎相结而成之里热实证为主治重点。由于实热与积滞互结，浊气填塞，腑气不通，故大便秘结，频转矢气，脘腹痞满疼痛，里热消灼津液，糟粕结聚，燥粪积于肠中，故腹痛硬满而拒按。热邪盛于里，上扰心神，故见谵语。四肢禀气于阳明，阳明里热炽盛，蒸迫津液外泄，则手足濈然汗出。热盛伤津，燥实内结，故见舌苔黄燥，甚或焦黑起刺，脉沉实。热结旁流，是因里热炽盛，燥屎结于肠中不得出，但自利清水，色青而臭秽不可闻，并见脐腹部疼痛，按之坚硬有块；热灼津液，阴精大伤，不能上承，故口燥咽干，舌苔焦黄燥裂。若实热积滞闭阻于内，阳气受遏，不得达于四肢，则可见热厥之证；热盛于里，阴液大伤，筋脉失养，又可出现抽搐，甚至胸满口噤，卧不着席，脚挛急之痉病；如邪热内扰，则可见神昏，甚至发狂。上述诸证，症状虽异，病机则同，皆由实热积滞，内结肠胃，热盛而津液大伤所致。此时宜急下实热燥结，以存阴救阴，即"釜底抽薪，急下存阴"之法。

【方解】方中大黄泻热通便，荡涤肠胃，为君药；芒硝助大黄泻热通便，并能软坚润燥，为臣药，二药相须为用，峻下热结之力甚强；积滞内阻，则腑气不通，故以厚朴、枳实行气散结，消痞除满，并助硝、黄推荡积滞以加速热结之排泄，共为佐使。

【禁忌】使用本方时，应以痞（心下闷塞坚硬）、满（胸胁脘腹胀满）、燥（肠有燥屎，干结不下）、实（腹中硬满，痛而拒按，大便不通或下利清水而腹中硬满不减）四症及苔黄、脉实为依据。正如张秉成说："此方须上中下三焦痞满燥实全见者，方可用之"。吴瑭亦说："承气非可轻尝之品。舌苔老黄，甚则黑有芒刺，脉体沉实，的系燥结痞满，方可用之。"

【案例】

（1）许叔微医案：一武弁李姓，在宣化作警。伤寒五六日矣。镇无医，抵郡召予。予诊视之：脉洪大而长，大便不通，身热无汗，此阳明证也，须下。病家曰："病者年逾七十，恐不可下。"予曰："热邪毒气并留于阳明，况阳明经络多血少气，不问老壮，当下，不尔，别请医占。"主病者曰："审可下，一听所治。"予以大承气汤。半日，殊未知。诊其病，察其证，宛然在。予曰："药曾尽否？"主者曰："恐气弱不禁，但服其半耳。"予曰："再作一服，亲视饮之。"不半时间，索溺器，先下燥粪十数枚，次溏泄一行，秽不可近，未离已中汗矣，濈然周身。一时顷，汗止身凉，诸苦遂除。次日予自镇归，病人索补剂予曰："服大承气汤得差，不宜服补剂，补则热仍复，自此但食粥，旬日可也。"故予治此疾，终身止大承气，一服而愈，未有若此之捷。

按：老壮者，形气也；寒热者，病邪也。脏有热毒，虽衰年亦可下；脏有寒邪，虽壮年亦可温，要之与病相当耳。失此，是致速毙也。

（2）曹颖甫医案：予尝诊江阴街肉庄吴姓妇人，病起已六七日，壮热，头汗出，脉大，便闭，七日未行，身不发黄，胸不结，腹不胀满，惟满头剧痛，不言语，眼胀，瞳神不能瞬，人过其前，亦不能辨，证颇危重。余曰："目中不了了，睛不和。燥热上冲，此《阳明篇》三急下证之第一证也。不速治，病不可为矣。"于是，遂书大承气汤方与之：大黄12 g，枳实9 g，川朴3 g，芒硝9 g。并嘱其家人速煎服之。竟一剂而愈。

按：壮热便闭而见目中不了了，睛不和，乃热邪伏里，灼竭津液之征。盖五脏六腑之精气，皆上注于目。瞳神为肾所主，热邪不燥胃津，必耗肾液。今燥热亢盛，真阴欲竭，当此之时，病势危急，迟则莫救，故用急下存阴之法，大承气汤主之。

(3) 黎庇留医案：黄某某，15岁。四日患发热，口渴，咳嗽，大便三四日一行，十余日不愈，始延余诊。以大柴胡汤退热止咳，五月四日热退尽，可食饭，惟青菜而已。六日晚，因食过饱，夜半突然腹痛甚，手足躁扰，循衣摸床，肆咬衣物，越日午刻延诊。诊时手足躁扰，惕而不安，双目紧闭，开而视之，但见白睛，黑睛全无，其母骇甚，惊问何故？余曰："此阳明悍热也，慓悍滑疾之气上走空窍，目系为其上牵而黑睛为之抽搐，故只见白睛也。"其母曰："可治否乎？"余曰："急下则可医，如救焚之救，稍缓则无及也。"即立大承气汤一剂，嘱其速煎速服，务必大下乃有生机。其母畏惧，留余座医。三时服药，四时未下，再与大承气汤一剂，五时依然未动，再照此方加重其量，七时许，腹中雷鸣，转矢气，知为欲下之势，当乘机直鼓而下，惟大承气汤已服数剂，始欲下而未下，遂嘱其将全数药渣煮，半熨脐上，半熏谷道。不及二十分钟即下泥浆状黑粪一大盆。一般大承气所下为水，此连服数剂而仅下泥浆，其悍热之凶险可知。下后，手足安静，宁睡一宵。次早诊之，人事虽醒，两目依然白睛。悍热已退，大势安定，毋庸再下。但热极伤阴，燥极伤络，阴伤无以荣筋，故目系急而睛未下耳，当清热养阴为要。遂拟竹叶石膏汤去半夏加竹茹，或黄连阿胶汤，或芍药甘草汤加竹茹、丝瓜络，交替煎服，十五日黑睛仅露一线，十六七日再露一半。十八日晨，黑睛全露，并能盼顾自如，再调理数日而愈。

按：本案属阳阴热极危候。由于实热内结、气机痹阻则腹痛甚；热极神迷则手足躁扰，惕而不安；邪热牵引目系则黑睛上吊。医者诊为阳明悍热，曾三投大承气汤，并且在燥屎欲下未下之时，灵活地将药渣半熨脐上，半熏谷道，因势利导而收全功。此案医者匠心独运，临危取胜，可为后学效法。

(4) 李士材医案：一人伤寒，八九日以来，口不能言，目不能视，体不能动，四肢俱冷，咸谓阴证。诊之六脉皆无，以手按腹，两手护之，眉皱作楚，按其趺阳，大而有力，乃知腹有燥屎也。欲与大承气汤，病家惶惧不敢进。李曰："君郡能辨是证者，惟施笠泽耳，延诊之，若合符节遂下之。"得燥屎六七枚，口能言，体能动矣。故按手不及足者，何以救垂厥之证耶。

按语：本案乃里有燥实的热厥证，四肢俱冷，六脉皆无，可见邪遏之甚，阳不得外达也。"热深者厥亦深，热微者厥亦微"。其辨证的着眼点在于足部趺阳脉大而有力，及腹诊触痛，乃断为热厥无疑。此等真热假寒之证，非大承气之峻下而莫救。

【方论】

（1）金代成无己《伤寒明理论》：承，顺也。伤寒邪气入胃者，谓之入腑，腑之为言聚也。胃为水谷之海，荣卫之源，水谷会聚于胃，变化而为荣卫。邪气入于胃也，胃中气郁滞，糟粕秘结，壅而为实，是正气不得舒顺也。《本草》曰：通可去滞，泄可去邪。塞而不利，闭而不通，以汤荡涤，使塞者利而闭汤，通，正气得以舒顺，是以承气名之。王冰曰：宜下必以苦，宜补必以酸，言酸收而苦泄也。枳实苦寒，溃坚破结，则以苦寒为之主，是以枳实为君。厚朴味苦温，《内经》曰：燥淫于内，治以苦温，泄满除燥，则以苦温为辅，是以厚朴为臣。芒硝咸寒，《内经》曰：热淫于内，治以咸寒，人伤于寒，则为病热，热气聚于胃，则谓之实，咸寒之物，以除消热实，故芒硝为佐。大黄味苦寒，《内经》曰：燥淫所胜，以苦下之。热气内胜，则津液消而肠胃燥，苦寒之物，以荡涤燥热，故以大黄为使，是以大黄有将军之号也。承气汤，下药也，用之尤宜审焉。审知大满大实，坚有燥屎，乃可投之也。如非大满，则犹生寒热，而病不除。况无满实者，而结胸痞气之属，由是而生矣。是以《脉经》有曰：伤寒有承气之戒。古人亦特谨之。

（2）清代程应旄《伤寒论后条辨》：承气者，承上以逮下，推陈以致新之谓也。曰大者，大实大满，非此不效也。枳实，泄满也；厚朴，导滞也；芒硝，软坚也；大黄，荡热也，陈之推新之所以致也。

（3）明代吴昆《医方考》：伤寒阳邪入里，痞、满、燥、实、坚全俱者，急以此方主之。谓胃承气汤不用枳、朴者，以其不作痞满，用之恐伤上焦虚无氤氲之元气也；小承气汤不用芒硝者，以其实而未坚，用之恐伤下焦血分之真阴，谓不伐其根也；此则上中下三焦皆病，痞、满、燥、实、坚皆全，故主此方以治之。厚朴苦温以去痞，枳实苦寒以泄满，芒硝咸寒以润燥软坚，大黄苦寒以泄实去热。

（4）明代吴有性《温疫论》：三承气汤功用仿佛，热邪传里，但上焦痞满者，宜小承气汤；中有坚结者，加芒硝软坚而润燥，热病久失下，虽无结粪，然多黏腻极臭恶物，得芒硝则大黄有荡涤之能；设无痞满，唯存宿结而有瘀热者，调胃承气汤宜之。三承气功效俱在大黄，余皆治标之品也。不耐汤药也，或呕或畏，当为细末，蜜丸汤下。

（5）清代柯琴《伤寒来苏集·伤寒附翼》：夫诸病皆因于气，秽物之不去，由于气之不顺，故攻积之剂必用行气之药以主之。亢则害，承乃制，此承气之所由；又病去而元气不伤，此承气之义也。夫方分大小，有二义焉，厚朴倍大黄，是气药为君，名大承气；大黄倍厚朴，是气药为臣，名小承气。味多性猛，制大其服，欲令泄下也，因名曰大；味少性缓，制小其服，欲微和胃气也，故名曰小。二方煎法不同，更有妙义。大承气用水一斗，先煮枳、朴，煮取五升内大黄，煮取三升内硝者，以药之为性，生者气锐而先行，熟者气纯而和缓，仲景欲使芒硝先化燥屎，大黄继通地道，而后枳、朴除其痞满。缓于制剂者，正以急于攻下也。若小承气则三物同煎，不分次第，而服只四合，此求地道之通，故不用芒硝之峻，且远于大黄之锐矣，故称为微和之剂。

（6）清代钱潢《伤寒溯源集》：热邪归胃，邪气依附于宿食粕滓而郁蒸煎迫，致胃中之津液枯竭，故发潮热而大便硬也，若不以大承气汤下之，必致热邪败胃，谵语狂乱，循衣摸床等变而至不救。故必咸寒苦泄之药，逐使下出，则热邪随宿垢而泄，犹釜底抽薪，薪去则火亦随薪而出矣。然非必宿垢满实而泄之也，胃中之热邪盛者，亦在所必用。古人所谓用之以逐热邪，非下糟粕也。其制以苦寒下泄之大黄为君，咸寒软坚下走之芒硝为臣，又以辛温下气之厚朴为佐，破气泄满之枳实为使，而后可以攻坚泻热也。若脉弱气馁，热邪下甚者，未可轻用也。

（7）清代吴谦《医宗金鉴·订正伤寒论注》：诸积热结于里而成满、痞、燥、实者，均以大承气汤下之也。满者，腹胁满急胀，故用厚朴以消气壅；痞者，心下痞塞硬坚，故用枳实以破气结；燥者，肠中燥屎干结，故用芒硝润燥软坚；实者，腹痛大便不通，故用大黄攻积泻热。然必审四证之轻重，四药之多少，适其宜，始可与也。若邪重剂轻，则邪气不服；邪轻剂重，则正气转伤，不可不慎也。

（8）清代邹澍《本经疏证》：柯韵伯云，厚朴倍大黄为大承气，大黄倍厚朴为小承气，是承气者在枳、朴，应不在大黄矣。曰："此说亦颇有理，但调胃承气汤不用枳、朴，亦名承气，则不可通耳。"三承气汤中，有用枳、朴者，有不用枳、朴者；有用芒硝者，有不用芒硝者；有用甘草者，有不用甘草者；惟大黄则无不用，是承气之名，固当属之大黄。况厚朴三物汤，即小承气汤，厚朴分数且倍于大黄，而命名反不加承气字，犹不可承气不在枳、朴乎？夫气者血之帅，故血随气行，亦随气滞，气滞血不随之滞者，是气之不足，非气之有余；惟气滞并波及于血，于是气以血为窟宅，血以气为御侮，遂连衡宿食，蒸逼津液，悉化为火，此时惟大黄能直捣其巢，倾其窟穴，气之结于血者散，则枳、朴遂能效其通气之职，此大黄所以为承气也。

（9）清代吴瑭《温病条辨》：此苦辛通降咸以入阴法。承气者，承胃气也。盖胃之为腑，体阳而用阴，若在无病时，本系自然下降，今为邪气蟠踞于中，阻其下降之气，胃虽自欲下降而不能，非药力助之不可，故承气汤通胃结，救胃阴，仍系承胃腑本来下降之气，非有一毫私智穿凿于其间也，故汤名承气。学者若真能透彻此义，则施用承气，自无弊窦。大黄荡涤热结，芒硝入阴软坚，枳实开幽门之不通，厚朴泻中宫之实满。曰大承气者，合四药而观之，可谓无坚不破，无微不入，故曰大也。非真正实热蔽痼，气血俱结者，不可用也。

（10）清代张秉成《成方便读》：夫六淫之入里也，无形之邪，必依有形之物，以为固结。故胃者土也，万物所归，是以热邪一入胃，无所复传，即挟胃中之滓秽，互相团结，而成可下之证。然此方须上、中、下三焦痞满燥实全见者，方可用之。以大黄之走下焦血分，荡涤邪热者为君，又恐其直下之性，除其下而遗其上，故必以酒洗之，但大黄虽能攻积推陈，不能软坚润燥，所有胃中坚结之燥屎，仍不能除，故必以芒硝感寒润下之品，软坚润燥，乃克有成。枳实、厚朴苦降，破上、中二焦之气，以承顺之，为硝、黄之先导，而后痞满燥结全消耳。此之谓大承气汤也。

【方歌】大承气汤用硝黄，配伍枳朴泻力强，痞满燥实四症见，峻下热结宜此方。

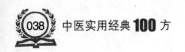

11. 大黄牡丹汤

【方源】《金匮要略》

【组成】大黄_{四两}（12 g） 牡丹_{一两}（3 g） 桃仁_{五十个}（8.5 g） 瓜子_{半升}（12 g） 芒硝_{三合}（9 g）

【用法】上五味，以水六升，煮取一升，去滓。内芒硝，再煎沸。顿服之。有脓当下，如无脓，当下血。

【功效】泻热破瘀，散结消肿。

【主治】肠痈初起，湿热瘀滞证。

【证候】右下腹疼痛而拒按，或反跳痛，痛状如淋痛或刺痛，或右足屈而不伸，伸则痛剧，小便自调，或时时发热，自汗恶寒，舌苔薄腻而黄，脉滑数。

【病机】肠痈初起，多由湿热郁蒸，气血凝聚，热结不散所致。湿热邪毒内结肠腑，血气凝滞，则右下腹疼痛拒按；热盛肉腐，脓液内蓄，故局部肿痞；病在肠，与膀胱气化无干，故小便仍能自调，至于时发热、自汗出而恶寒，系正邪相争，营卫失调使然。六腑以通为用。故当泻热破瘀，促其消散。

【方解】方中大黄泻火逐瘀，通便解毒；牡丹皮凉血清热，活血散瘀，二者合用，共泻肠腑湿热瘀结，为方中君药。芒硝软坚散结，协大黄荡涤实热，促其速下；桃仁性善破血，助君药以通瘀滞，俱为臣药。冬瓜仁清理利湿，导肠腑垢浊，排脓消痈，是为佐药。本方攻下泻热与逐瘀并用，使结瘀湿热速下，痛随利减，痈肿得消，诸症自愈。

【禁忌】凡重型急性化脓或坏疽性阑尾炎，阑尾炎并发腹膜炎（或有中毒性休克，或腹腔脓液多者），婴儿急性阑尾炎，妊娠阑尾炎合并弥漫性腹膜炎，阑尾寄生虫病虫者等，均不宜用本方。

【案例】

(1) 刘渡舟医案：徐某，男，44 岁。自诉因做痔疮手术后，遗有腹痛。

曾进行灌肠治疗，检查左侧降结肠处有一条索状物，上抵于胁，胀痛不堪，不能饮食，且大便下痢脓液、烂肉样物。每日大便五六次，里急后重。脉弦而滑，舌苔黄腻。辨证为肝胆热邪，迫及于肠，伤及气血，挟有瘀滞，……投大黄牡丹汤加味。药后泻下臭秽粪便甚多，服至三剂而基本痊瘥。

（2）榕堂医案：治疗一妇人，经水闭止五个月，医师和产婆均以为妊娠，甚至用了孕妇带，至十一个月仍未生产。经诊似妊娠但未妊娠，乃闭经症。据此，与大黄牡丹皮汤，日四服，服用叫至五日，下大量紫血，混有凝血块，持续二十余日血方止。腹状如常，望月月经至，于该月妊娠，次年生一子。此乃瘀血已排除之故。

【方论】

（1）明代徐彬《金匮要略论注》：大黄牡丹皮汤乃下方也。牡丹、桃仁泻其血络，大黄、芒硝下其结热，冬瓜子下气散热，善理阳明，而复正气。然此方虽为下药，实内消药也，故稍有脓则从下去，无脓下出血之已被毒者，而肿消矣。

（2）清代程林《金匮要略直解》：诸疮疡痛，皆属心火，大黄、芒硝用以下实热。血败肉腐则为脓，牡丹、桃仁用以下脓血。瓜子当是甜瓜子，味甘寒，《神农经》不载主治，亦肠中血分药也，故《别录》主溃脓血，为脾胃肠中内痈要药，想亦本诸此方。

（3）清代张璐《千金方衍义》：内痈辨证不早，每多误治之失。尝考《金匮》大黄牡丹汤，与《千金》无异者，取大黄下瘀血、血闭，牡丹治瘀血留舍。芒硝治五脏积热，涤去蓄结，推陈致新之功较大黄尤锐。桃仁治疝瘕邪气，下瘀血血闭之功亦与大黄不异。甜瓜瓣，《别录》治腹内结聚成溃脓血，专于开痰利气，为内痈脉迟紧、脓未成之专药。

（4）清代王子接《绛雪园古方选注》：夫肺与大肠为表里。大肠痈者，肺气下结于大肠之头，其道远于上，其位近于下，治在下者，因而夺之也。故重用大黄、芒硝开大肠之结，桃仁、丹皮下将败之血。至于清肺润肠，不过瓜子一味而已。服之当下血，下未化脓之血也。若脓已成，形肉已坏，又当先用排脓散及汤，故原文云："脓已成，不可下也。"

（5）清代张秉成《成方便读》：夫肠痈之病，皆由湿热瘀聚郁结而成，病既在内，与外痈之治又自不同。然肠中既结聚不散，为肿为毒，非用下法，不能解散，故以大黄之苦寒行血，芒硝之咸寒软坚，荡涤一切湿热瘀结之毒，推之而下。桃仁入肝破血，瓜子润肺行痰，丹皮清散血分之郁热，以除不尽之余气耳。

(6) 清代吴谦《医宗金鉴》：肠痈者，其证则少腹肿硬，按之即痛，可知痈在内也；溺时如淋，尿色自调，可知肿碍之也。时时发热，汗出恶寒，似有表病，而实非表病也。其脉迟紧，则阴盛血未化，其脓未成，可下之，大便当有血也。若其脉洪数，则阳盛血已腐，其脓已成，不可下也。下之以大黄牡丹汤，消瘀泻热也。

(7) 清代尤在泾《金匮要略心典》：肿痈，疑即肠痈之在下者，盖前之痈在小肠，而此之痈在大肠也。大肠居小肠之下，逼处膀胱，致小腹肿痞，按之即痛如淋，而实非膀胱之害，故乃小便自调也。小肠为心之合，而气通于血脉，大肠为肺之合，而气通于皮毛，故彼脉数身无热，而此时时发热，自汗出，复恶寒也。脉迟紧者，邪暴遏而荣未变。云可下者，谓可下之令其消散也。脉洪数者，毒已聚而荣气腐。云不可下者，谓虽下之而亦不能消之也。大黄牡丹汤，肠痈已成未成，皆得主之，故曰："有脓当下，无脓当下血。"

(8) 清代程林《金匮要略直解》：肿则形于外，痞则著于内。少腹既已痞肿，则肠痈已成，故按之即痛也。如淋者，以小腹为厥阴经脉所过，厥阴脉循阴器，故按少腹而痛引阴茎，有如淋状，而小便则自调也。《灵枢经》曰："有所结气归之。"内既有痈，则荣卫稽留于内，而不卫外，故令有发热汗出恶寒也。脉迟紧者，则热未聚，而肉未腐，故宜大黄牡丹汤下之，以消其肿疡。若脉洪数，则脓已成，将成溃疡，不可下也。大黄牡丹汤，在当有血句下，以古人为文法所拘，故缀于条末，伤寒论中多有之。按上证痈在小肠，以小肠在上，痈近于腹，则位深，但腹皮急而按之有如肿形，故用前汤，导其毒从小便而出。此证痈在大肠，以大肠在下，痈隐少腹，其位浅则有痞肿之形，其迹易见，其按即痛，故用大黄牡丹汤，排其脓血从大便而下也。

(9) 清代高学山《高注金匮要略》：可下不可下，非谓下文之大黄牡丹汤，当指大承气及桃核承气或抵当丸而言。盖初起痈势未成，大承气下之，则实去、热消，而痈故可散，即痈成而未脓者，犹可以桃核、抵当，血内溃而何？痈脉火炽，非热毒外搏而何？内溃之势已欲外搏，服知脓已成矣。脓已成者，不特大承气之徒下实热不可任，凡桃核、抵当之单下瘀血，劝；不可任，故曰不可下。犹言此不得以寻常之例下之耳，主大黄牡丹汤者……则实热脓血俱去矣。……李氏旧注，为本方在脓未成可下之之下，误。如果为下未脓之方，则成脓者，将死不治乎，抑别有方未传，或传而残缺耶，且后不得曰有脓当下矣。

（10）曹颖甫《金匮发微》：肠痈一证，由于血凝气滞，阴络内阻，营气干涩，不能外润肤表，则肌肤为之甲错。甲错者，血枯之象也。在里之气血不通，乃成内痈。此证始以水寒而血凝，继以血凝而腐烂，若冻瘃然，日久化热，即成溃疡矣。血阻于内，气膨于外，故腹皮之急如鼓，但有气而无水，故按之濡。时发热、自汗出复恶寒者，肺与大肠为表里，皮毛为肺所主，肠内病痈，邪热外薄皮毛，故时发热；热胜而皮毛开，故自汗；汗后毛孔不闭，风乘其虚，故复恶寒。脉迟而紧，则里热未盛，毒血尚凝聚未散，不难一下而尽，所谓曲突徙薪也。以其大肠壅阻也，用大黄、芒硝以通之；以其身甲错，知其内有干血也，用桃仁、丹皮以攻之；以发热自汗复恶寒，知大肠移热于肺，肺主之皮毛，张开标热而不收也，用泻肺除热之冬瓜仁以清之。此大黄牡丹汤之义也。

（11）日本丹波元坚《金匮要略述义》：按痈肿之病，不论内外诸证，初起也，乘其未溃而夺之；其既成也，扶正气以外托。故葶苈大枣泻肺汤，肺痈逐毒之治也，桔梗汤，肺痈排脓之治也；大黄牡丹汤，肠痈逐毒之治也；薏苡附子败酱散，肠痈排脓之治也。盖疡医之方，皆莫不自此二端变化也，亦即仲景之法则。

【方歌】金匮大黄牡丹汤，桃仁瓜子芒硝襄，肠痈初起腹按痛，苔黄脉数服之康。

12. 大黄附子汤

【方源】《金匮要略》

【组成】大黄_{三两}（9 g）　附子_{炮,三枚}（12 g）　细辛_{二两}（3 g）

【用法】上三味，以水五升，煮取二升。分温三服。若强人煮取二升半，分温三服。服后如人行四五里，进一服。

【功用】温里散寒，通便止痛。

【主治】寒积里实证或寒结证。

【证候】腹痛便秘，胁下偏痛，发热，手足厥冷，舌苔白腻，脉弦紧。

【病机】本方主治里寒积滞内结，阳气不运所致的寒积腹痛里实证。寒为阴邪，其性收引，寒人于内，阳气失于温通，气血被阻，故见腹痛；寒邪阻于肠道，传导失职，故大便不通；寒邪凝聚于厥阴，则胁下偏痛；积滞留阻，气机被郁，故发热；阳气不能布达四肢，则手足厥逆；舌苔白腻，脉弦紧为寒实之征。

【方解】本方意在温下，重用辛热之附子，温里散寒，止腹胁疼痛；以苦寒泻下之大黄，泻下通便，荡涤积滞，共为君药。细辛辛温宣通，散寒止痛，助附子温里散寒，是为臣药。大黄性味虽属苦寒，但配伍附子、细辛之辛散大热之品，则寒性被制而泻下之功犹存，为去性取用之法。三味协力，而成温散寒凝、苦辛通降之剂，合成温下之功。

【禁忌】使用时大黄用量一般不超过附子。

【案例】门纯德医案：①王某，男，19岁。平素一日三餐用冷水就馒头，某日突发剧烈腹痛伴呕吐，口中吐粪，被送入医院后经西医诊断为"急性肠梗阻"。当时病人腹痛难忍，面色苍白，触诊，脉细数，予大黄附子汤：大黄和附子各15 g，细辛6 g。因当时患者呕恶欲吐，嘱其先服灶心土（水泡），之后服用汤药，服后果然未吐。服药2小时后，患者又翻来覆去疼痛难忍，诉说有下坠之紧迫感，似有便意，排便量多，粪中呈硬块状的干粪有十余块，且粪水夹杂，患者便后腹部松快，但出现气短乏力等症，遂静脉推注葡萄糖补充能量，且嘱其静卧休息。下午时患者就能慢慢进些汤水，后经调养数日，痊愈出院。②患者，53岁，男性。因患不全性肠梗阻已行两次手术，现已形成"巨结肠症"，患者因腹痛发作来就诊，予大黄附子汤，因患者当时四肢逆冷，属脾肾阳虚，以肾阳虚为主，此方以附子扶肾阳，细辛沟通肾阳到达末梢，在此基础上肠部的循环好了，再用大黄长驱直入通大便。以后凡遇腹痛，则常用此方，一服即效。如服药后，出现腹痛加重，则可加生白芍12 g以减轻由于肠蠕动增强后导致的腹痛加剧。此方对麻痹性肠梗阻或功能性肠梗阻效果更好，机械性肠梗阻一般用大承气汤。且应谨记用大黄附子汤时，不能额外加枳实、厚朴等药。

【方论】

（1）明代徐彬《金匮要略论注》：偏痛为实邪，况脉紧弦，虽发热，其内则寒。正《内经》所谓感于寒者，皆为热病也。但内寒多，故以温药下之。附子、细辛与大黄合用，并行而不悖，此即《伤寒论》大黄附子泻心汤之法也。

（2）清代张璐《古今名医方论》：三承气汤，为寒下之柔剂；白散、备急丸，为热下之刚剂；附子泻心汤、大黄附子汤，为寒热互结、刚柔并济之和剂。近世但知寒下一途，绝不知有温下一法。盖暴感之热结，可以寒下；久积之寒结，亦可寒下乎？是以备急等法所由设也。然此仅可治寒实之结，设其人禀质素虚，虽有实邪固结，敢用刚猛峻剂攻击之乎？故仲景又立附子泻心汤，用芩、连佐大黄，以祛膈上之热痞，即兼附子之温以散之；大黄附子汤，用细辛佐附子，以攻胁下寒结，即兼大黄之寒导以下之。发明得妙！此圣法昭然，不可思议者也。

（3）清代周扬俊《金匮玉函经二注》：此寒邪之在中、下二焦也。胁下属碳厥阴之部分，于此偏痛，必有所积，积而至于发热，其为实可知也。乃视其脉，不滑数而紧弦，洵为阴脉，果是阴邪结于阴位矣。且紧属痛，固因寒而痛，弦为实，亦因寒而实，故非下则实不去，非温则寒不开。然肝肾同一治也，厥阴之实，系少阴之寒而实，苟不大用附子之热，可独用大黄之寒乎？入细辛者，通少阴之经气也，以寒实于内而逼阳于外也，或里有寒表有热，俱未可定也。仲景于附子泻心汤中既用三黄，复用附子，以畏寒汗出，阳气之虚在于外也。此大黄附子汤，阴气之结深于内也，然则痞证用三黄，固正治之法，偏痛用大黄，岂非从治之法乎？合观之，知有至理存焉矣。

（4）清代尤怡《金匮要略心典》：胁下偏痛而脉紧弦，阴寒成聚，偏着一处，虽有发热，亦是阳气被郁所致。是以非温不能已其寒，非下不能去其结，故曰宜以温药下之。程氏曰："大黄苦寒，走而不守，得附子、细辛之大热，则寒性散而走泄之性存是也。"

（5）清代吴谦《医宗金鉴·订正金匮要略注》：腹满而痛，脾实邪也；胁下满痛，肝实邪也；发热若脉数大，胃热实邪也。今脉紧弦，脾寒实邪也，当以温药下之，故以大黄附子汤下其寒实。方中佐细辛者，以散其肝邪，此下肝脾寒实之法也。

（6）清代吴瑭《温病条辨》：此邪居厥阴，表里俱急，故用温下法以两解之也。脉弦为肝郁，紧，里寒也，胁下偏痛，肝胆经络为寒湿所搏，郁于血分而为痛也；发热者，胆因肝而郁也。故用附子温里通阳；细辛暖水脏而散寒湿之邪；肝胆无出路，故用大黄，借胃腑以为出路也。大黄之苦，合附子、细辛之辛，苦与辛合，能降能通，通则不痛也。

（7）清代王泰林《王旭高医书六种·退思集类方歌注》：胁下偏痛，脉弦紧，为阴寒成聚，大便难，发热恶寒，为阳气被郁。故以附子破阴寒，细辛散浮热，大黄通便难，共成温下之功。夫附子泻心汤用芩、连佐大黄，以祛膈上之热痞，即兼附子之温以散之；大黄附子汤用细辛佐附子，以攻胁下之寒结，即兼大黄之寒，导而下之。许学士温脾汤治寒积腹痛泄泻，即效仲景温药下之之法也。

（8）清代张秉成《成方便读》：胁下偏痛，发热，禀其脉弦紧，此阴寒成聚，偏着一处，虽有发热，亦是阳气被郁所致。是以非温不能散其寒，非下不能去其积，故以附子、细辛之辛热善走者搜散之，而后大黄得以行其积也。

（9）谢观《中国医学大辞典》：此方以细辛佐附子，攻胁下寒结，又兼大黄之寒以导之，寒热合用，温攻并施，最为合法。

（10）曹颖甫《金匮发微》：方中附子、细辛，以祛寒而降逆，行水而止痛，得大黄以利之，则寒之凝瘀者破，而胁下水道通矣。《内经》云：痛则不通。其然乎？

（11）王渭川《金匮心释》：胁下偏痛，脉弦紧，属寒邪积聚之候。仲景处方大黄附子汤，一温一下，佐以细辛，消除胁痛和挟滞。

【方歌】大黄附子细辛汤，胁下寒凝疝痛方，冷积内结成实证，温下寒实可复。

13. 麻子仁丸

【方源】《伤寒论》

【组成】麻仁_{二升}（48 g）　芍药_{半斤}（24 g）　枳实_{炙，半斤}（24 g）　大黄_{去皮，一斤}

（48 g）　厚朴_{炙,去皮,一尺}（30 g）　杏仁_{去皮尖,熬,别作脂,一升}（24 g）

【用法】上六味，蜜和丸，如梧桐子大。饮服十丸，日三服，渐加，以知为度。

【功效】润肠泻热，行气通便。

【主治】胃肠燥热，脾约便秘证。

【证候】大便干结，小便频数。

【病机】本方治证乃由胃有燥热，脾津不足所致。脾主为胃行其津液，今胃中燥热，脾受约束，津液不得四布，但输膀胱，而致小便频数，肠失濡润，故见大便干结。

【方解】麻子仁性味甘平，质润多脂，功能润肠通便，是为君药。杏仁上肃肺气，下润大肠；白芍养血敛阴，缓急止痛为臣。大黄、枳实、厚朴即小承气汤，以轻下热结，除胃肠燥热为佐。蜂蜜甘缓，既助麻子仁润肠通便，又可缓和小承气汤攻下之力，以为佐使。综观本方，虽用小承气以泻下泄热通便，而大黄、厚朴用量仅从轻减，更取质润多脂之麻仁、杏仁、芍药、白蜜等，一则益阴增液以润肠通便，使腑气通，津液行，二则甘润减缓小承气攻下之力。

【禁忌】本方虽为润肠缓下之剂，但含有攻下破滞之品，津亏血少者，不宜常服；孕妇慎用。

【案例】唐良佐医案：袁某，女，38 岁。1983 年 10 月 5 日初诊。腹泻 9 年，经多方检查亦未找出原因，屡服中、西药皆少效。症见面色萎黄，困倦乏力，泄泻溏薄，泻而不畅，量时多时少，有不消化食物。一日八九次，无腹痛。若食油腻、辛辣食物或水果等，则腹泻加重，并时有矢气。纳食尚可。食后脘腹痞闷不舒，口中有味，燥而不饮，心烦失眠。午后足跗肿，小便黄。伴有齿衄，晨晚为甚。舌嫩红少苔，脉细弱。证属脾阴亏耗，运化统摄失司。治宜敛养脾阴，佐以益气。处方：怀山药 30 g，谷芽 30 g，冬瓜仁 30 g，粳米 30 g，太子参 20 g，石斛 15 g，莲肉 15 g，白芍 12 g，炒乌梅 9 g，佛手花 6 g，甘草 6 g，荷叶 4 g。服上方 12 剂后，大便成形，1 日 2 次，齿衄减轻，精神睡眠如常。此系脾阴渐复之象，于前方加炮姜 4 g，冀其阳化阴生，运化有权。又服 6 剂，大便每日 1 次，诸症悉除。再以上方守服 1 个月，迄今未再复发。

按：此乃四川省老中医唐良佐之验案。患者腹泻长达 9 年之久，长期腹泻，渐伤脾阴。脾阴不足，运化不及，则生胀满、泄泻等症。脾阴亏虚，虚火上炎，则有失眠、齿衄等症。长期泄泻，必耗人体之正气，故治以养脾阴兼佐益气，药用怀山药、粳米、石斛、莲肉、白芍滋补脾阴。太子参益气养阴。谷芽、炒乌梅、佛手花疏肝和胃。冬瓜仁、荷叶祛湿醒脾。方证相应，故9年之痼疾月余而除。

【方论】

(1) 金代成无己《伤寒明理论》：约者，结约之约，又约束之约也。《内经》曰：饮入于胃，游溢精气，上输于脾，脾气散精，上归于肺，通调水道，下输膀胱，水精四布，五经并行。是脾主为胃行其津液者也。今胃强脾弱，约束津液，不得四布，但输膀胱，致小便数而大便硬，故曰其脾为约。麻仁味甘平，杏仁味甘温，《内经》曰：脾欲缓，急食甘以缓之。麻仁、杏仁，润物也，《本草》曰，润可去枯。脾胃干燥，必以甘润之物为之主，是以麻仁为君，杏仁为臣。枳实味苦寒，厚朴味苦温，润燥者必以甘，甘以润之，破结者必以苦，苦以泄之，枳实、厚朴为佐，以散脾之结约。芍药味酸微寒，大黄味苦寒，酸苦涌泄为阴，芍药、大黄为使，以下脾之结燥。肠润结化，津液还入胃中，则大便利，小便少而愈矣。

(2) 明代许宏《金镜内台方议》：趺阳脉者，乃脾胃之脉也，脉不当浮，今反浮者，若非胃气虚，则胃气强也。浮而涩者，为胃气燥，大便则难，其脾为约。约者，束也，此必汗出多，走亡津液，胃气燥涩，大便不得通也。趺阳脉浮者，虽大便难，尤不可以用大承气等汤下泄之者，仲景故配以麻仁丸方以润导之也。故用麻仁为君，杏仁为臣，二者能润燥也；以枳实、厚朴能调中散气为佐；以芍药之酸能敛津液，大黄之苦能泄能下，二者为使，以通导而引润下也。

(3) 明代吴昆《医方考》：伤寒差后，胃强脾弱，约束津液不得四布，但输膀胱，致小便数而大便难者，主此方以通肠润燥。枳实、大黄、厚朴，承气物也；麻仁、杏仁，润肠物也；芍药之酸，敛津液也。然必胃强者能用之，若非胃强，则承气之物在所禁矣。

(4) 明代徐彬《金匮要略论注》：趺阳，脾胃脉也，脾中素有燥热，外邪入之益甚，甚则增气，故脉浮；浮者阳气强也，涩则阴气无余，故小便数、大便坚。而以麻仁润之，芍药养阴，大黄下热，枳实逐有形，厚朴散结气，杏仁利大肠，加之以蜜，则气凉血亦凉，而燥热如失矣。然用丸不作汤，取缓以开结，不欲骤伤其元气也。要知人至脾约，皆因元气不充所致耳。但不用参、芪，恐气得补而增热也。

（5）清代汪琥《伤寒论辨证广注》：上成氏注云：酸苦涌泄为阴，芍药、大黄为使，以下脾之结燥，愚以散结自有厚朴、枳实，润燥自有麻子、杏仁。至于下泄便难，莫如大黄之苦寒，与芍药何与焉？据《伤寒论》中原注云：芍药之酸，以敛津液，此为正解。脾约证，津液不足，以故小便数而大便难。津液不足，以酸收之，芍药味酸而能走阴，气平而能补津液。麻仁丸虽泄胃强之药，要之泄者自泄，补者自补，道并行而不相悖耳。

（6）清代周扬俊《伤寒论三注》：丸者缓也，邪未归腑，何取缓下？盖脾约之人，素系血燥，平日无病，或二三日而始大便，倘至热邪归胃，消烁津液，岂复易出耶？仲景不得已，立麻仁丸一法，于邪未入腑之前，先用麻仁之油滑，杏仁之润降，盖以肺与大肠相表里也；兼以芍药养血，大黄、枳实、厚朴佐其破滞，使之预行，庶几热入不至于大结，津液不至于尽耗耳！

（7）清代钱潢《伤寒溯源集》：麻仁味甘而润，李时珍云：麻仁、阿胶之属，皆润剂也；杏仁苦辛油滑，皆润燥之剂；芍药酸收，所以益阴而敛津液也；厚朴辛温，下气而宽中；枳实味苦，能破结利气；大黄苦寒下泄，而能荡除实热。药物虽峻，实和胃之法也。观蜜丸则其性滞缓，分服则力小而绵，饮服则又和之矣。又云未效渐加，以和为度，则进步舒缓，此所以为和胃润燥之剂欤。

（8）清代魏念庭《金匮要略方论本义》：趺阳者，胃脉之会也，见浮，胃中之阳盛可知；见涩，脾中之阴虚可知。脾胃表里相关之证也，逼汗于外者，此也，迫小便之数者，亦此也。浮盛之胃热与涩虚之脾阴相搏，则津液日耗，大便必难。其脾燥而不能运，遂约省而出，渐至于无。此仲景主之以麻仁丸之润燥和脾为义也。主以麻仁润燥滑肠，杏仁、厚朴下气宽中，芍药收阴行血，枳实破坚，大黄推积，无非为胃家泄其盛而实之邪，则脾家之真阴可存，不至立竭而已。

（9）清代王子接《绛雪园古方选注》：下法不曰承气，而曰麻仁者，明指脾约为脾土过燥，胃液日亡，故以麻、杏润脾燥，白芍安脾阴，而后以枳、朴、大黄承气法胜之，则下不亡阴。法中用丸渐加者，脾燥宜用缓法，以遂脾欲，非比胃实当急下也。

（10）清代陈念祖《时方歌括》：物之多脂者，可以润燥，故以麻仁为君，杏仁为臣；破结者必以苦，故以大黄之苦寒，芍药之苦平为佐；行滞者必顺气，故以枳实顺气而除痞，厚朴顺气以泄满为佐。以蜜为丸者，取其缓行而不骤也。

（11）清代章楠《医门棒喝·伤寒论本旨》：腑之传化，实由脏气鼓运，是故饥则气馁伤胃，饱则气滞伤脾，胃受邪气，脾反受其约制，不得为胃行其津液而致燥，燥则浊结不行，无力输化。既非大实满痛，故以酸甘化阴润燥为主，佐以破结导滞，而用缓法治之，但取中焦得以输化，不取下焦阴气上承，故又名脾约丸。

【方歌】麻子仁丸治脾约，大黄枳朴杏仁芍，胃热津黏便难解，润肠通便功效高。

14. 十枣汤

【方源】《伤寒杂病论》

【组成】芫花_煎　甘遂　大戟_{各等分}

【用法】上三味，等分，分别捣为散，以水一升半，先煮大枣肥者十枚，取八合，去滓。内药末，强人服一钱匕（1.5~1.8 g），羸人服半钱（1 g），温服之，平旦服。若下少，病不除者，明日更服，加半钱，得快下利后，糜粥自养。

【功用】攻逐水饮。

【主治】悬饮；水肿。

【证候】悬饮，咳唾胸胁引痛，心下痞硬胀满，干呕短气，头痛目眩，或胸痛掣背不得息，舌苔滑，脉沉弦；水肿，一身悉肿，尤以身半以下为重，腹胀喘满，二便不利。

【病机】水饮壅盛于里，停于胸胁，或水饮泛溢肢体所致。水饮停聚之证，随其所在部位而各异：水停胸胁，气机受阻，则咳嗽喘满，胸胁作痛或胸背掣痛不得息；停于心下，则心下痞硬；水气犯胃，则见干呕；饮邪上扰清阳，则头痛目眩；留于脘腹，则水肿腹胀。此水壅盛，内外泛溢之证，已严重影响到各脏腑部位的功能，非一般利水化饮之剂所能治，当以峻剂攻逐。

【方解】方中芫花、大戟、甘遂皆有毒，性味苦而泄，均为逐水之猛药，可达水饮隐僻之处。三药峻烈，各有专攻。甘遂峻泻经隧脉络之水饮，大戟主攻逐脏腑之水饮，芫花善逐胸胁之伏饮，三味合用，逐水饮，除积聚。消肿满之功更著。方中以大枣益气健脾护胃，又可甘缓诸药峻烈之毒。该方以十枣汤命名寓有深意。

【禁忌】体虚者及孕妇忌用。

【案例】南宗景医案：舍妹患腹胀病，初起之时，面目两足皆微肿，继则腹大如鼓，漉漉有声，渴喜热饮，小溲不利，呼吸迫促，夜不成寐，愚本《内经》开鬼门，洁净府之旨，投以麻黄、附子、细辛合胃苓散加减，服后虽得微汗，而未见何效。西医诊为肾脏炎症，与以他药及朴硝等下利，便泻数次，腹胀依然，盖以朴硝仅能下积，不得下水也。翌日，忽头痛如劈，呕吐痰水则痛稍缓。愚曰："此乃水毒上攻之头痛，即西医所谓自家中毒。"乃拟方用甘遂三分（此药须煨透，服后始未致作呕，否则吐泻并作），大戟、芫花炒，各一钱半。因体质素不壮盛，改用枣膏和丸，欲其缓下，并令侍役先煮红米粥以备不时之需。药后四五小时，腹中雷鸣，连泻粪水十余次，腹皮弛缓，头痛也除，惟神昏似厥，呼之不应，进已冷之红米粥一杯，即泻止神清。次日腹中微有水气，因复投十枣丸一钱半，下其余水，亦祛疾务尽之意。嗣以六君子汤补助脾元，调理旬日，即获痊愈。

【方论】

（1）明代许宏《金镜内台方议》：下利呕逆者，里受邪也。若其人絷絷汗出，发作有时者，又不恶寒，此表邪已解，但里未和；若心下痞硬满，引胁下痛，干呕短气者，非为结胸，乃伏饮所结于里也；若无表症，亦必烈之剂泄之乃已。故用芫花为君，破饮逐水；以甘遂、大戟为臣；佐之以大枣，以益脾而胜水，为使。经曰以辛散之者，芫花之辛，散其伏饮；苦以泄之者，以甘遂、大戟之苦，以泄其水；甘以缓之者，以大枣之甘，益脾而缓其中也。

（2）明代吴昆《医方考》：芫花之辛能散饮，戟、遂之苦能泄水。又曰：甘遂能直达水饮所结之处。三物皆峻利，故用大枣以益土，此戎衣之后而发巨桥之意也。是方也，惟壮实者，能用之；虚羸之人，未可轻举也。

（3）明代李时珍《本草纲目·草部》：十枣汤驱逐里邪，使水气自大小便而泄，乃《内经》所谓"洁净府、去陈莝法"也。……芫花、大戟、甘遂之性，逐水泄湿，能直达水饮窠囊隐僻之处，但可徐徐用之，取效甚捷，不可过剂，泄人真元也。陈言《三因方》以十枣汤药为末，用枣肉和丸，以治水气喘急浮肿之证，盖善变通者也。

（4）明代徐彬《金匮要略论注》：脉沉为有水，故曰悬饮；弦则气结，故痛。主十枣汤者，甘遂性苦寒，能泻经遂水湿，而性更迅速直达；大戟性苦辛寒，能泻脏腑之水湿，而为控涎之主；芫花性苦温，能破水饮窠囊，故曰破癖须用芫花；合大枣用者，大戟得枣即不损脾也。盖悬饮原为骤得之证，故攻之不嫌峻而骤，若稍缓而为水气喘息浮肿。

（5）清代罗美《古今名医方论》：仲景利水方，种种不同，此最峻者也。凡水气为患，或喘，或咳，或悸，或噎，或吐，或利，或无汗，病在一处而止；此则外走皮毛而汗出，上走咽喉而呕逆，下走肠胃而下利，水邪之泛滥于外者，浩浩莫循御矣。且头痛短气，心腹胁下皆痞满而硬痛，是水邪尚留结于中，三焦升降之气阻隔而难通矣。表邪已罢，非汗散之法所宜；里邪充斥，又非淡渗之品所能胜，非选利水之所到峻者，以直折之，中气不支，束手待毙耳。甘遂、芫花、大戟三味，皆辛苦气寒而禀性最毒，并举而用之，气味合，相济相须，故可交相去邪之巢穴，决其渎而大下之，一举而水患可平也。然水邪所凑，其元气已虚，而毒药攻邪，必脾胃反弱，使无健脾调胃之品为主宰，邪气尽而大命亦随之矣。故选十枣之大而肥者以君之，一以培脾土之虚，一以制水气之横，一以解诸药之毒，得一物而三善备，既不使邪气之盛而不制，又不使元气之虚而不支，此仲景立法尽善也。昧者惑于甘能中满之说而不敢用，岂知承制之理乎？张子和窃此意而制浚川、禹功、神等方，以治水肿、痰饮之病，而不知君补剂以培本，但知用毒药以攻邪，所以善其后者鲜矣！

（6）清代汪昂《医方集解》：芫花、大戟，性辛苦以逐水饮；甘遂苦寒，能直达水气所结之处，以攻决为用；三药过峻，故用大枣之甘以缓之，益土所以胜水，使邪从二便而出也。

（7）清代钱潢《伤寒溯源集》：夫芫花辛温而有小毒，能治水饮痰癖胁下痛；大戟苦寒而有小毒，能泄脏腑之水湿；甘遂苦寒有毒，而能行经隧之水湿。盖因三者性未驯良，气质峻悍，用之可泄真气，故以大枣之甘和滞缓，以柔其性气，裹其锋芒。

（8）清代王子接《绛雪园古方选注》：攻饮汤剂，每以大枣缓甘遂、大戟之性者，欲其循行经隧，不欲其竟走肠胃也，故不名其方而名法，曰十枣汤。芫花之辛，轻清入肺，直从至高之分去菀陈，以甘遂、大戟之苦，佐大枣甘而泄者缓攻之，则从心及胁之饮，皆从二便出矣。

（9）清代杨栗山《伤寒温疫条辨》：此汤与大陷胸汤相仿。伤寒种种下法，咸为胃实而设，今证在胸胁而不在胃，则荡涤肠胃之药，无所取矣，故用芫花之辛以逐饮，甘遂、大戟之苦以泄水并赖大枣之甘以运脾而助诸药，祛水饮于胸胁之间，乃下剂中之变法也。

（10）陆渊雷《伤寒论今释》：芫花、大戟，亦是全身性逐水药，峻烈亚于甘遂，而芫花兼主喘咳咽肿。大枣之用，旧注皆以为培土健脾，惟吉益氏云：主治挛引强急，旁治咳嗽。今验十枣汤证，其腹必挛，则吉益之说是也。

【方歌】十枣逐水效堪夸，大戟甘遂与芫花，悬饮内停胸胁痛，大腹肿满用无差。

第三章　和　解　方

15. 小柴胡汤

【方源】《伤寒杂病论》

【组成】柴胡半斤（24 g）　黄芩三两（9 g）　人参三两（9 g）　半夏洗,半升（12 g）　甘草炙,三两（9 g）　生姜切,三两（9 g）　大枣擘,十二枚

【用法】上七味，以水一斗二升，煮取六升，去滓。再煎取三升，温服一升，日三服。若胸中烦而不呕者，去半夏、人参，加瓜蒌实一枚；若渴，去半夏，加人参合前成四两半，瓜蒌根四两；若腹中痛者，去黄芩，加芍药三两；若胁下痞硬，去大枣，加牡蛎四两；若心下悸，小便不利者，去黄芩，加茯苓四两；若不渴，外有微热者，去人参，加桂枝三两，温覆微汗愈；若咳者，去人参、大枣、生姜，加五味子半升，干姜二两。

【功用】和解少阳。

【主治】伤寒少阳证；妇人热入血室证；黄疸、疟疾及内伤杂病而见少阳证者。

【证候】伤寒少阳，往来寒热，胸胁苦满，默默（即表情沉默，不欲言语）不欲饮食，心烦喜呕，口苦，咽干，目眩，苔薄白，脉弦；妇人热入血室，发热，恶寒，经水适来或适断，少腹急结，经水有血块，急躁，心烦，胸胁苦满，或昼日明了，夜则谵语，舌红、苔黄，脉弦迟。

【病机】少阳胆经郁滞。少阳为诸阳之枢，若邪气犯之，徘徊于半表半里之间，外与阳争而为寒，内与阴争而为热，故往来寒热。少阳为病，经气不利，少阳相火郁而为热，胆火上炎，所以口苦、咽干、目眩、胸胁苦满；邪热犯胃，胃失和降，故见心烦喜呕，默默不欲食；少阳经气郁而不舒，故脉弦。

【方解】柴胡清解少阳，疏畅气机，黄芩清泄邪热，安胃除烦；配伍党参、甘草、生姜、大枣、半夏，意在补中扶正，和胃降逆。诸药合之，共为疏解少阳之剂，和解少阳之总方。

【禁忌】《医学衷中参西录》：小柴胡汤证，原忌发汗，其去滓重煎者，原所以减柴胡发表之力，欲其但上升而不外达也。

【案例】

（1）许叔微《伤寒九十论·证六十四》：董齐贤病伤寒数日，两胁挟脐痛不可忍，或作奔豚治。予视之曰：非也。少阳胆经，循胁入耳，邪在此经，故病心烦，喜呕，渴，往来寒热，默不能食，胸胁满闷，少阳证也。始太阳传入此经，故有是证。仲景云："太阳病不解，传入少阳，胁下满，干呕者，小柴胡汤主之。"三投而痛止，续得汗解。

按：少阳病兼太阳证，当和解少阳为法，续得汗解。

（2）刘渡舟医案：张某某，女，59岁。患风湿性心脏病。初冬感冒，发热恶寒，头痛无汗，胸胁发满，兼见心悸，时觉有气上冲于喉，更觉烦悸不安，倍感痛苦。脉来时止而有结象。此为少阳气机郁勃不舒，复感风寒，由于心阳坐镇无权，故见脉结而挟冲气上逆。此证原有风心病而又多郁，外感内伤相杂，治法：解少阳之邪，兼下上冲之气。处方：柴胡12 g，黄芩6 g，桂枝10 g，半夏9 g，生姜9 g，大枣5 g，炙甘草3 g。3剂后诸症皆安。

按：本案治疗用小柴胡汤加桂枝法。加桂枝一药，起到治疗三种证候的作用：解表；通阳下气；治风心病。柴胡汤方后注云："若不渴，外有微热者，去人参，加桂枝三两，温覆微汗愈。"不渴，为邪未入里；外有微热，是兼有表邪。故以柴胡汤去人参之壅补，加桂枝以解外。可见本方是用于少阳病兼表邪不解之证。本案患者素有心脏病又兼感冒，出现发热、恶寒、头痛、胸胁发满、心悸等少阳气机不利而兼表证不解。此外，患者还突出表现为"气上冲"而致烦悸不安。桂枝于解表之中又善于温通心阳，平冲降逆下气。刘老常将小柴胡去人参加桂枝汤用于治疗少阳病又兼有心悸、气上冲等症，疗效确切。

【方论】

（1）金代成无己《伤寒明理论》：小柴胡为和解表里之剂也。柴胡味苦平微寒，黄芩味苦寒。《内经》曰：热淫于内，以苦发之，邪在半表半里，则半成热矣，热气内传，攻之不可，则迎而夺之，必先散热，是以苦寒为主，故以柴胡为（君），黄芩为（臣），以成撤热发表之剂。人参味甘温，甘草甘平，邪气传里，则里气不治。甘以缓之，是以甘物为之助，故用人参、甘草为（佐），以扶正气而复之也。半夏味辛微温。邪初入里，则里气逆。辛以散之，是以辛物为之助，故用半夏为（佐），以顺逆气而散邪也。里气平正，则邪气不得深入，是以三味佐柴胡以和里。生姜味辛温，大枣味甘温。《内经》曰：辛甘发散为阳，表邪未已，迤逦内传，即未作实，宜当两解。其在外者，必以辛甘之物发散。故生姜大枣为（使）辅柴胡以和表。七物相合，两解之剂当矣。

（2）明代许宏《金镜内台方议》：柴胡味苦性寒，能入胆经，能退表里之热，祛三阳不退之邪热，用之为君。黄芩味苦性寒，能泄火气，退三阳之热，清心降火，用之为臣。人参、甘草、大枣三者性平，能和缓其中，辅正除邪，甘以缓之也；半夏、生姜之辛，能利能汗，通行表里之中，辛以散之也，故用之为佐为使，各有所能。且此七味之功能，至为感应，能解表里之邪，能通阳经之热，上通天庭，下彻地户，此非智谋之士，其孰能变化而通机乎？

（3）清代程应旄《伤寒论后条辨》：柴胡，少阳之君药也。半夏辛温，佐柴胡而消胸胁满。黄芩苦寒，佐柴胡而主寒热往来，人参甘枣之甘温者，调中益胃，止烦呕之不时也。此小柴胡之一汤，所以为少阳之和剂与。然小柴胡汤者，出表入里，往来寒热之主治也。而热入血室者，乃下往上来之寒热，似不相同，亦以之为主治，何也？曰："出入上下虽不同，其主往来寒热之少阳则一也。"邪属少阳，发表则无表可发，攻里则胃不可攻，取之于血室，则邪又结于胁下，肝胆同归一治，妇道必从于夫。故从少阳之小柴胡，为解厥阴之血室，乃主其夫妇之和，而潮热期之于必愈。

（4）清代《伤寒方论·和剂》：论曰"伤风与寒，有里即不可攻表，有表即不可攻里，此定法也。"少阳为半表里，故凡见少阳一证，即不可从太阳为治，而用小柴胡。盖柴胡能引清气而行阳道，又能引胃气上行而行春令，又能散诸经血结气聚，故凡邪之表里混杂者，俱藉之以提出少阳，俾循经次而出，所以仲景取用独多。而尤于伤寒中风五六日，往来寒热，胸胁苦满，默默不欲饮食，心烦喜呕者，为对的之剂。谓风寒之外邪，挟身中之痰饮，结聚少阳本位，所以胸胁苦满，热逼心间，所以心烦喜呕，胸胁既满，胃中之水谷亦不消，所以不欲食，于是邪入而并于阴则寒，并于阳则热，故不问传经或直中，概以小柴胡和之。柴胡者，少阳主药也。兼黄芩，邪入内则热也；兼半夏、生姜，有饮而呕逆也；兼参、甘、枣养正而调其阴阳。小柴胡得擅和解之功，实赖此也。然人小气体所挟不同，故以柴、甘、生姜为定药，余则增减随症耳。

（5）清代喻昌《尚论后篇》：或问小柴胡，近世治伤寒发热，不分阴阳而用之，何也？然柴胡之苦平，乃足少阳经伤寒发热之药，除半表半里之热，乃往来寒热，小有日晡潮热也。佐以黄芩之苦寒以退热，半夏、生姜之辛以退寒，人参、大枣之甘温以助正气，解渴生津液，则阴阳和而邪气解矣。但太阳经之表热，阳明经之标热，皆不能解也。如用之，岂曰无害，若夹阴伤寒，面赤发热，脉沉足冷者，服之立至危殆，可不慎哉，乃内虚有寒，大便不实，脉息小弱，与妇人新产发热，皆不可用也。

（6）清代柯琴《伤寒来苏集·伤寒附翼》：此为少阳枢机之剂，和解表里之总方也。少阳之气游行三焦，而司一身腠理之开合。血弱气虚，腠理开发，邪气因入与正气相搏，邪正分事，故往来寒热，与伤寒头痛，发热而脉弦细，中风两无关者，皆是虚火游行于半表，故取柴胡之轻清微苦微寒者，以解表邪，即以人参之微甘微温者，予补其正气，使里气和而外邪勿得入也。其口苦咽干目眩，目赤、头汗、心烦、舌苔等症，皆虚火游行于半里，故用黄芩之苦寒以清之，即用甘草之甘以缓之，亦以提防三阴之受邪也。太阳伤寒则呕逆，此中风则干呕，欲呕者，邪正相搏于半里，故欲厥而不逆，胁居一身之半，为少阳之枢，邪结于胁，则枢机不利，所以胸胁苦满，默默不欲食也。引用姜、半之辛散，一以佐柴、芩而逐邪，一以行甘、枣之泥滞，可以止呕者，即可以泄满矣。夫邪在半表，势已向里，未有定居，故有或为之证，所以方有加减，药无定品之可拘也。

（7）清代陈尧道《伤寒辨证》：柴胡性辛温，辛者金之味，故用之以平木；温者春之气，故就之以入少阳，一云专主往来寒热，谓其能升提风木之气也。黄芩质枯而味苦，枯则能浮，苦则能降，君以柴胡，则入少阳矣。一云味苦而不沉，黄中带青，有祛风热之专功，谓其能散风木之邪也。然邪之伤人常乘其虚，用人参、甘草者，欲中气不虚，邪不得复传入里耳。……邪初入里，以风寒之外邪，挟身中有形之痰涎，结聚于少阳之本位，所以里气逆而烦呕，故用半夏之辛，以除呕逆，邪半在表，则营卫争，故用姜枣之辛甘以和营卫亦所以佐人参、甘草以补中气，使半表之邪从肌表而散也。

（8）清代汪琥《伤寒论辨证广注》：柴胡汤方专治少阳经往来寒热，头角痛，耳聋口苦，胁痛脉弦者，倘其病初伤本经，或初自太阳、阳明二经传来，邪气方盛，人参一味断不可用；若其病过经不解，或本经中有留邪未尽，正气已虚，人参一味方可加之也。

（9）清代张志聪《伤寒论集注》：柴胡根生白身，香美可食，感一阳之气而生；半夏气味辛平，形圆色白，感一阴之气而生。柴胡、半夏启一阴一阳之气而上合于中焦，人参、甘草、生姜、大枣，滋补中焦之气，而横达于四旁，黄芩气味苦寒，外肌皮而内空腐，能解躯体无形邪热。正气内出，邪热外清，此运枢却病之神方也。

（10）清代钱潢《伤寒溯源集》：邪在少阳，内逼三阴，达表之途辽远，汗之徒足以败亡卫阳。少阳虽外属三阳，而入里之路较近，下之适足以陷邪伤胃，汗下俱所不宜。故立小柴胡汤以升发少阳之郁邪。使清阳达表而解散之，即所谓木郁达之之义也。故少阳一经，惟此一方，无他法也。虽有多证，亦不过因此出入变化而已。

（11）清代王子接《绛雪园古方选注》：柴胡汤，不从表里立方者，仲景曰："少阳病，汗之则谵语，吐下则悸而惊，故不治表里，而以升降法和之。"盖遵经言。少阳行身之侧，左升主乎肝，右降主乎肺。柴胡升足少阳清气，黄芩降手太阴热邪，招其所胜之气也。柴、芩解足少阳之邪，即用参、甘实足太阴之气，截其所不胜之处也。仍用姜、枣和营卫者，助半夏和胃而通阴阳，俾阴阳无争，则寒热自解。经曰："交阴阳者，必和其中也。"去渣再煎，恐刚柔不相济，有碍于和也。七味主治在中，不及下焦，故称之曰小。

（12）清代吴谦《订正伤寒论注》：既以柴胡解少阳在经之表寒。黄芩解少阳在府之里热。犹恐在里之太阴，正气一虚，在经之少阳，邪气乘之，故以姜、枣、人参，和中而予壮里气，使里不受邪而和，还表以作解也。

（13）清代程郊倩：方以小柴胡名者，配乎少阳而取义。至于制方之旨，及加减法，则所云上焦得通，津液得下，胃气因和，尽之矣。何则？少阳脉循胁肋，在腹阳背阴两歧间，在表之邪欲入里，为里气所拒，故寒往而热来；表里相拒，而留于歧分，故胸胁苦满；神识以拒而昏困，故默默；木受邪则妨土，故不欲食；胆为阳木而居清道，为邪所郁，火无从泄，逼炎心分，故心烦；清气郁而为浊，则成痰滞，故喜呕，呕则木火两舒，故喜之也。此则少阳定有之症，其余或之云者，以少阳在人身为游部，凡表里经络之罅，皆能随其虚而见之，不定之邪也，据症皆是太阳经中所有者，特以五六日上见，故属之少阳，半表半里兼而有之，方是小柴胡症。方中柴胡以疏木，使半表之邪得从外宣；黄芩清火，使半里之邪得从内彻；半夏能开结痰，豁浊气以还清；人参能补久虚，滋肺金以融木；甘草和之，而更加姜、枣助少阳生发之气，使邪无内向也。至若烦而不呕者，火成燥实而逼胸，故去人参、半夏，加瓜蒌实。渴者，燥已耗液而逼肺，故去半夏，加瓜蒌根。腹中痛，木气散入土中，胃阳受困，故去黄芩以安土，加芍药以戡木。胁下痞硬者，邪既留则木气实，故去大枣之甘而缓，加牡蛎之咸而软也。心下悸，小便不利者，土被侵则木气逆，故去黄芩之苦而伐，加茯苓之淡而渗也。不渴，身有微热者，半表之寒尚滞于肌，故去人参，加桂枝以解之。咳者，半表之寒凑于肺，故去参、枣，加五味子，易生姜为干姜以温之，虽肺寒不减黄芩，恐木寡于畏也。总之，邪在少阳，是表寒里热两郁不得升之故；小柴胡之治，所谓升降浮沉则顺之也。（录自《古今名医方论》）

（14）明代吴昆《医方考》：邪在表则恶寒，邪在里则发热，邪在半表半里则恶寒且热，故令寒热往来。少阳之脉行于两胁，故令胁痛；其经属于胆，胆汁上溢故口苦。胆者，肝之府，在五行为木，有垂枝之象，故脉弦。柴胡性辛温，辛者金之味，故用之以平木，温者春之气，故就之入少阳；黄芩质枯而味苦。枯则能浮，苦则能降，君以柴胡，则入少阳矣；然邪之伤人，常乘其虚，用人参、甘草者，欲中气不虚，邪不得复传入里耳！是以中气不虚之人，虽有柴胡证俱，而人参在可去也；邪初入里，里气逆而烦呕，故用半夏之辛以除呕逆；邪半在表，则荣卫争，故用姜、枣之辛甘以和荣卫。此条皆少阳证也，以少阳为甲木，在天为风故（《机要》名为风疟）。柴胡、黄芩能和解少阳经之邪，半夏、生姜能散少阳经之呕，人参、甘草能补中气之虚，补中所以防邪之入里也。正考见伤寒少阳胆经行于两胁，故两胁作痛，责之少是方也，柴胡味辛而气温，辛者金之味，故足以平木，温者春之气，故足以入少阳；佐以黄芩，泻其实也；佐以半夏，破其滞也；而必用夫人参、甘草者，恐木病传脾，而先实其土也；用夫生姜、大枣者，调其营卫，不令经气壅滞也。

【方歌】小柴胡汤和解功，半夏人参甘草从，更加黄芩生姜枣，少阳为病此方宗。

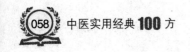

16. 四逆散

【方源】《伤寒杂病论》

【组成】柴胡　枳实破,水渍,炙干　芍药　甘草炙

【用法】上四味，各十分，捣筛，白饮和，服方寸匕，日三服。

【功用】透邪解郁，疏肝理脾。

【主治】阳郁厥逆；肝脾气郁滞。

【证候】手足不温；情志不畅，表情沉默，胸胁胀满或疼痛，或乳房胀痛，脘腹疼痛，苔白，脉弦。

【病机】外邪传经入里，气机为之郁遏，不得疏泄，阳气内郁，不能达于四末，手足不温（手足不温、手足厥冷是四逆散的主要症状，阳气被郁，脾气虚，脾主四肢，四肢禀气于脾，所以阳气不能宣达于四肢出现手足冷，在阳气郁极时暂时能够缓解；而四逆汤证中的手足厥冷程度较重，冷过肘膝，不会自动缓解）。本证因少阳气郁，阳遏于里，不得布达所致。以四肢逆冷为主要临床表现。阳郁不伸，虽能生热，却无明显之热证，所以当平调兼顾为治。

【方解】以柴胡为君，入肝胆经，升发阳气，疏肝解郁，透邪外出。以白芍为臣，敛阴养血柔肝。柴胡与白芍配伍，补养肝血，条达肝气，使柴胡升散而无耗伤阴血之弊。以枳实为佐，理气解郁，泄热破结。柴胡与枳实配伍，一升一降，舒畅气机，升清降浊；白芍与枳实配伍，理气和血，调和气血。炙甘草为使药，调和诸药，益脾和中。四药合用，共奏透邪解郁，疏肝理脾之功。原方配合白饮（米汤）和服，是借谷物之气以助胃气，取中气和则阴阳之气自相顺接之意。由于本方有疏肝理脾之功，也可治疗肝脾气郁所致胁肋脘腹疼痛诸症。

【禁忌】阴证厥逆上过于肘、下过于膝者，乃不当用；如属寒厥的四肢不温者不宜用，肝阴虚或中气虚寒者亦不宜用。

【案例】

（1）刘渡舟医案：李某某，男，32岁。年龄虽壮，却患阳痿。自认为是肾虚，遍服各种补肾壮阳之药，久而无功。视其两目炯炯有神，体魄甚佳，而非虚怯之比。切其脉弦有力，视其舌苔白滑略厚。除阳痿外，兼见胸胁苦满，口苦，心烦，手足冰冷。细询患病之由，乃因内怀忧恚心情，久而不释，发生此病。肝胆气郁，抑而不伸，阳气受阻，《伤寒论》所谓"阳微结"也。气郁应疏之达之，而反服补阳壮火之品，则实其实，郁其郁，故使病不愈也。当疏肝胆之气郁，以通阳气之凝结。柴胡16 g，黄芩10 g，半夏14 g，生姜8 g，党参10 g，炙甘草10 g，白芍15 g，枳实12 g，大枣7枚。仅服3剂而愈。

按语：年壮阳痿，非因纵欲，便为情志之障。观其胸胁苦满，口苦，心烦，手足逆冷，切其脉弦有力，乃为阳郁不伸，气机不利之象。盖人遇忧恚愤怒之事，或所愿不遂，每致肝胆气郁，少阳枢机不利，阳气不得畅达。肝主筋，其经循阴器；肾藏志，为作强之官，技巧出焉。肝肾一体，乙癸同源，肝胆气郁，疏泄不利，阳气受阻，则使阳痿不举。王节斋说："少年阳痿，有因于失志者……苟志意不遂，则阳气不舒。阳气者，即真火也。譬诸极盛之火，置于密器之中，闭闷其气，不得发越，则立毙而寒矣。此非真火衰也，乃闷郁之故也。"故治此证，但宜舒郁，不宜用补，待"阳气舒而痿自起"。本案选用小柴胡汤与四逆散合方，盖欲疏通气机，开泄阳郁，必以斡旋枢机为要。阳经之枢机，在于少阳；阴经之枢机，在于少阴。小柴胡汤和解少阳之枢而利其气；四逆散通畅少阴之枢以达其阳。二方合用，使枢机一开，则气机利，阳气伸，火气达，而阳痿可愈矣。

(2) 李克绍医案：某，女，50岁。1974年5月27日就诊。两腿疼痛，痿软无力，渐至不能行走已月余。患者于一个月前，因恼怒出现脘腹串痛，时轻时重，并觉两腿烦乱不适。经针刺、服西药2天，腹痛止但两膝关节阵痛，右侧较重并有凉感，两小腿烦乱不适，有时肌肉跳动，腿痛有时感到牵引两侧腰部，手足有时觉凉，背微恶风。近几天腿痛烦乱加重，竟至转侧困难难以入睡，经常彻夜坐着，饮食锐减，面色萎黄，舌质略红、苔薄白，脉左寸弦、关弦滑、尺弱，右脉弦细。……治宜疏肝解郁，宣散气血。方用四逆散加味：柴胡9 g，白芍6 g，枳实9 g，怀牛膝9 g，甘草9 g。水煎服1剂。5月28日复诊：昨晚服头煎后，当夜两腿烦乱的感觉消失，肌跳、疼痛均止，余症亦明显减轻，精神、食欲亦有好转。继服上方3剂调理而愈。

按语：《素问·阴阳应象大论》曰："清阳实四肢。"今阳气郁遏，不达四肢，筋脉失养，则肢凉疼痛。阳气郁遏于中焦，气机紊乱，则见脘腹串痛。故用四逆散疏达阳郁，加牛膝以引药下行也。

(3) 王琦医案：高某某，男。1978年1月5日，下利腹痛，迄今已数日。刻下腹痛下利不爽，倦怠无力，饮食不香，四肢不温，大便培养未发现志贺氏细菌生长，舌淡苔薄白，脉弦。此属肝脾气滞，用四逆散加薤白主之：柴胡9g，枳实9g，甘草6g，白芍9g，薤白12g。4剂而愈。

按语：四逆散证本有泄利下重或然症，《伤寒来苏集》评价曰："今以'泄利下重'，四字移至四逆下，则本方乃有纲目。"四逆散具有升降通调之妙用，再加薤白通阳，俾中焦气机宣通，阳气外达，则泄利止。

(4) 汪其浩医案：陈某某，男，35岁。开始发冷发热，头疼身痛，自以为感冒风寒，自服青草药后，症状稍减，继则腹痛肢厥，嗜卧懒言，症状逐渐增剧，邀余诊治。诊脉微细欲绝，重按有点细数。但欲寐，四肢厥冷至肘膝，大便溏而色青，小便短赤，面赤，当脐腹痛，阵发性发作，痛剧时满床打滚，痛停时则闭目僵卧，呼之不应，如欲寐之状。每小时发作五六次，不欲衣被，也不饮汤水。前医认为少阴寒证，投真武汤加川椒，服后无变化。余沉思良久，不敢下药，又重按病人脐部，见其面色有痛苦状，问之不答。综合以上脉证，诊为热邪内陷，热厥腹痛。拟四逆散倍芍加葱：柴胡9g，白芍18g，枳壳9g，甘草4.5g，鲜葱头3枚。水煎服。复诊：上方服后痛减，脉起肢温，面赤消，便溏止，小便通。病人自诉脐部仍胀痛，似有一物堵塞，诊脉细、重按有力。为热结在里。处以大柴胡汤。服后大便通，胀痛如失。

按：腹痛、肢厥、便溏、但欲寐、脉微细，颇似寒证，但虽形寒却不欲衣被，脉象重按细数，乃真热假寒也。《伤寒论》曰："病人身大寒，反不欲近衣者，寒在皮肤，热则骨髓也。"本案所现，乃阳气郁遏于里，不达于外所致，正所谓"热深厥亦深，热微厥亦微"也。四逆散通利少阴之枢，畅达阳郁。俾气机畅利，阳气布护周身，则腹痛肢厥等寒症自愈。

(5) 王法德医案：孙某某，男，31岁。1980年2月初诊。两胁肋窜痛近半年，常在心情不畅时发作或加重，以右侧为甚。近来饮食日减，纳谷不香，胃脘胀闷，嗳气后稍舒，偶有失眠，二便正常。经X线胸部透视，心、肺未见异常，诊为肋间神经痛，屡服维生素B、安乃近等药效果不显。舌苔薄白，脉弦。证属肝脾不和，治宜疏肝理气，调和肝脾。处方：柴胡9g，枳实6g，白芍9 g，川楝子9 g，白术9 g，炙甘草5 g。二诊：上方连服5 剂，胁痛消失，脘胀减轻。惟饮食仍少，原方去川楝子加茯苓12 g，再进3 剂，以图巩固。

按：肝居胁下，其经脉布于两胁，若情志不畅，肝失调达，则经络郁阻，可致胁痛。正如《景岳全书》说："胁痛之病，本属肝胆二经，以二经之脉循胁肋故也。"其痛走窜不定，气滞之象也。四逆散疏利肝胆，条达气机，为治气滞胁痛之良方也。

(6) 安少先医案：傅某，男，28 岁。1986 年3 月10 日初诊。大便干燥如羊屎，2～3 日1 行近1 年，脘腹胀满疼痛，两手发凉，舌红、苔薄黄，脉弦数。证属气秘，治宜理气通阳，润肠通便，投四逆散加味：柴胡12 g，枳实、白芍、薤白各9 g，火麻仁30 g，甘草3 g。服4 剂便通如常。

按：本案古谓"气秘"，由阳气郁结，气滞不达，大肠传导迟滞所致。本案辨证关键是两手发凉，脉弦。《类证活人书》认为"手足冷而便秘，小便赤"是"阳证似阴之候"。用四逆散疏达郁遏之阳气，通畅气机，可谓切中病机，又加薤白、火麻仁以增润燥通便之功。

(7) 吴沛田医案：黄某，男，41 岁。1986 年10 月13 日初诊。患者以头痛、发热伴咳嗽1 周经治疗痊愈，继之盗汗明显，晨起身如水洗，即来求治。刻下头痛而沉重，口淡无味，胸闷不饥，时有呕恶，纳差乏力，苔薄白腻、质淡，脉弦滑而细。辨证为湿热内郁，处方：柴胡、炒枳实各9 g，生白芍15 g，云苓10 g，佩兰6 g，生甘草2 g。服5 剂后盗汗已减，继服9 剂，盗汗即止，嘱隔日1 剂巩固1 个月。1 年后追访，未见再发。

按：本案为湿热盗汗。究其源乃因发热在先，久服苦寒之品，脾胃已伤，运化失职，湿邪中阻，郁而化热，阻塞营卫运行所致。今用四逆散调肝和脾，疏木以达土，气机一开，则湿热可除，津无邪迫，而盗汗可愈。

(8) 林光启医案：林某某，女，42 岁。1978 年8 月20 日初诊。诉每入睡则遗尿，历已20 多年。为此丈夫反目、孩子责备，痛苦不堪，多方求医，未得寸效。曾多次起轻生念头。诊见颜面苍黄，神志抑郁寡欢，纳可，大便正常，小便急迫，时有不禁。寐则多梦，月经正常，带下量少，舌淡苔白，脉弦细。细思本病，病久缠绵，经治无效。遗尿之证多责为肾虚，膀胱约束无力或脾虚气陷，或肺气虚寒。常法治疗既未获效，理应改弦易辙。神志抑郁，颜面苍黄，脉弦细为肝失疏泄条达，寐则多梦为肝阴不足，魂不归舍，治以疏肝理气，四逆散加味，处方：柴胡6 g，白芍10 g，枳壳10 g，泽泻10 g，当归12 g，甘草3 g。每日1剂，连服3天。5月25日复诊：诉药后尿量增多，夜寐梦少睡已酣畅，遗尿之证已愈。半年后随访，病已根除。

按：《景岳全书》指出："凡治小便不禁者，古方多用固涩，此固亦然。然固涩之剂，不过固其门户，此亦治标之意，而非塞源之道也。"张氏所言，意在强调治病必求其本。本案遗尿20余年，夫厌子责，情志必为之抑郁不舒，颜面苍黄，多梦，脉来弦细，为肝失条达之象。肝失条达则疏泄失职，三焦水气运行不畅，膀胱不藏，则小便自遗。本为肝气郁滞，故以四逆散疏肝理气，畅通三焦，气机一转，则膀胱自藏，遗尿自已。

（9）王玉芝医案：刘某，女，37岁。1984年9月19日初诊，自诉1983年10月以来，每于经前3~5天及经期，即周身痒疹，色淡红，压之褪色。以胸腹部较多，伴乏力，咽干，心烦，大便干。曾服西药能缓解于一时，停药后经期前照发。刻下舌质淡红、苔薄微黄，脉细滑，辨证为肝郁血热，处方：柴胡、炒枳实、黄芩各9 g，地骨皮12 g，生白芍20 g，生甘草6 g。服4剂，疹点开始退去，痒减轻，继服6剂后疹点消失，心烦诸症亦除，嘱其以后3个月中，每于经前1周服药以阻断之。半年后追访，未见复发。

按：本案为贼邪外袭，肝火内郁，仿仲景热入血室治法，调肝清心，祛风止痒而愈。

【方论】

（1）金代成无己《注解伤寒论》：四逆散以散传阴之热也。《内经》曰：热淫于内，佐以甘苦，以酸收之，以苦发之。枳实、甘草之甘苦，以泄里热；芍药之酸，以收阴气；柴胡之苦，以发表热。

（2）明代许宏《金镜内台方议》：四逆为传经之邪，自阳热已退，邪气不散，将若传阴而未入也。此只属阳，故与凉剂以治之。用甘草为君，以和其中，而行其四末；以枳实为臣，而行结滞；以芍药为佐，而行荣气；以柴胡为使，而通散表里之邪也。

（3）明代李梴《医学入门》：以邪渐入深，则手足渐冷，是以枳实之苦，佐甘草以泻里热；芍药之酸，以收阴气；柴胡之苦，以发表热。经曰：热淫之内，以酸收之，以苦发之是也。如咳者，肺寒气逆，下痢者，肺与大肠为表里，加五味子以收逆气，干姜以散肺寒；悸者，气虚而不能通行，心下筑筑然悸动，加桂枝以通阳气；小便不利，加茯苓以淡渗之；里虚腹痛，加附子以补虚；泄利后重，下焦气滞也，加薤白以泄气滞。

（4）明代吴昆《医方考》：此阳邪传至少阴，里有结热，则阳气不能交接于四末，故四逆而不温。用枳实，所以破结气而除里热；用柴胡，所以升发真阳而回四逆；甘草和其不调之气；芍药收其失位之阴。

（5）清代张璐《张氏医通》：柴胡为来路之引经，亦藉以为去路之向导；用枳实者，扫除中道，以修整正气复回之路也。夫阴为阳扰，阳被阴埋，舍和别无良法，故又需芍药以和其营，甘草以和其胃，胃气和而真阳敷布，假证愈而厥逆自除。

（6）清代周扬俊《伤寒论三注》：少阴至于四逆，热深而厥亦深矣。热邪内入，欲其散，非苦寒如柴胡不足以升散也；欲其泄，非苦降如枳实不足以下泄也。且阳邪入则必至于劫阴，故欲其收，非酸寒如白芍不足以收之也；合甘草以和中。仍是二味祛邪，二味辅正，无偏多偏少于其间者，邪正各为治也。

（7）清代秦之桢《伤寒大白》：本是阳症，因热邪内传阴经而厥冷，故以柴胡、白芍药疏通肝胆，伸阳气外达，则肝主四末而四肢自暖。又以枳实、甘草疏通阳明里气，伸胃阳外布，则胃主手足而手足自温。

（8）清代张秉成《成方便读》：以柴胡自阴而达阳，邪自表而里者，仍自里而出表，使无形之邪，以此解散。然邪既自表而里，未免有形之痰食留恋。其邪结不开，邪终不能尽彻。故以枳实破结除痰，与柴胡一表一里，各得其宜。而以芍药甘草，护阴和中，相需相济，自然邪散厥回耳。

【方歌】四逆散里用柴胡，芍药枳实甘草须，此是阳郁成厥逆，疏肝理脾奏效奇。

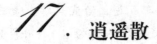

17. 逍遥散

【方源】《太平惠民和剂局方》

【组成】柴胡_{去苗}　茯苓_{去皮,白者}　白术　当归_{去苗,锉,微炒}　芍药_{各一两}（各30 g）

甘草 微炙赤,半两（15 g）

【用法】上为粗末，每服二钱（6 g），水一大盏，烧生姜一块切破，薄荷少许，同煎至七分，去渣热服，不拘时服。

【功用】疏肝解郁，健脾养血。

【主治】肝郁血虚脾弱。

【证候】两胁胀痛，头晕目眩或头痛，口燥咽干，神疲食少，或月经不调，乳房胀痛，苔薄，脉弦或虚。

【病机】肝气郁结，脾失健运，阴血不足。肝的生理特点是喜条达，恶抑郁，为藏血之藏，体阴而用阳。若情志不畅，肝体失于柔和，或阴血暗耗，或生化之源不足，肝体失养，肝气郁结，肝郁日久，克伐脾土，使脾运化失职，气血生化乏源，出现血虚，而成肝郁血虚脾弱之证。《灵枢·平人绝谷篇》曰："神者，水谷之精气也。"神疲食少，是脾虚运化无力之故。脾虚气弱则统血无权，肝郁血虚则疏泄不利，所以月经不调，乳房胀痛。足厥阴肝经"布胁肋，循喉咙之后，上入颃颡，连目系，上出额，与督脉会于巅"，故肝经气郁，两胁胀痛，口燥咽干，头晕目眩或头痛。此时疏肝解郁，固然是当务之急，而养血柔肝，亦是不可偏废之法。

【方解】君药柴胡疏肝解郁，使肝气条达；当归甘苦温养血和血、白芍养血柔肝，共为臣药；木郁不达致脾虚不运，故以白术、甘草、茯苓健脾益气，既能实土以御木侮，又能使营血生化有源；薄荷疏散郁遏之气，透达肝经郁热；煨生姜温胃和中，且能辛香达郁，共为佐药。诸药合用，可收肝脾并治、气血兼顾的效果。

【禁忌】忌气恼劳碌，孕妇忌服。

【案例】

（1）张刘河医案：赵某，女，36岁。2002年3月12日初诊。素来心胸狭窄，思想极不开朗。症见情绪不稳，心情抑郁，心烦叹息，纳呆，时觉气冲咽喉，胸中窒闷，舌淡红、苔薄白，脉弦。证属肝郁气逆，治宜疏肝、降逆和胃。处方：柴胡9 g，当归12 g，白芍12 g，白术9 g，茯苓9 g，牡丹皮9 g，旋覆花12 g，代赭石30 g，香附9 g，半夏9 g，甘草6 g，柿蒂21 g，生姜2片（引）。水煎服，每日1剂，3剂后症轻，共服15天而愈。

按：因郁证初起多以气郁为主。《证治汇补》曰："郁症虽多，皆因气不周流，法当顺气为先。"丹溪曰："治郁证开郁利气为先。"情志不舒引起的郁证，只要见到气郁不畅，即便与之，多可获效。临床使用本方，需灵活变化。肝郁化火者加牡丹皮、栀子；胁痛甚者加延胡索、川楝子；太息不已加香附、青皮；伴气逆者加代赭石、旋覆花；肝郁兼有心脾两虚者，去薄荷、生姜，加太子参、酸枣仁、柏子仁、龙眼肉。此方每遇临床随证加减，效果显著，此乃治疗郁证之良方。

（2）吴一纯医案：陈某，女，28岁。持续性失眠，头痛头晕已3个月，西医诊断为神经衰弱，给多种药治疗，症状越来越重，消瘦无力，耳鸣，心悸，经常夜间哭泣，胸闷，气短难忍，舌红、苔薄白，脉弦数。患者既往有精神创伤史，辨证属肝郁血虚，心火独亢。方用逍遥散加味。处方：柴胡、当归、白芍、白术、茯神各10 g，百合、酸枣仁、合欢花各30 g，琥珀10 g（冲服），生姜10 g，大枣5个。上方服完3剂后入夜能睡眠4~5小时。二诊时去茯神，加茯苓10 g，丹参30 g，鸡内金、榆树花各15 g，重在调理肝脾。1个月后诸症消失。

按：吴老常说"为图夜里眠，当服安神散"。安神散即炒枣仁、合欢花、琥珀粉配制而成。但该患者病因当责之于肝郁血虚，全身症状的出现与肝脾不和关系密切。抓住关键，即疏肝之方逍遥散，在治不寐与调理脾胃之间又应以前者为重，如加茯神，睡眠好转后，再加入丹参、鸡内金、榆树花疏肝调脾胃，以善其后。

【方论】

（1）明代赵献可《医贯》：凡外感者，皆作郁看，以逍遥散加减出入，无不获效。此虽殊不可取，然余在临证中对逍遥散颇为中意，无论内伤、杂症，辨证应用，无不应手取效，曾自诩余无他技，唯于临证时善用逍遥散加减耳。赵羽皇对逍遥散解释云：肝苦急，急食甘以缓之。肝性急善怒，其气上行则顺，下行则郁，郁则火动而诸病生矣。故发于上则头眩耳鸣，而为目赤；发于中则胸满胁痛而或作吞酸；发于下则少腹疼疝而或溲溺不利；发于外则寒热往来，似疟非疟。凡此诸证，何莫非肝郁之象乎？而肝木之所以郁，其说有二：一为土虚不能升木也，一为血少不能养肝。盖肝为木气，全赖土以滋培，水以灌溉。若中土虚则木不升而与郁；阴血少则肝不滋而枯。方用白术、茯苓者，助土得以升木也；当归、芍药者，益营血以养肝也；薄荷解郁；甘草和中；独柴胡一味，一以厥阴之报使，一以升发诸阳。经云：木郁则达之。遂其曲直之性，故名逍遥。其内热外

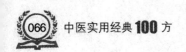

盛者，加丹皮解郁热，炒栀子清内热，此加味逍遥散之义也。

（2）清代张秉成《成方便读》：夫肝属木，乃生气所寓，为藏血之地，其性刚介，而喜条达，必须水以涵之，土以培之，然后得遂其生长之意。若七情内伤，或六淫外束，犯之则木郁而病变多矣。此方以当归、白芍之养血，以涵其肝；苓、术、甘草之补土，以培其本；柴胡、薄荷、煨生姜俱系辛散气升之物，以顺肝之性，而使之不郁，如是则六淫、七情之邪皆治，而前证岂有不愈者哉。本方加丹皮、黑山栀各一钱，名加味逍遥散。治怒气伤肝，血少化火之证。故以丹皮之能入肝胆血分者，以清泄其火邪。黑山栀亦入营分，能引上焦心肺之热，屈曲下行，合于前方中自能解郁散火，火退则诸病皆愈耳。

（3）清代汪昂《医方集解》：肝虚则血病，当归、芍药养血而敛阴；木盛则土衰，甘草、白术和中而补土；柴胡升阳散热，合芍药以平肝，而使木得条达；茯苓清热利湿，助甘、术以益土，而令心气安宁；生姜暖胃祛痰，调中解郁；薄荷搜肝泻肺，理血消风，疏逆和中，诸证自已，所以有逍遥之名。

（4）清代王子接《绛雪园古方选注》：治以柴胡，肝欲散也；佐以甘草，肝苦急也；当归以辛补之；白芍以酸泻之；治以白术、茯苓，脾苦湿也；佐以甘草，脾欲缓，用苦泻之，甘补之也；治以白芍，心苦缓，以酸收之；佐以甘草，心欲软，以甘泻之也；加薄荷、生姜，入煎即滤，统取辛香散郁也。

（5）清代汪绂《医林纂要》：因肝木受郁不得解，以至于生热，而血液枯竭，肝木亦未尝不虚，故既以归、姜补肝，又以术、苓厚培其根，以柴胡、薄荷条达其枝，所谓雷以动之，风以散之；然后泻之以酸，缓之以甘，畅遂肝气之方，莫此为最。

【方歌】逍遥散中当归芍，柴苓术草加姜薄；疏肝养血又健脾，肝郁血虚脾气弱。

18．半夏泻心汤

【方源】《伤寒杂病论》

【组成】半夏_{洗,半升}（12 g） 黄芩_{三两}（9 g） 人参_{三两}（9 g） 干姜_{三两}（9 g）甘草_{三两}（9 g） 黄连_{一两}（3 g） 大枣_{擘,十二枚}

【用法】上七味，以水一斗，煮取六升，去滓，再煎取三升。温服一升，日三服。

【功用】寒热平调，消痞散结。

【主治】寒热错杂之痞证。

【证候】心下痞，但满而不痛，或呕吐，肠鸣下利，舌苔腻而微黄。

【病机】此方所治之痞，原系小柴胡汤证误行泻下，损伤中阳，少阳邪热乘虚内陷，以致寒热错杂，而成心下痞。痞者，痞塞不通，上下不能交泰之谓。心下即是胃脘，属脾胃病变。脾胃居中焦，为阴阳升降之枢纽，今中气虚弱，寒热错杂，遂成痞证。脾为阴脏，其气主升，胃为阳腑，其气主降，中气既伤，升降失常，故上见呕吐，下则肠鸣下利。本方证病机较为复杂，既有寒热错杂，又有虚实相兼，以致中焦失和，升降失常。治当调其寒热，益气和胃，散结除痞。

【方解】方中半夏、黄芩、干姜、党参、黄连、甘草、大枣取半夏泻心汤之意，和胃降逆，开结除痞；黄连、吴茱萸取左金丸之意，清肝泻火，降逆止呕；佛手、香橼皮理气和中，除满止痛；枳壳、大腹皮、陈皮理气和中，调和肠胃；茯苓、建曲、麦芽健脾和胃消食；甘草兼能调和诸药。诸药配合，寒温并用，辛开苦降，调中和胃，适合于治疗寒热错杂型消化不良。

【禁忌】本方主治虚实互见之证，若因气滞或食积所致的心下痞满者，不宜使用。

【案例】

（1）熊兴江医案：唐某，男，35 岁。2009 年 1 月 21 日初诊。主诉：恶心、腹胀半年。患者半年前因饮酒过量后出现恶心、腹胀，于当地县中医院就诊，检查发现乙肝表面抗原（HbsAg）阳性，乙肝 e 抗体（Anti－Hbe）阳性，乙肝核心抗体（Anti－HBc）阳性，确诊为"乙型肝炎"，四处访求中西医诊治罔效，现服用甘利欣、水飞蓟宾胶囊等保肝、降转氨酶西药。患者既往体质较差，性格内向，心情偏于抑郁。刻下症见：口干，口苦，恶心，不欲饮食；腹胀，按之稍舒，进食及饮酒后加重，进食油腻及情绪激动后腹泻。查：面色晦黯，舌边尖红、苔黄腻，脉濡缓。西医诊断：慢性乙型肝炎。中医诊断：腹胀，证属肝郁乘脾，脾胃虚弱，寒热互结。拟半夏泻心汤原方，处方：制半夏10g，黄连6g，干姜6g，黄芩10g，党参10g，炙甘草10g，小红枣5枚。三服，水煎服，一次煎透，分两次温服。三服药后患者自诉诸症均减，胃口开，腹胀消失，大便正常，再守原方调理而安。目前患者病情稳定，仍在随访之中。

按：本案也是一典型的半夏泻心汤证，在上为恶心，在中为腹胀，在下则有腹泻，究其病机则为寒热互结，中焦气机升降失司，痞胀不通。本案不仅选方契合病机，其用药也丝丝入扣，如矢中的。

(2) 金伟彬医案：季某，男，42岁。2002年4月6日初诊，主诉：心下痞满，且有堵塞之感，经X线钡餐透视及胃镜检查诊断为胃溃疡病，十二指球部溃疡。自称"香砂养胃丸、木香顺气丸、消胀片、吗丁啉"等均已服用，也曾看过几次中医，中药不详，均无显效，且胀感日增，食欲减退。舌质淡红、苔微黄且腻，证属脘腹痞满。治宜辛开苦降，消痞散结。方用：法半夏15g，川连6g，干姜6g，枳壳15g，党参15g，白术15g，广木香10g，黄芩10g，佛手10g，清水煎3次，于三餐前空腹服用。药后，痞满减轻，后继服6剂而痊愈。此后常带病人前来诊治，称未再复发。

按：中满指胸腹胀满，可因气滞，可因气虚，食滞，寒浊上壅，湿热困阻等病因，使脾胃运化失常，气机痞塞而致。《灵枢·阴阳应象大论》曰："中满者，泻之于内。"《金匮要略·水气病脉证并治》曰："心下坚大如盘，近如旋盘，水气所作，枳术汤主之。"方以法半夏、干姜、黄连、黄芩辛开苦降，化寒热错杂之邪。《药性赋》曰："宽中下气，枳壳缓而枳实速也。"笔者以枳壳易枳实，重用白术，意在以补为主。枳壳、白术相互导气滞、行水饮，广木香、佛手理气化滞，党参、甘草、红枣健脾胃以治痰饮。诸药合用，即消中满之症。

【方论】

(1) 清代周扬俊《金匮玉函经二注》：赵以德注：自今观之，是证由阴阳不分，塞而不通，留结心下为痞，于是胃中空虚，客气上逆为呕，下走则为肠鸣，故用是汤分阴阳，水升火降，而留者去，虚者实。成注是方：连、芩之苦寒入心，以降阳而升阴也；半夏、干姜之辛热，以走气而分阴行阳也；甘草、参、枣之甘温，补中而交阴阳，通上下也。

(2) 清代柯琴《伤寒来苏集》：伤寒五六日，未经下而胸胁苦满者，则柴胡汤解之；伤寒五六日，误下后，心下满而胸胁不满者，则去柴胡、生姜，加黄连、干姜以和之。此又治少阳半表半里之一法也。然倍半夏而去生姜，稍变柴胡半表之治，推重少阳半里之意耳。君火以明，相火以位，故仍名曰泻心，亦以佐柴胡之所不及。

（3）清代汪昂《医方集解》：苦先入心，泻心者，必以苦，故以黄连为君，黄芩为臣，以降阳而升阴也；辛走气，散痞者必以辛，故以半夏、干姜为佐，以分阴而行阳也；欲通上下交阴阳者，必和其中，故以人参、甘草、大枣为使，以补脾而和中。

（4）清代尤怡《金匮要略心典》：是虽三焦俱病，而中气为上下之枢，故不必治其上下，而但治其中。黄连、黄芩苦以降阳，半夏、干姜辛以升阴，阴升阳降，痞将自解；人参、甘草则补养中气，以为交阴阳，通上下之用也。

（5）清代张秉成《成方便读》：所谓彼坚之处，必有伏阳，故以芩、连之苦以降之，寒以清之，且二味之性皆燥，凡湿热为病者，皆可用之。但湿浊黏腻之气，与外来之邪，既相混合，又非苦降直泄之药所能去，故必以干姜之大辛大热以开散之。一升一降，一苦一辛。而以半夏通阴阳行湿浊，散邪和胃，得建治痞之功。用甘草、人参、大枣者，病因里虚，又恐苦辛开泄之药过当，故当助其正气，协之使化耳。

（6）明代吴昆《医方考》：伤寒下之早，胸满而不痛者为痞，此方主之。伤寒自表入里，……若不治其表，而用承气汤下之，则伤中气，而阴经之邪乘之矣。以既伤之中气而邪乘之，则不能升清降浊，痞塞于中，如天地不变而成否，故曰痞。泻心者，泻心下之邪也。姜、夏之辛，所以散痞气；芩、连之苦，所以泻痞热；已下之后，脾气必虚，人参、甘草、大枣所以补脾之虚。

【方歌】半夏泻心配连芩，干姜枣草人参行，辛苦甘温消虚痞，治在调阳与和阴。

第四章 清热方

19. 白虎汤

【方源】《伤寒杂病论》

【组成】石膏_{碎,一斤}（50 g） 知母_{六两}（18 g） 甘草_{炙,二两}（6 g） 粳米_{六合}（9 g）

【用法】上四味，以水一斗，煮米熟，汤成去滓。温服一升，日三服。

【功用】清热生津。

【主治】气分热盛证（阳明经热证）。

【证候】壮热面赤，烦渴引饮，汗出恶热，脉洪大有力。

【病机】伤寒热邪内传阳明经，或外感寒邪入里化热，或温热病，热邪传入气分。气分实热，热邪炽盛，故壮热面赤，反不恶寒；内热熏蒸，迫津外泄，故大汗出；热灼胃津，故烦渴，口干舌燥；邪热盛于经，故脉洪大有力，此虽阳明气分实热，但未见阳明腑实，故不宜攻下。热盛必伤津，若用苦寒直折，又恐化燥伤津，以甘寒之品泻胃火、生津液则最宜。

【方解】石膏，辛甘大寒，泻胃火而透肌热，以制阳明（气分）内盛之热，以为君药；知母苦寒以清泄肺胃之热，质润以滋胃燥，用为臣药，知母与石膏相配伍，则清热除烦的作用更强；甘草、粳米益胃生津，共为佐使药，既可清热除烦、生津止渴，又可防大寒伤中之弊。

【禁忌】无汗脉浮，表未解而阴气盛者，虽渴不可用白虎汤；里有热者方可用。

【案例】

（1）许叔微医案：有市人李九妻，患腹痛，身体重，不能转侧，小便遗失。或作中湿治。予曰：非是也，三阳合病证。仲景曰：见阳明篇第十证。三阳合病，腹满身重难转侧，口不仁，面垢，谵语，遗尿。不可汗，汗则谵语，下则额上汗出，手足逆冷，乃三投白虎汤而愈。

按：三阳合病，治从阳明，惟宜清散，以顺接内外。汗、下之均非本证所宜，临证谨记。

(2) 刘渡舟医案：①孙某某，女，3岁。出麻疹后，高热不退，周身出汗，一身未了，又出一身，随拭随出。患儿口渴唇焦，饮水不辍，视其舌苔薄黄，切其脉滑数流利。辨为阳明气分热盛充斥内外，治急当清热生津，以防动风痉厥之变。处方：生石膏30 g，知母6 g，炙甘草6 g，粳米一大撮。服1剂即热退身凉，汗止而愈。

按：阳明"四大热证"俱备，故用白虎汤一剂而瘥。

②吕某某，男，48岁。初秋患外感，发热不止，体温高达39.8 ℃，到本村医务室注射"安基比林"等退热剂，旋退旋升。四五日后，发热增至40 ℃，大渴引饮，时有汗出，而手足却反厥冷，舌绛苔黄，脉滑而大。此乃阳明热盛于内，格阴于外，阴阳不相顺接的"热厥"之证。治当辛寒清热，生津止渴，以使阴阳之气互相顺接而不发生格拒。急疏白虎汤：生石膏30 g，知母9 g，炙甘草6 g，粳米一大撮。仅服2剂，即热退厥回而病愈。

按：本案为热厥证，其特点是发热在前，手足厥冷在后，为阳热郁遏于气分，阳气不能外达所致。"热深厥亦深，热微厥亦微"。治宜寒因寒用，用白虎汤直清阳明里热，郁散热布，其厥自回。

(3) 岳美中医案：友人裴某之第三女患疟，某医投以柴胡剂二帖，不愈。余诊其脉洪滑，询之月经正常，未怀孕。每日下午发作时热，寒少，汗大出，恶风，烦渴喜饮。思此是"温疟"，脉洪滑、烦渴喜饮是白虎汤证；汗出恶风是桂枝汤证。即书白虎加桂枝汤：生石膏48 g，知母18 g，炙甘草6 g，粳米18 g，桂枝9 g，水4盅，煮米熟汤成，温服。1剂病愈大半，2剂疟不发作。足见迷信柴胡或其他疟疾特效而不知灵活以掌握之者，殊有失中医辨证论治之规律。

按：据《素问·疟论》所载，温疟以先热后寒，热多寒少为特，得之于冬中风寒之邪，至春阳气大发，温热外引而发病。以本案临床表现，当属表证未罢，而邪传阳明，非邪在半表半里之柴胡也，故用白虎加桂枝汤取效。足见中医辨证论治之重要性。

【方论】

(1) 金代成无己《伤寒明理论》：白虎，西方金神也，应秋而归肺。热甚于内者，以寒下之；热甚于外者，以凉解之。其有中外俱热，内不得泄，外不得发者。非此汤不能解之也。夏热秋凉，暑暍之气，得秋而止。秋之令曰处暑，是汤以白虎名之，谓能止热也。知母味苦寒，《内经》曰：热淫所胜，佐以苦甘。又曰：热淫于内，以苦发之。欲彻表寒，必以苦为主，故以知母为君。石膏味甘微寒，热则伤气，寒以胜之，甘以缓之，欲除其热，必以甘寒为助，是以石膏甘寒为臣。甘草味甘平，粳米味甘平，脾欲缓，急食甘以缓之，热气内蕴，消灼津液，则脾气燥，必以甘平之物缓其中，故以甘草、粳米为之使。是太阳中暍，得此汤则顿除之，即热见白虎而尽矣。立秋后不可服，以秋则阴气半矣，白虎为大寒剂，秋王之时，若不能食，服之而为哕逆不能食，成虚羸者多矣。

(2) 明代吴昆《医方考》：伤寒，传入于胃，不恶寒，反恶热，有汗作渴，脉大而长者，此方主之。传入于胃，邪入里矣。表无其邪，故不恶寒，里有实热，故反恶热，热越故有汗，里燥故作渴，邪盛故脉大，邪在阳明故脉长。白虎，西方金神也。五行之理，将来者进，斑成者退，如秋金之令行，则夏火之炎息。此方名曰白虎，所以行清肃之令而除热也。石膏大寒，用之以清胃；知母味厚，用之以生津；大寒之性行，恐伤胃气，故用甘草、粳米以养胃。是方也，惟伤寒内有实热者可用之。若血虚身热，证象白虎，误服白虎者死无救，又东垣之所以垂戒矣。

(3) 明代许宏《金镜内台方议》：汗出不恶寒，反恶热，若脉沉实，大便秘者，为阳明热甚，属大承气汤下之。今此脉洪大，烦渴能饮水者，为肺热甚也，属白虎凉之。经曰：热淫所胜，佐以甘苦，以知母之苦为君，大治肺热；以石膏之寒，佐之为臣；甘能散热，甘草、粳米之甘，为佐为使，以救其热之气，而缓其中者也。且此四味之剂，论之为白虎者，以其为金神秋令肃杀之意，大治伤寒大热汗出，烦渴饮水者，为神禁之方也。

(4) 清代柯琴《伤寒来苏集》：石膏大寒，寒能胜热，味甘归脾，质刚而主降，备中土生金之体；色白通肺，质重而含脂，具金能生水之用；故以为君。知母气寒主降，苦以泄肺火，辛以润肺燥，内肥白而外皮毛，肺金之象，生水之源也，故以为臣。甘草皮赤中黄，能土中泻火，为中宫舟楫，寒药得之缓其寒，用此为佐，沉降之性，亦得留连于脾胃之间矣。粳米稼穑作甘，气味暖和，禀容平之德，为后天养命之资，得此为佐，阴寒之物，则无伤损脾胃之虑也。煮汤入胃，输脾归肺，水精四布，大烦大渴可除矣。

（5）清代汪昂《医方集解》：此足阳明、手太阴药也。热淫于内，以苦发之，故以知母苦寒为君；热则伤气，必以甘寒为助，故以石膏为臣（石膏、滑石，味皆甘寒，凡药带甘者，皆泻中有补）；津液内烁，故以甘草、粳米甘平益气缓之为使，不致伤胃也。又烦出于肺，躁出于肾，石膏清肺而泻胃火，知母清肺而泻肾火，甘草和中而泻心脾之火，或泻其子（肺），或泻其母（心），不专治阳明气分热也，石膏、甘草不但清里，兼能发表，然必实热方可用。或有血虚身热，脾虚发热，及阴盛格阳，面赤烦躁，类白虎汤证，误投之不可救也。

按：白虎证脉洪大有力，类白虎证脉大而虚，以此为辨。又按：阴盛格阳，阳盛格阴，二证至为难辨。盖阴盛极而格阳于外，外热而内寒；阳盛极而格阴于外，外冷而内热；经所谓重阴必阳，重阳必阴，重寒则热，重热则寒是也。当于小便分之：便清者外虽燥热，而中必寒；便赤者外虽厥冷，而内实热。再看口中燥润及舌苔浅深，盖舌为心苗，应南方火，邪在表则未生苔……

（6）清代罗美《古今名医方论》：邪入阳明，故反恶热，热越故汗出，因邪热铄其津液，故渴欲饮水，邪盛而实，故脉洪大，半犹在经，故兼浮滑。然火炎土燥，终非苦寒之味所能治。经曰：甘先入脾。又曰：以甘泻之。以是知甘寒之品，乃泻胃火、生津液之上剂也。石膏甘寒，寒胜热，甘入脾，又质刚而主降，备中土生金之体，色白通肺，质重而含脂，具金能生水之用，故以为君；知母气寒主降，苦以泄肺火，辛以润肾燥，故为臣；甘草中宫舟楫，能土中泻火，寒药得之缓其寒，使沉降之性皆得留连于胃；粳米气味温和，禀容平之德，作甘稼穑，得二味为佐，阴寒之物，庶无伤损脾胃之虑也。煮汤入胃，输脾归肺，水精四布，大烦大渴可除矣。白虎为西方金神，取以名汤，秋金得令而炎暑自解矣。更加人参，以补中益气而生津，协和甘草、粳米之补，承制石膏、知母之寒，泻火而土不伤，乃操万全之术者。

（7）清代汪琥《伤寒论辨证广注》：白虎汤，病人于夏秋热燥时大宜用。热邪伤气，此汤乃解阳明经与腑气分燥热之药也。冬寒时所当慎用，此为不易之论。

（8）清代尤怡《伤寒贯珠集》：阳明者，两阳之交，而津液之府也。邪气入之，足以增热气而耗津液，是以大烦渴不解。方用石膏辛甘大寒，直清胃热为君，而以知母之咸寒佐之；人参、甘草、粳米之甘，则以之救津液之虚，抑以制石膏之悍也。曰白虎者，盖取金气彻热之义云耳。

（9）清代王子接《绛雪园古方选注》：白虎汤治阳明经表里俱热，与调胃承气汤为对峙。调胃承气导阳明腑中热邪，白虎泄阳明经中热邪。石膏泄阳，知母滋阴，粳米缓阳明之阳，甘草缓阳明之阴。因石膏性重，知母性滑，恐其疾趋于下，另设煎法，以米熟汤成，俾辛寒重滑之性得粳米、甘草载之于上，逗留阳明，成清化之功。名曰白虎者，虎为金兽，以明石膏、知母之辛寒，肃清肺金，则阳明之热自解，实则泻子之理也。

（10）清代吴瑭《温病条辨》：白虎本为达热出表，若其人脉浮弦而细者，不可与也；脉沉者，不可与也；不渴者，不可与也；汗不出者，不可与也。常须识此，勿令误也。此白虎之禁也。

（11）清代唐宗海《血证论》：四药甘寒，生胃阴，清胃火。阳明燥热得此，如金飙夕起，暑酷全消，故以秋金白虎名汤。乃仲景伤寒阳明之正方。借治血症，脉洪大、发热、口渴者，尤有捷效。

（12）清代张锡纯《医学衷中参西录》：方中重用石膏为主药，取其辛凉之性，质重气轻，不但长于清热，且善排挤内蕴之热息息自毛孔达出也；用知母者，取其凉润滋阴之性，既可佐石膏以退热，更可防阳明热久者之耗真阴也；用甘草者，取其甘缓之性，能逗留石膏之寒凉不致下趋也；用粳米者，取其汁浆浓郁，能调石膏金石之药，使之与胃相宜也。药止四味，而若此相助为理，俾猛悍之剂，归于和平，任人放胆用之，以挽回人命于垂危之际，真无尚之良方也。凡在外感之热炽盛，真阴又复亏损，此乃极危险之证，此时若但生地黄、玄参诸滋阴之品不能奏效，即将此等药加于白虎之中，亦不能奏效，惟石膏与人参并用，独能于邪热炽盛之时立复真阴，此所以伤寒汗吐下后与渴者治以白虎汤时，仲圣不加他药而独加人参也。

（13）清代方有执《伤寒论条辨》：白虎者，西方之金神，司秋之阴，虎啸谷风冷，凉生酷暑消。神于解秋，莫如白虎。知母、石膏辛甘而寒，辛者金之味，寒者金之性，辛甘且寒，得白虎之体焉，甘草、粳米甘平而温，甘取其缓，温取其和，缓而且和，得伏虎之用焉。饮四物成汤，来自虎之嗥啸，阳气者以天地之疾风名也，汤行而虎啸者同气相求也。虎啸而风生者，同声相应也。风生而热解者，物理必至也。抑尝以此合大小青龙真武而论之。四物者，四方之通神也，而以命方，盖谓化裁四时，神妙万世，名义两符，实自然而然者也。方而若此，可谓至矣。

（14）清代《伤寒方论》：表里俱热，肺之困极矣，故以石膏之辛，合知母之苦而治之。名曰白虎者，白虎为西方之金，暑热得秋金而肃清，以是为救肺之功臣也。然石膏、知母之救肺，实以攻胃也。以胸胃为肺之堂奥，内外俱热，肺无容身之地，故不得不假此以消其炎热。石膏为重剂，非他寒凉可比，故以甘草、粳米监之。

（15）清代柯琴《伤寒论注》：经曰：火生苦。又曰：以苦燥之。又曰：味过于苦，脾气不濡，胃气乃厚，以是知苦从火化，火能生土，则土燥火炎，非苦寒之味所能治矣。经曰，甘先入脾。又曰，以甘泻之。又曰，饮入于胃，输精于脾，上归于肺，水精四布，五经并行，以是知甘寒之品，乃泻胃火生津液之上剂也。石膏大寒，寒能胜热，味甘归脾，质刚而主降，备中土生金之体，色白通肺，质重而含脂，具金能生水之用，故以为君。知母气寒主降，苦以泄肺火，辛以润肺燥，内肥白而外皮毛，肺金之象，生水之源也，故以为臣。甘草皮赤中黄，能土中泻火，为中宫舟楫，寒药得之缓其寒，用此为佐，沉降之性，亦得留连于脾胃之间矣。粳米稼穑作甘，气味温和，禀容平之性，为后天养生之资，得此为佐，阴寒之物，则无伤损脾胃之虑也。煮汤入胃，输脾归肺，水精四布，大烦大渴以除矣。白虎主西方金也，用以名汤者，秋金得令，而暑清阳解，此四时之序也。

（16）清代程应旄《伤寒论后条辨》：白虎之为白虎者，以还津液于既汗既吐既下之后，此为矫偏，此为救误，不因汗吐下后，白虎何从建功哉？不知白虎之于矫偏救误其余枝耳，而在温热邪之暴乘直中者，舍白虎无能独当一面。

（17）清代钱潢《伤寒溯源集》：白者，西方之正色。虎者，西方秋金之阴兽也，故为西方兑金之神，乃天地清肃之收气也。然非必有是物也。以其为西方清肃寒凉之气，故以为喻也。……石膏辛寒，辛为金之味，寒乃金之性也，寒凉清肃，故以为君。知母辛苦性寒，入足阳明手太阳，泻肾火而滋化源，故以为佐。甘草者，缓其性也。粳米者，和中保胃气也。谓之白虎者，犹虎啸风生，寒微凛冽，使热邪冰释也。

（18）清代黄元御《伤寒悬解》：白虎汤石膏清金而退热，知母润燥而泄火，甘草粳米补中而化气，生津而解渴也，胃阳素盛之人，阳虚火旺，一被感伤，经热内蒸，津液消烁，则成阳明下证，而胃火未盛，肺津先伤，是以一见渴证，先以白虎凉金泄热，滋水涤烦，膈热肃清则不至入胃，而致烦热亡阴之害矣。

（19）秦伯未《谦斋医学讲稿》：在胃用白虎汤，概称清气退热法。这个方法主要是采用微辛甘寒的药物，一方面保持津液，一方面使热邪仍从肌表缓缓透泄。故白虎汤虽然不是解表剂，服后自然地汗液畅泄，热随汗解。

（20）日本丹波元坚《伤寒论述义》：愚尝谓此汤妙在粳米。何也？凡物不惯于胃者，金石为最，物惯于胃者，莫如米谷，今用极不惯者，故配以极惯者，使其不损中土。如竹叶石膏汤、桃花汤之粳米、厚朴麻黄汤之小麦、消石矾石散之大麦粥汁，皆是也。

【方歌】白虎膏知甘草粳，气分大热此方清，热渴汗出脉洪大，加入人参生气津。

20. 清营汤

【方源】《温病条辨》

【组成】犀角(水牛角代)一两（30 g） 生地五钱（15 g） 玄参三钱（9 g） 竹叶心一钱（3 g） 麦冬三钱（9 g） 丹参二钱（6 g） 黄连一钱五分（5 g） 银花三钱（9 g） 连翘二钱,连心用（6 g）

【用法】上药，水八升，煮取三杯，日三服。

【功用】清心解毒，透热养阴。

【主治】热入营分证。

【证候】身热夜甚，心烦失眠，时有谵语，斑疹隐隐，口渴或不渴，或口舌生疮，舌红或绛而干，脉细数。

【病机】温热病邪热内传营分。邪热传营，伏于阴分，入夜阳气内归营阴，与热相合，故身热夜甚；营气通于心，热扰心营，故神烦少寐、时有谵语；邪热深入营分，则蒸腾营阴，使血中津液上潮于口，故本应口渴而反不渴；若邪热初入营分，气分热邪未尽，灼伤肺胃阴津，则必见身热口渴、苔黄燥；目喜开、闭不一，是为火热欲从外泄，阴阳不相既济所致；斑疹隐隐，乃热伤血络，血不循经，溢出脉外之征；舌绛而干，脉数，亦为热伤营阴之象。遵《素问·至真要大论》"热淫于内，治以咸寒，佐以甘苦"之旨，治宜咸寒清营解毒为主，辅以透热养阴。

【方解】方用苦咸寒之水牛角清解营分之热毒，为君药。热伤营阴，又以生地黄凉血滋阴，麦冬清热养阴生津，玄参滋阴降火解毒，三药共用，既可甘寒养阴保津，又可助君药清营凉血解毒，共为臣药。君臣相配，咸寒与甘寒并用，清营热而滋营阴，祛邪扶正兼顾。温邪初入营分，故用银花、连翘、竹叶清热解毒，轻清透泄，使营分热邪有外达之机，促其透出气分而解，此即"入营犹可透热转气"之具体应用；黄连苦寒，清心解毒；丹参清热凉血，并能活血散瘀，可防热与血结。上述五味均为佐药。本方的配伍特点是以清营解毒为主，配以养阴生津和"透热转气"，使入营之邪透出气分而解，诸症自愈。

【禁忌】使用本方应注意舌诊，原著说"舌白滑者，不可与也"，并在该条自注中说"舌白滑，不惟热重，湿亦重矣，湿重忌柔润药"，以防滋腻而助湿留邪。

【案例】

（1）宋欣伟医案：张某，女性，65岁，于2005年6月初诊。诉其反复气短乏力，心悸怔忡，口干口苦3个月，伴心烦多梦，夜尿多，舌红苔白腻，脉沉细。曾多次住院治疗，既往有甲状腺功能亢进病史24年，2型糖尿病史8年，高血压病史18年，服用丙基硫氧嘧啶及诺和灵等治疗。辨证属热盛阴虚型兼上盛下虚。治疗当以清营解毒，清热养阴为主。处方：麦冬15 g、玄参15 g、生地黄10 g、连翘10 g、竹叶10 g、芦根20 g、当归10 g、牡丹皮15 g、白蔹15 g、桂枝5 g、白术15 g、黄连5 g。进7剂后，口干口苦症消退，气短乏力、心悸怔忡、心烦多梦、夜尿多好转，仍有下肢浮肿伴大便稀溏，舌红苔白腻，脉沉细。前方去当归10 g、牡丹皮15 g、白蔹15 g，加茯苓20 g、泽泻12 g，桂枝改10 g。先服用7剂。本患者用清营汤加减服用30剂后，症状消失痊愈。

(2) 唐由君医案：某女，14 岁。因"高热、咽痛、咳嗽、鼻衄、齿衄 20 余天"以急性早幼粒细胞白血病入院。患者入院前曾行抗白血病化疗（治疗过程不详），入院后 20 余天始高热（41.7 ℃），呈弛张热型，症见：发热，头痛，齿衄，烦热，口渴，夜寐不安。体温 41.7 ℃，心率 120 次/min，呼吸 24 次/min，血压 18.0/10.0 kPa。患者神志清，精神萎靡，营养发育可，口腔黏膜出血，双下肢散见出血点，全身体皮肤黏膜未见黄染及出血点，各处浅淋巴结未触及肿大、压痛。心律齐，各瓣膜听诊区未闻及病理性杂音。双肺呼吸音粗，未闻及干湿啰音及哮鸣音。腹软，无压痛及反跳痛，肝剑突下 3 cm，质韧，有触痛，脾未及。肛周红肿，有少许分泌物，灼热疼痛，局部出血。其他（－）。舌质红绛、舌苔黄，脉弦滑数。实验室检查：血红蛋白 75 g/L；白细胞 7.4×10^9/L，幼稚细胞占 78%；血小板 10×10^9/L。骨髓像：增生明显活跃；粒系异常增生，原始粒（＋），早幼粒占 78%，胞体大小不等，胞体、胞浆呈空泡状变性；红系、巨核系受抑制；全片见巨核细胞 1 个。血培养：大肠杆菌生长。中医诊断：冬温（热毒炽盛）；虚劳（气血两虚）。西医诊断：急性早幼粒细胞白血病；败血症。辨证分析：患者少年女性，平素起居无常、饮食不节，损伤脾胃，致正气亏虚，时感寒邪，正邪交争则发热，后寒邪入里化热，重伤津液则致烦热、口渴，热入营血则见斑疹隐现于双下肢，正气不足，邪盛正虚则精神萎靡，舌质红绛、舌苔黄及脉弦滑数为热入营血之象。中医治疗以凉血散瘀、滋阴清热解毒为治则。方选清营汤加减：水牛角粉 30 g，党参 18 g，生地黄 24 g，黄芪 30 g，玄参 12 g，竹叶心 9 g，麦冬 15 g，丹参 12 g，黄连 6 g，金银花 30 g，当归 12 g，水煎服，日 1 剂。先后配用氨苄青霉素 6 g，红霉素 240 万 u 静脉滴注，日 1 次。用药 7 天后，体温开始下降，24 天后，体温完全恢复正常，血培养细菌转阴。

按：败血症，属中医学的温病、疔疮走黄等范畴，以起病急骤、寒战，继以高热伴脉数为其临床特征，其治多以清热解毒、化湿清热、气血两清等为纲，有"治虽有法，有百中难保一二"之说，言其治疗难度较大。本症中温毒已入营血分，在治疗时以《温病条辨》清营汤为主组方，取其清营、养阴、凉血之功集于一身，使入营之邪气犹可透热而解，共收清营透热、活血消瘀之功。再针对细菌的不同类型，联合应用适合的抗生素协同治疗，取得了较好的疗效。

【方论】

（1）清代吴瑭《温病条辨》：阳明温病，舌黄燥，肉色绛，不渴者，邪在血分，清营汤主之。若滑者，不可与也，当于湿温中求之。温病传里，理当渴甚，今反不渴者，以邪气深入血分，格阴于外，上潮于口，故反不渴也。曾过气分，故苔黄而燥，邪居血分，故舌之肉色绛也。若舌苔白滑、灰滑、淡黄而滑，不渴者，乃湿气蒸腾之象，不得用清营柔以济柔也。

（2）清代张秉成《成方便读》：治暑温内入心包，烦渴舌赤，身热谵语等证。夫暑为君火，其气通心，故暑必伤心，然心为君主，义不受邪，所受者皆包络代之。但心藏神，邪忧则神不宁，故谵语。心主血，热伤血分，故舌赤。金受火刑，故烦渴。暑为六淫之正邪，温乃时令之乘气，两邪相合，发为暑温，与春温、秋温等证，大抵相类，不过暑邪最易伤心。方中犀角、黄连，皆入心而清火。犀角有清温之正药。热犯心包，营阴受灼，故以生地、玄参滋肾水，麦冬养肺金，而以丹参领之入心，皆得遂其增液救焚之助。连翘、银花、竹叶三味，皆能内彻于心，外通于表，辛凉清解，自可神安热退，邪自不留耳。

【方歌】清营汤治热传营，身热夜甚眠不宁，犀地银翘玄连竹，丹麦清热更护阴。

21. 犀角地黄汤

【方源】《外台秘要》

【组成】犀角（水牛角代）（30 g） 生地黄八两（24 g） 芍药三两（12 g） 牡丹皮二两（9 g）

【用法】上药四味，㕮咀，以水九升，煮取三升，分三服。

【功用】清热解毒，凉血散瘀。

【主治】热入血分证，热伤血络证。

【证候】身热谵语，斑色紫黑，或善忘如狂，漱水不欲咽，大便色黑易解，或吐血，鼻出血，便血，尿血，舌红绛，脉细数。

【病机】热毒炽盛于血分。心主血，又主神明，热入血分，一则热扰心神，致躁扰昏狂；二则热邪迫血妄行，致使血不循经，溢出脉外而发生吐血、衄血、便血、尿血等各部位之出血，离经之血留阻体内又可出现发斑、蓄血；三则血分热毒耗伤伤中津液，血因津少而浓稠，运行涩滞，渐聚成瘀，故舌紫绛而干。此际不清其热则血不宁，不散其血则瘀不去，不滋其阴则火不熄，正如叶天士所谓"入血就恐耗血动血，直须凉血散血"。治当以清热解毒，凉血散瘀为法。

【方解】方用苦咸寒之犀角为君，凉血清心而解热毒，使火平热降，毒解血宁。臣以甘苦寒之生地黄，凉血滋阴生津，一以助犀角清热凉血，又能止血；一以复已失之阴血。用苦微寒之赤芍与辛苦微寒之牡丹皮共为佐药，清热凉血，活血散瘀，可收化斑之功。四药相配，共成清热解毒，凉血散瘀之剂。本方配伍特点是凉血与活血散瘀并用，使热清血宁而无耗血动血之虑，凉血止血又无冰伏留瘀之弊。

【禁忌】本方寒凉清滋，对于阳虚失血、脾胃虚弱者忌用。

【案例】陈元新医案：胡氏，男，39岁。时值初秋，患者病已七日，初作寒热往来，继而热不解，便血如注，口渴，鼻促气微，语言难出，时躁不宁，其家人已作后事安排。诊视时见其面色苍黄，神情萧索，按之肤冷，脉伏不见，舌短赤。诊脉初毕，扶起即便血直流，血色纯红。索阅前医之方，纯用一派辛燥截疟之药。陈老谓此乃误用辛燥，灼伤真阴，引邪深入，以致邪热伤阴动血，非清营凉血不为功。急以犀角地黄汤合参麦饮加减。药用犀角3g（另煎），生地黄20g（另浸），粉丹皮6g，生白芍9g，西洋参5g，麦冬9g，知母6g，鲜石斛9g，五味子3g。除犀角用水一大碗另煎，急取三杯汁，生地用清水浸绞汁外，其他诸药同煎，用清水两碗，煎取三分之一和入犀角地黄汁，徐徐服之。药后则神安静卧，再服血止，热退肢温，脉出苔布。连服3剂，渐进糜粥，精神渐旺，体力恢复如常。

按：暑本阳邪，最易伤阴，暑令之疟，治宜辛凉清解，若不辨病因，见疟治疟，辛燥伤阴，引邪深入，络脉血滋，致成阴候，危及生命。《外感温热篇》曰："入血就恐耗血动血，直须凉血散血。"陈老审证求因，辨证准确，用犀角地黄汤合参麦饮力挽狂澜，安然而愈。

【方论】

（1）明代吴昆《医方考》：吐、衄不止者，此方主之。口出血曰吐，鼻出血曰衄。火逆于中，血随火上，有此二证。然吐血责之腑，衄血责之经，求其实，则皆炎上火也。火者，心之所司，故用生犀、生地以凉心而去其热。心者，肝之所生，故用丹皮、芍药以平肝而泻其母，此穷源之治也。今人治吐血者，以凉水濯其两足，此釜底抽薪之意也；治衄血者，以凉水附其后颈，此责其火于太阳经也，皆是良法。

（2）明代赵献可《医贯》：犀角地黄（汤）乃是衄血之的方。若阴虚火动吐血与咳咯者，可以借用成功；若阳虚劳力及脾胃虚者，俱不宜。盖犀，水兽也，焚犀可以分水，可以通天。鼻衄之血，从任督而巅，入鼻中，推犀角能下入肾水，由肾脉而上引，地黄滋阴之品，故为对证。

（3）明代张介宾《景岳全书》：此方治伤寒血燥血热，以致温毒不解，用此取汗最捷，人所不知。盖以犀解之性气锐能散。仲景云：如无犀角，以升麻代之。此二味可以通用，其义盖可知矣。

（4）清代张璐《千金方衍义》：血得辛温则散，得寒则凝。此方另开寒冷散血之门，特创清热解毒之法，全在犀角通利阳明以解地黄之滞；犹赖赤芍、牡丹下气散血，允为犀角、地黄之良佐。里实则加大黄，表热则加黄芩，脉迟腹不满，自言满者，为无热，但依本方不应，则加桂心。此《千金》不言之秘，不觉为之发露。

（5）清代罗美《古今名医方论》：气为阳，血为阴。阳密乃固，阳盛则伤阴矣。阴平阳秘，阴虚者阳必凑之矣。故气有余即是火，火入血室，血不营经，即随逆气而妄行，上行者出于口鼻，下陷者出于二便，虽有在经在腑之分，要皆心脏受热所致也。心为营血之主，心火旺则血不宁，故用生犀、生地酸咸甘寒之味，以清君火；肝为藏血之室，肝火旺则血不守，故用丹皮、芍药辛酸微寒之品，以平相火。此方虽曰清火，而实滋阴之剂。盖血失则阴虚，阴虚则无气，故阴不足者，当补之以味，勿得反伤其气也。若用芩、连、胆草、栀、柏以泻其气，则阳之剧者，苦从火化；阳已衰者，气从苦发，燎源而飞越矣。

（6）清代汪昂《医方集解》：此足阳明、太阴药也。血属阴，本静，因诸经火逼，遂不安其位而妄行。犀角大寒，解胃热而清心火；芍药酸寒，和阴血而泻肝火；丹皮苦寒，泻血中之伏火；生地大寒，凉血而滋水，以共平诸经之

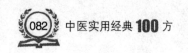

僭逆也。

(7) 清代吴谦《医宗金鉴·删补名医方论》：吐血之因有三，曰劳伤，曰努伤，曰热伤。劳伤以理损为主，努伤以去瘀为主，热伤以清热为主。热伤阳络则吐衄，热伤阴络则下血。是汤治热伤也，故用犀角清心去火之本，生地凉血以生新血，白芍敛血止血妄行，丹皮破血以逐其瘀。此方虽曰清火，而实滋阴；虽曰止血，而实去瘀。瘀去新生，阴滋火熄，可为探本穷源之法也。若心火独盛，则加黄芩、黄连以泻热；血瘀胸痛，则加大黄、桃仁以逐瘀也。

(8) 清代吴瑭《温病条辨》：邪有血分，不欲饮水，热邪燥液口干，又欲求救于水，故但欲漱口，不欲求救于水，故但欲漱口，不欲咽也。瘀血溢于肠间，血色久瘀则黑，血性柔润，故大便黑而易也。犀角味咸，入下焦血分以清热；地黄去积聚而补阴；白芍去恶血，生新血；丹皮泻血中伏火。此蓄血自得下行，故用此轻剂以调之也。

(9) 清代费伯雄《医方论》：犀角化斑解毒，凉血清心，又能引地黄直达肾经，壮水制火，故吐衄症中多用之。然治心肾则有余，而非肺肝之正药，若治衄血等，不如羚羊角之效。至谓升麻可代犀角，则其说尤谬。既有郁火，再加风药，逼血上升，不旋踵而败矣！

(10) 清代张秉成《成方便读》：夫火邪迫血妄行一证，不特吐与衄之当分，即吐与咳亦宜细辨。咽与喉二管，各自不同，惟在前而咽在后，喉通肺因经中之血，走而不守，随气而行，火气急迫，故随经直犯清道，上脑而出于鼻也。其存胃中者，为守营之血，守而不走，或胃虚不能摄血，或为火逼，故呕吐从咽中而出也。其从肺窍而出于喉者，亦因火载血上，故为咳为嗽也，是以吐血之热在腑，咳血之热在脏，衄血之热在经。三者各不相同，其为火迫则一也。至于便血、溺血、蓄血等证，各有虚实，成病之源又不可概作火论。犀角大寒而属水，其角禀至高轻灵之性，能清心肺胃家之邪热，下归于肾；协之以丹皮，辛苦而寒，退血中之伏火。犀角之寒，治其源也；丹皮之寒，疏其流也。源流既清，则血自不妄行。然血既妄行者，营必伤而阴必耗，故加生地、芍药，以养阴而护营也。

(11) 清代邵步青《四时病机》：此方乃治斑之要药，人但知能凉血解毒，而不知能解表散邪，著用之得宜，则通身大汗，热邪顿解。盖犀角气味俱轻，阴中之阳升也，其性灵通，长于走散，伤寒闭表，烦热昏闷而汗不得解者，磨尖掺入药中，取汗速如应响，故以为君；生地入少阴，凉血泻火，若阳亢阴衰，水涸于经不能作汗者，投地黄之润剂，则郁蒸勃然而气化自达，故用为臣；丹皮、赤芍清营分之热，故以为佐。凡温病旬日不解，邪入营分者，必神昏斑疹，舌色焦紫圆硬，唇紫齿燥，津液枯涸，宜用此汤，所谓寒中散表也。

（12）清代顾松园《顾松园医镜》：此凉血补阴、祛瘀生新之剂。通治吐、衄及蓄血等症。按热病中多有昏闷抽搐及筋跳肉动之症，此方甚宜。经曰：诸热瞀瘛，皆属于火。邪热伤神，则神昏而烦闷，亢阳伤血，则筋肉失养而为抽搐跳动。犀角凉心安神，生地凉血补阴。神昏烦闷，重用犀角；抽搐跳动，重用生地。所谓药不拘方，合宜而用是也。

（13）清代唐宗海《血证论》：犀牛土属而秉水精，地黄土色而含水质。二物皆得水土之气，能滋胃阴，清胃火，乃治胃经血热之正药。然君火之主在心，故用丹皮以清心，相火所寄有肝，故用白芍以平肝，使君相二火不凑集于胃，则胃自清而血自安。

（14）李畴人《医方概要》：犀角大凉，解心肝脾胃血分之热，亦能上升，以角生于巅顶之上也。芍药配寒和阴，生地凉营清火，能救肝肾之阴，丹皮泻血中之伏火。故治伤寒、温病发斑，狂言乱语，邪独胞络等症，以其清胃胆心肝血分之火也，并能解毒。一方加柴胡、黄芩，亦发泄肝胆之邪热耳。

（15）朱良春《汤头歌诀详解》：本方是清热解毒、凉血止血的一张名方。……方中犀角清热凉血、止血、化斑解毒；生地不但能协同犀角解除血分热毒，加强止血作用，而且可以滋阴养液，补救由于高热所耗伤的阴液，从而增强抗病能力；白芍和营敛血，止血妄行，丹皮清热凉血，散瘀疗斑，二药增强犀、地的作用。古人认为，治疗犀角地黄汤症，不清其热，则血不宁；不滋其阴，则火不息；不祛其瘀，则新血不得复生。此方面面俱顾，确是本症的治疗良方。不过，在临床运用上，多将白芍改为赤芍，因为赤芍功能清营凉血、活血去瘀，治疗热病出血、发斑的作用，较白芍为优。此外，如果怒而致吐血的，可加柴胡、黄芩，清肝解郁；热邪炽盛的，可加黄连、黑山栀，以增强泻热的作用；斑疹较重的，可加连翘、银花、牛蒡子、生甘草，以增强解毒化斑疹的作用。

【方歌】犀角地黄芍药丹，血升胃热火邪干，斑黄阳毒皆可治，热入营血服之安。

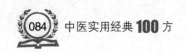

22. 黄连解毒汤

【方源】《外台秘要》

【组成】黄连三两（9 g）　黄芩　黄柏各二两（各6 g）　栀子十四枚（9 g）

【用法】上四味切，以水六升，煮取二升，分二服。

【功用】清热泻火解毒。

【主治】三焦火毒证。

【证候】大热烦躁，口燥咽干，错语不眠；或吐血、衄血、发斑，身热下利，湿热黄疸，或痈疡疔毒；小便黄赤，舌红苔黄，脉数有力。

【病机】本方证乃火毒充斥三焦所致。火毒炽盛，内外皆热，上扰神明，故烦热错语；血为热迫，随火上逆，则为吐衄；热伤络脉，血溢肌肤，则为发斑；热盛则津伤，故口燥咽干；热壅肌肉，则为痈肿疔毒；舌红苔黄，脉数有力，皆为火毒炽盛之证。

【方解】方中以大苦大寒之黄连清泻心火为君，兼泻中焦之火。臣以黄芩清上焦之火。佐以黄柏泻下焦之火；栀子清泻三焦之火，导热下行，引邪热从小便而出。四药合用，苦寒直折，三焦之火邪去而热毒解，诸症可愈。

【禁忌】服药期间，忌食猪肉、饮冷水。

【案例】

(1) 王邦贡《意庵医案》：刑部主事江峨东，四川人。夫人产后发热、耳鸣、心跳、筋惕、肉瞤、咽干、大便不通。医云：产后发热，血虚也。欲用姜桂大补气血为主。江子皆伊兄胡给事、质诸沈给事夷斋，曰：急求于意庵王子。予视之曰：岂可做寻常产后病治哉，六脉洪大，胎前积热发耳。用黄连解毒汤加大黄三钱、硝一钱，一服大便通而势却。继用前汤去硝黄加减，服用四十余帖。后用天门冬、麦门冬、生地黄、芍药，加芩、连、栀子，二十帖。众闻，无不惊恐云：此方一服便倒胃。江子曰：渐服而饮食渐进矣。

按：本案按寻常产后病论治，当以血虚寒用温补之法。王氏以其发热、耳鸣、心跳、筋惕、肉瞤、咽干、大便不通、六脉洪大等主症主脉，脉症合参，诊为产前积热、产后乃发，径以黄连解毒汤加硝黄苦寒直折，泄其热，通其便，是为从常中察其变。便通之后，仍以滋阴泻火之剂续清其热，调理善后。观者皆以为寒剂必然倒其脾胃，而结果却饮食渐进而安。以效测证，寒热病机霄壤之别，截然相反，可见王氏用药之精当独特。

（2）刘方轩医案：李某某，女，25岁。患者突然遍身痒疹，瘙痒难忍，舌红，脉数。余初与消风散3剂不应，再与当归饮子3剂亦不应，复与过敏煎3剂仍不应，请教于先生。先生视疹色鲜红，授黄连解毒汤。处方：黄连、栀子各15 g，黄芩、黄柏各12 g。仅服2剂，疹消痒止。

按：痒疹因火毒炽盛，熏蒸肌肤而成。先生用黄连解毒汤使火毒内消，乃伏其所主，先其所因也。

【方论】

（1）明代吴昆《医方考》：阳毒上窍出血者，此方主之。治病必求其本。阳毒上窍出血，则热为本，血为标，能去其热，则血不必治而自归经矣。故用连、芩、栀、柏苦寒解热之物以主之。然惟阳毒实火，用之最宜。若阴虚之火，则降多亡阴，苦从火化，而出血益甚，是方在所禁矣。

（2）清代汪昂《医方集解》：此手足阳明、手少阳药也。三焦积热，邪火妄行，故用黄芩泻肺火于上焦，黄连泻脾火于中焦，黄柏泻肾火于下焦，栀子通泻三焦之火从膀胱出，盖阳盛则阴衰，火盛则水衰，故用大苦大寒之药，抑阳而扶阴，泻其亢甚之火，而救其欲绝之水也。然非实热，不可轻投。

（3）清代吴谦《医宗金鉴·删补名医方论》：黄连解毒汤、白虎汤、三黄石膏汤、大青龙汤，皆治表里俱热证。然大青龙汤治表实壮热，里热之浅在肌；三黄石膏汤治表实壮热，里热之深在胃。故一以石膏佐麻、桂；一以石膏佐麻、豉，均发太阳之表，解阳明之里也。大青龙汤则更以杏、草、姜、枣佐麻黄，其意专发热郁之在肌也；三黄石膏汤则更以芩、连、栀、柏佐石膏，其意专泻热深之在胃也。白虎汤治表热在肌，里热在胃，所以不用麻、桂以发太阳，专主石膏而清阳明也。解毒汤治表热在三阳，里热在三焦，所以亦不以麻、桂发太阳表，亦不以石膏清阳明里，而专以三黄泻上下内外之实火也。此皆太阳之邪，侵及阳明，而未入腑成实者也。若已入腑成实，则又当从事乎三承气汤，以下其热也。

（4）清代费伯雄《医方论》：此治实邪实火，表里俱盛之剂。故用黄芩泻肺火，黄连泻心火，黄柏泻肾火，又用栀子令上焦之热邪委婉而下，三焦通治，药力颇峻。若表里俱热，胸痞便秘谵语者，便当去黄芩，加大黄以通之，使滞去热而亦退，须细辨之。

（5）清代张秉成《成方便读》：治一切火邪，表里俱盛，狂躁烦心，口燥咽干，大热干呕，错语不眠，吐血，衄血，热盛发斑等证。

（6）盛心如《实用方剂学》：阳毒火盛，表热在于三阳，里热在于三焦。经曰：壮火食气。非用大苦大寒之品，不足以降上下内外之实火也。本方以黄连泻心脾之火于中焦，即所以泻阳明；黄芩泻肺火于上焦，即所以泻少阳；黄柏泻肾火于下焦，即所以泻太阳。而以栀子之，屈曲下行者，通泻三焦之火，从膀胱而出，热毒尚有不解者乎？

【方歌】黄连解毒汤四味，黄芩黄柏栀子备。躁狂大热呕不眠，吐衄斑黄均可为。

23. 仙方活命饮

【方源】《校注妇人良方》

【组成】金银花三钱（9g）　防风　白芷　当归尾　赤芍药　甘草节　皂角刺炒　穿山甲炙　乳香　没药各一钱（各3g）　陈皮三钱（9g）

【用法】用酒一大碗，煎五六沸服。

【功用】清热解毒，消肿溃坚，活血止痛。

【主治】疮疡肿毒初起。

【证候】身体局部红肿焮痛，或发热凛寒，苔薄白或黄，脉数有力。

【病机】《灵枢·痈疡》曰："营卫稽留于经脉之中，则血泣不行，不行则卫气从之而不通，壅遏不得行，故热。大热不止，热盛则肉腐，肉腐则为脓，故命曰痈。"《医宗金鉴》曰："痈疽原是火毒生，经络阻隔气血凝"，热毒壅聚，营气郁滞，气滞血瘀，聚而成形，故见局部红肿热痛。阳证痈疡多为热毒雍聚，气滞血瘀痰结而成。邪正交争于表，故身热凛寒；正邪俱盛，相搏于经，则脉数有力。阳证痈疮初起，治宜清热解毒为主，配合理气活血、消肿散结为法。

【方解】方中金银花性味甘寒，最善清热解毒疗疮，前人称之谓"疮疡圣药"，故重用为君。然单用清热解毒，则气滞血瘀难消，肿结不散，又以当归尾、赤芍、乳香、没药、陈皮行气活血通络，消肿止痛，共为臣药。疮疡初起，其邪多羁留于肌肤腠理之间，更用辛散的白芷、防风相配，通滞而散其结，使热毒从外透解；气机阻滞每可导致液聚成痰，故配用贝母、花粉清热化痰散结，可使脓未成即消；山甲、皂刺通行经络，透脓溃坚，可使脓成即溃，均为佐药。甘草清热解毒，并调和诸药；煎药加酒者，借其通瘀而行周身，助药力直达病所，共为使药。诸药合用，共奏清热解毒、消肿溃坚、活血止痛之功。

【禁忌】本方只可用于痈肿未溃之前，若已溃断不可用；本方性偏寒凉，阴证疮疡者忌用；脾胃本虚，气血不足者均应慎用。

【案例】干祖望医案：患者，黄某，男，33岁。1998年12月3日主诉"咽痛1周"。病史：初起有畏寒感，至今未解，头痛重点在右侧。检查：右侧前腭弓下方有五分币大小隆起红肿，中央有白点，张口达三指，无叩击痛，右侧颈部扪到大淋巴结一个，无压痛，无粘连。舌白腻厚苔，脉弦。医按：阳明积热，上犯咽嗌，化脓之症属喉痛之亚流，良以风热痰之邪集凑而致。最终化热外溃，治取疏风清热化痰，方取六味汤合仙方活命饮化裁。防风6 g、荆芥6 g、白僵蚕10 g、银花10 g、蚤休10 g、芦根30 g、大贝母10 g、白芷6 g、乳香3 g、天竺6 g，2剂。12月5日复诊，药进二剂，疼痛大减，凛寒减轻，言语纳食已方便，多痰。检查：肿胀消退50%。白腻厚苔边缘在化，脉平。医按：炎炎之势，一鼓而擒，再予清解，方取五味消毒饮，加川连，3剂。

【方论】

(1) 明代王肯堂《证治准绳·疡医》：治一切疮疡。未成脓者内消，已成脓者即溃，又止痛消毒之圣药也。在背俞，皂角刺为君；在腹募，白芷为君；在胸次，加瓜蒌仁二钱；在四肢，金银花为君。如疔疮，加紫河车、草根三钱，如无亦可。……此药并无酒气，不动脏腑，不伤气血，忌酸、薄酒、铁器，服后侧睡觉，痛定回生，神功浩大，不可臆度。

（2）明代薛己《校注妇人良方》：治一切疮疡，未成者即散，已成者即溃，又止痛消毒之良剂也。

（3）清代罗美《古今名医方论》：此疮门开手攻毒第一方也。经云：营气不从，逆于肉理。故痈疽之发，未有不从营气之郁滞，因而血结痰滞，蕴崇热毒为患。治之之法，妙在通经之结，行血之滞，佐之以豁痰、理气、解毒。是方穿山甲以攻坚，皂刺必达毒所，白芷、防风、陈皮通经理气而疏其滞，乳香定痛和血，没药破血散结，赤芍、归尾以驱血热，而行之以破其结。佐以贝母、花粉、金银花、甘草，一以豁痰解郁，一以散毒和血，其为溃坚止痛宜矣。然是方为营卫尚强，中气不亏者设，若脾胃素弱，营卫不调，则有托里消毒散之法，必须斟酌而用。

（4）清代汪昂《医方集解》：此足阳明、厥阴药也。金银花散热解毒，痈疽圣药，故以为君。花粉清痰降火，白芷除湿祛风，并能排脓消肿，当归和阴而活血，陈皮燥湿而行气，防风泻肺疏肝，贝母利痰散结，甘草化毒和中，故以为臣。乳香调气，托里护心，没药散瘀，消肿定痛，故以为佐。穿山甲善走能散，皂角刺辛散剽锐，皆厥阴、阳明正药，能贯穿经络，直达病所，而溃壅破坚，故以为使。加酒者，欲其通行周身，使无邪不散也。

（5）清代王子接《绛雪园古方选注》：疡科之方最繁，初无深义，难以类选，兹取其通用者绎之。如活命饮，行卫消肿，和营止痛，是其纲领也。经言：卫气不从，逆于肉理，乃生痈肿。故用白芷入阳明，通肌肉之闭以透表；陈皮芳香，利脾胃之气，以疏经中之滞；防风卑贱性柔，随所引而入，以泄营中之壅遏；角刺性锐，能达毒处；山甲性坚，善走攻坚；花粉、土贝消肿；归尾、赤芍活络；乳香、没药护心昏神，使人不知痛；甘草、银花解热散毒。治肿毒之法毕备矣，故疡科推为首方。

（6）清代唐宗海《血证论》：此方纯用行血之药，加防风、白芷，使达于肤表；加山甲、皂刺，使透乎经脉。然血无气不行，故以陈皮、贝母散利其气；血因火而结，故以银花、花粉清解其火，为疮症散肿之第一方。诚能窥及疮由血结之所以然，其真方也。第其方乃平剂，再视疮之阴阳，加寒热之品，无不应手取效。

（7）清代张秉成《成方便读》：夫肿毒之初起也，皆由营血阻滞，郁而为热，营卫之气失其常度，病即形之于外也，必有表证外见。当此之时，急须精锐直前之品，捣其巢穴，使阻者行，滞者通，再助之以各药，自然消散。方中甲片、角针，皆能直达病所，破除结积之邪；乳香理气，没药行瘀，二味皆芳香宣窍，通达营怀，为定痛之圣药，以佐甲片、角针之不逮。然肿坚之处，必有伏阳，痰血交凝，定多蕴毒，故又以天花粉清之，金银花、甘草节解之。肿毒既生于外，即为表证，故以防风解之于后，白芷疏之于前，使营卫不尽之邪，皆从汗出，如是则肿毒解矣。至若当归之和血，贝母之化痰，陈皮之理气，亦由善后者以理其余氛。酒煎则助其药力耳。

（8）时逸人《时氏处方学》：凡痈肿疮疡红肿热痛，皆由血凝、气滞、痰结、热壅所致。治疗方法，宜用活血、行气、化痰、消肿之法。山甲、皂刺以攻坚积，归尾、赤芍以行血滞，乳香、没药活血止痛，防风、银花疏达消炎，白芷、陈皮、贝母以减少分泌，甘草、花粉以解毒和中，合为活血消肿之剂。以疡证初起，中气尚强，能任药力者始为相宜，凡乳痈、肠痈等证，皆适用之。

【方歌】仙方活命金银花，防芷归陈穿山甲，贝母花粉兼乳没，草芍皂刺酒煎佳。一切痈毒能溃散，溃后忌服用勿差。

24. 导赤散

【方源】《小儿药证直诀》

【组成】生地黄二钱（6 g）　木通二钱（6 g）　生甘草梢二钱（6 g）　竹叶二钱（6 g）

【用法】上药为末，每服三钱（9 g），水一盏，入竹叶同煎至五分，食后温服（现代用法：水煎服，用量按原方比例酌情增减）。

【功用】清心利水养阴。

【主治】心经火热证。

【证候】心胸烦热，口渴面赤，意欲饮冷，以及口舌生疮；或心热移于小肠，小便赤涩刺痛，舌红，脉数。

【病机】该方证乃心经热盛或移于小肠所致。心火循经上炎，而见心胸烦热、面赤、口舌生疮；火热内灼，阴液被耗，故见口渴、意欲饮冷；心与小肠相表里，心热下移小肠，泌别失职，乃见小便赤涩刺痛；舌红、脉数，均为内热之象。心火上炎而又阴液不足，故治法不宜苦寒直折，而宜清心与养阴兼顾，利水以导热下行，使蕴热从小便而泄。

【方解】方中生地甘寒而润，入心肾经，凉血滋阴以制心火；木通苦寒，入心与小肠经，上清心经之火，下导小肠之热，两药相配，滋阴制火而不恋邪，利水通淋而不伤阴，共为君药。竹叶甘淡，清心除烦，淡渗利窍，导心火下行，为臣药。生甘草梢清热解毒，尚可直达茎中而止痛，并能调和诸药，还可防木通、生地之寒凉伤胃，为方中佐使。四药合用，共收清热利水养阴之效。

【禁忌】方中木通苦寒，生地阴柔寒凉，故脾胃虚弱者慎用。

【案例】肖宗馨医案：患者因发热、尿频、尿急、尿短赤、头痛、纳呆而入院。入院后检查：体温39℃，无阳性体征。中医所见：舌淡红、苔薄白，脉浮滑。尿常规检查：蛋白（＋＋），白细胞（＋＋＋），红细胞（＋），脓球（＋＋＋）。西医诊断为急性尿路感染。中医辨证：淋证（下焦湿热）。治法：清热凉血，利尿祛湿。方药：猪苓汤合导赤散。服上方三剂后症状消失，第4天化验尿常规正常。

按：猪苓汤有滋阴清热利水之功，用于水热互结，内热伤阴，阴虚发热，烦渴欲饮，小便不利，尿赤涩，尿血者。导赤散是泻心火之方剂，有清热凉血，利尿导热之功，用于心移热于小肠，尿短赤，溲时刺痛，心烦口渴，口舌生疮者。急性尿路感染，系属中医之淋证，或膀胱湿热，或心火下移小肠，渗入膀胱所致，出现尿频、尿急、尿痛、尿道灼热等症状。因实热伤及血络，或热邪伤阴，阴虚火旺，虚热伤及血络而出现血尿（肉眼或显微血尿）。此二方相合，有清热、利尿、祛湿之功，又有养阴凉血止血的作用，使之利尿不伤阴，清热又养阴，故临床治疗急性尿路感染，特别是伴有血尿者，取得良好的效果。

【方论】

(1) 明代吴昆《医方考》：心与小肠为表里，故心热则小肠亦热，而令便赤。是方也，生地黄可以凉心，甘草梢可以泻热，佐之以木通，则直走小肠、膀胱矣。名曰导赤者，导其丙丁之赤，由溺而泄也。

（2）清代罗美《古今名医方论》：经云：两精相搏谓之神。是神也者，待心中之真液、肾中之真气以养者也。故心液下交而火自降，肾气上承而水自生。前贤以生脉救真液，是治本不治标也；导赤散清邪火，是治标以固本也。钱氏制此方，意在制丙丁之火，必先合乙癸之治。生地黄凉而能补，直入下焦，培肾水之不足，肾水足则心火自降；尤虑肝木妄行，能生火以助邪，能制土以盗正，佐以甘草梢，下行缓木之急，即以泻心火之实，且治茎中痛；更用木通导小肠之滞，即以通心火之郁，是一治而两得者也。泻心汤用黄连，所以治实邪，实邪责木之有余，泻子以清母也；导赤散用地黄，所以治虚邪，虚邪责水之不足，壮水以制火也。此方凉而能补，较之用苦寒伐胃，伤其生气者远矣。

（3）清代王子接《绛雪园古方选注》：导，引也。小肠一名赤肠，为形脏四器之一，禀气于三焦。故小肠失化，上为口糜，下为淋痛。生地入胃而能下利小肠，甘草和胃而下疗茎中痛，木通、淡竹叶皆轻清入腑之品，同生地、甘草，则能从黄肠异有形之热邪，入于赤肠，其浊中清者，复导引渗入黑肠而令气化，故曰导赤。

（4）清代吴谦《医宗金鉴·删补名医方论》：赤色属心，导赤者，导心经之热从小肠而出，以心与小肠为表里也。然所见口糜舌疮，小便黄赤，茎中作痛，热淋不利等证，皆心移热于小肠之证，故不用黄连直泻其心，而用生地滋肾凉心，木通通利小肠，佐以甘草梢，取易泻最下之热，茎中之痛可除，心经之热可导也。此则水虚火不实者宜之，以利水而不伤阴，泻火而不伐胃也。若心经实热，须加黄连、竹叶，甚者更加大黄，亦釜底抽薪之法也。

（5）清代汪绂《医林纂要探源》：心热必遗小肠，暑淫必先中小肠。生地、竹叶以清其上，而木通、甘草梢以达于下，使暑热自小便出。

（6）清代徐大椿《医略六书·杂病证治》：心火不降，津液暗伤而热传小肠，故小便涩痛，小水不快焉。生地滋阴壮水，木通降火利水，甘草缓阴中之痛，竹叶清膈上之热，使心火下降则津四达，而小便自利，涩通无不除矣。此清热利水之剂，为火热不降，小便涩痛之方。

（7）清代张山雷《小儿药证直诀笺正》：方以泄导小水为主。虽曰清心，必小溲黄赤短涩者可用。一本有黄芩，则清肺热，所以宣通水道之上源也。

【方歌】导赤生地与木通，草梢竹叶四味同，口糜淋痛小肠火，引热渗入小便中。

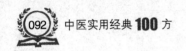

25. 龙胆泻肝汤

【方源】《医方集解》

【组成】龙胆草_{酒炒}（6 g）　黄芩_炒（9 g）　栀子_{酒炒}（9 g）　泽泻（9 g）
木通(6 g)　当归_{酒炒}（3 g）　生地黄_{酒炒}（9 g）　柴胡（6 g）　生甘草（6 g）
车前子(6 g)

【用法】水煎服。

【功用】清泻肝胆实火，清利肝经湿热。

【主治】肝胆实火上扰；肝经湿热下注。

【证候】头痛，目赤，胁痛，口苦，耳聋，耳肿，舌红苔黄，脉弦或数而有力；阴肿，阴痒，阴汗，女子带下黄臭，舌红苔黄腻，脉弦数有力。

【病机】肝经绕阴器，布胁肋，连目系，入巅顶；胆经起于目内眦，布耳前后入耳中。本方治证，是由肝胆实火，肝经湿热循经上扰下注所致。上扰则头巅耳目作痛，或听力失聪；旁及两胁则为痛且口苦；下注则循足厥阴肝经所络阴器而为肿痛、阴痒。湿热下注膀胱则为淋痛等症。

【方解】龙胆草大苦大寒，上泻肝胆实火，下清下焦湿热，为本方泻火除湿两擅其功的君药。黄芩、栀子具有苦寒泻火之功，在本方配伍龙胆草，为臣药。泽泻、木通、车前子清热利湿，使湿热从水道排除。肝主藏血，肝经有热，本易耗伤阴血，加用苦寒燥湿，再耗其阴，故用生地、当归滋阴养血，以使标本兼顾。方用柴胡，是为引诸药入肝胆而设，甘草有调和诸药之效。综观全方，是泻中有补，利中有滋，以使火降热清，湿浊分清，循经所发诸证乃克相应而愈。

【禁忌】本方药物多为苦寒之性，内服每易有伤脾胃，故对脾胃虚寒和阴虚阳亢之症者，或多服、久服皆非所宜。

【案例】

(1) 李东垣《兰室秘藏》：一富者前阴臊臭，又因连日饮酒，腹中不和，求先师治之。曰：夫前阴者，足厥阴肝经之脉络循阴器，出其挺末。凡臭者，心之所主，散入五方为五臭，入肝为臊，此其一也。……酒者，气味俱阳，能生里之湿热，是风湿热合于下焦为邪。故《经》云：下焦如渎。又云：在下者引而竭之。酒是湿热之水，亦宜决前阴以去之。龙胆泻肝汤，治阴部时复热痒及臊臭。柴胡梢、泽泻（以上各一钱），车前子、木通（以上各五分），生地黄、当归梢、草龙胆（以上各三分）。上锉如麻豆大，都作一服，水三盏，煎至一盏，去粗，空心稍热服，更以美膳压之。此药柴胡入肝为引，用泽泻、车前子、木通淡渗之味利小便，亦除臊气，是名在下者引而竭之；生地黄、草龙胆之苦寒泻酒湿热；更兼车前子之类以撤肝中邪气；肝主血，用当归以滋肝中血不足也。

（2）陈绍宏医案：李某，女性，87 岁。因带状疱疹 1 年就诊。患者 1 年来带状疱疹反复发作，刻下右肋、后背成簇水疱，局部红斑及色素沉着，阵发剧烈刺痛，表情痛苦，精神萎靡，口淡无味，不思饮食，大便干结，舌质红苔黄腻，脉弦数。辨证为肝胆湿热，毒邪内蕴。拟用清泻肝胆、透邪外出之法。治以龙胆泻肝汤合川芎茶调散：龙胆草 15 g，焦栀子 30 g，黄芩 15 g，柴胡 15 g，车前草 30 g，泽泻 30 g，白木通 15，生地黄 30 g，当归 15 g，赤芍 30 g，川芎 15 g，荆芥 15 g，防风 15 g，羌活 15 g，白芷 15 g，细辛 5 g，薄荷 15，甘草 10 g。服 2 剂痛减，5 剂后疱疹开始结痂，又继服 4 剂而愈。

按：带状疱疹是由水痘带状疱疹病毒引起的急性皮肤炎症，该病毒平时潜伏于神经细胞中，在人体免疫力下降时可致带状疱疹。西医治疗主要为抗病毒、营养神经、止痛等。本患者罹患带状疱疹 1 年，外院每以抗病毒、干扰素、止痛等治疗，但迁延未愈，致转为慢性，严重影响生活质量。根据本患者带状疱疹反复发作、疼痛剧烈、走窜蔓延等特征，认为主要责之肝胆湿热浸淫，以龙胆泻肝汤直折病势，合用川芎茶调散因势利导，引邪外出，切入要点，故能迅速见效。

【方论】

（1）清代汪昂《医方集解》：此足厥阴、少阳药也。龙胆泻厥阴之热，柴胡平少阳之热，黄芩、栀子清肺与三焦之热以佐之；泽泻泻肾经之湿，木通、车前泻小肠、膀胱之湿以佐之。然皆苦寒下泻之药，故用归、地以养血而补肝；用甘草以缓中而不使伤胃，为臣使也。

（2）清代吴谦《医宗金鉴·删补名医方论》：胁痛口苦，耳聋耳肿，乃胆经之为病也。筋痿阴湿，热痒阴肿，白浊溲血，乃肝经之为病也。故用龙胆草泻肝胆之火，以柴胡为肝使，以甘草缓肝急，佐以芩、栀、通、泽、车前辈大利前阴，使诸湿热有所从出也。然皆泻肝之品，若使病尽去，恐肝亦伤矣，故又加当归、生地补血以养肝。盖肝为藏血之脏，补血即所以补肝也。而妙在泻肝之剂，反作补肝之药，寓有战胜抚绥之义也。

（3）清代陈念祖《时方歌括》：龙胆、柴胡泻肝胆实火，佐以黄芩、栀子、木通、车前、泽泻，俾湿火从小便而出也。然泻之过甚，恐伤肝血，故又以生地、当归补之。肝苦急，急食甘以缓之，故以甘草缓其急，且欲以大甘之味，济其大苦，不令过于泻下也。

（4）清代张秉成《成方便读》：夫相火寄于肝胆，其性易动，动则猖狂莫制，挟身中素有之湿浊，扰攘下焦，则为种种诸证。或其人肝阴不足，相火素强，正值六淫湿火司令之时，内外相引，其气并居，则肝胆所过之经界，所主之筋脉，亦皆为患矣。故以龙胆草大苦大寒，大泻肝胆之湿火。肝胆属木，木要达，邪火抑郁，则木不舒，故以柴胡疏肝胆之气。更以黄芩清上，山栀守下，佐之以木通、车前、泽泻，引邪热从小肠、膀胱而出。古人治病，泻邪必兼顾正，否则邪去正伤，恐犯药过病所之弊，故以归、地养肝血，甘草缓中气，且协和各药，使苦寒之性，不伤胃气耳。

（5）清代俞根初《重订通俗伤寒论》：肝为风木之脏，内寄胆府相火，凡肝气有余，发生胆火者，症多口苦胁痛，耳聋耳肿，阴湿阴痒，尿血赤淋，甚则筋痿阴痛。故以胆、通、栀、芩纯苦泻肝为君；然火旺者阴必虚，故又臣以鲜地、生甘，甘凉润燥，救肝阴以缓肝急；妙在佐以柴胡轻清疏气，归须辛润舒络；使以泽泻、车前咸润达下，引肝胆实火从小便而去。此为凉肝泻火，导赤救阴之良方。然惟肝胆实火炽盛，阴液未涸，脉弦数，舌紫赤、苔黄腻者，始为恰合。

（6）时逸人《时氏处方学》：古医以肝胆为相火之府，凡相火发病，皆以肝胆包括之。即今所谓血热内壅是也。热邪蕴于血发，即本方所主治之病证是也。或以体温增高，为桂枝汤注解，不知桂枝性辛温，岂体温增高时，所可漫试耶？体内温度增高，血分之热内壅，阻于上者，为口苦、耳聋、目赤；滞于下者，为阴肿、淋浊等证；发于外为疮疡；聚于内为肝脾之肿大、两胁作痛，或作硬满。胆草、黄芩清血分之湿热，木通、山栀纯苦泻火。佐以车前、泽泻导泄于下，使湿热从小便而出；柴胡轻清疏气，当归辛润活血；生地、甘草甘凉润燥，养血生津，攻补兼施，以免津液伤耗。此为凉血、清火之剂，惟肝胆实火炽甚，阴液未涸，脉弦数，舌紫赤、苔黄腻者，始为恰当。

（7）秦伯末《谦斋医学讲稿》：本方以龙胆为君，配合黄芩、山栀泻肝胆实火，木通、车前、泽泻清热利湿，用生地、当归防其火盛伤阴，再用甘草和中解毒，柴胡引经疏气，总的功能是苦寒直折，泻肝火而清利下焦湿热。故治胁痛、口苦、目赤、耳聋等肝火上逆，亦治小便淋沥、阴肿阴痒等湿热下注之证。

【方歌】龙胆泻肝栀芩柴，生地车前泽泻偕，木通甘草当归合，肝经湿热力能排。

26. 苇茎汤

【方源】《外台秘要》引《古今录验方》

【组成】苇茎（60 g） 薏苡仁（30 g） 瓜瓣（24 g） 桃仁（9 g）

【用法】研末，内苇汁中，煮取二升，服一升，再服，当吐如胶（现代用法：水煎服）。

【功用】清肺化痰，逐瘀排脓。

【主治】肺痈，热毒壅滞，痰瘀互结证。

【证候】身有微热，咳嗽痰多，甚则咳吐腥臭脓血，胸中隐隐作痛，舌红苔黄腻，脉滑数。

【病机】本方所治之肺痈是由热毒壅肺，痰瘀互结所致。痰热壅肺，气失清肃则咳嗽痰多，《黄帝内经》曰："热盛则肉腐，肉腐则成脓。"邪热犯肺，伤及血脉，致热壅血瘀，若久不消散则血败肉腐，乃成肺痈；痈脓溃破，借口咽而出，故咳吐腥臭黄痰脓血；痰热瘀血，互阻胸中，因而胸中隐痛；舌红苔黄腻，脉滑数皆痰热内盛之象。

【方解】方中苇茎甘寒轻浮，善清肺热，《本经逢源》谓"专于利窍，善治肺痈，吐脓血臭痰"，为肺痈必用之品，故用以为君。瓜瓣清热化痰、利湿排脓，能清上彻下，肃降肺气，与苇茎配合则清肺宣壅，涤痰排脓；薏苡仁甘淡微寒，上清肺热而排脓，下利肠胃而渗湿，二者共为臣药。桃仁活血逐瘀，可助消痈，是为佐药。方仅四药，结构严谨，药性平和，共具清热化痰、逐瘀排脓之效。本方为治疗肺痈之良方，历代医家甚为推崇。不论肺痈之将成或已成皆可使用。用于肺痈脓未成者，服之可使消散；脓已成者，可使肺热清，痰瘀化，脓液外排，痈渐向愈。

【禁忌】本方药物多为滑利之品，并有活血祛瘀作用，孕妇慎用。

【方论】

（1）清代徐彬《金匮要略论注》：此治肺痈之阳剂也。盖咳而有微热，是邪在阳分也，烦满则挟湿矣。至胸中甲错，是内之形体为病，故甲错独见于胸中，乃胸上之气血两病也。故以苇茎之轻浮而甘寒者，解阳分之气热，桃仁泻血分之结热，薏苡下肺中之湿，瓜瓣清结热而吐其败浊，所谓在上者越之耳。

（2）清代张璐《千金方衍义》：薏苡下气利水，《本经》治筋急拘挛，不可屈伸，能清脾湿祛肺热，所以虚劳咳嗽、肺痿、肺痈虚火上乘者，取以为下引之味；但性专利水，津气受伤者，服之每致燥渴，不若取其根一味捣汁，热饮三合，连饮三五次，不拘痈之已溃未溃，服之最捷。甜瓜瓣专于开痰，《别录》治腹内结聚，破溃脓血，善逐垢腻而不伤伐正气，为肠胃内痈要药。桃仁治瘀血血闭，性专下走，而无上逆之虞。苇茎专通肺胃结气，能使热毒从小便泄去，以其中空善达诸窍，用茎而不用根，本乎天者亲也。

（3）清代魏念庭《金匮要略方论本义》：肺痈欲成未成之际，图治当早者也。苇小芦大，一物也。苇茎与芦根同性，清热利水，解渴除烦。佐以薏苡仁，下气宽中，桃仁润肺滑肠，瓜瓣亦润燥清热之品。一服再服，注云当吐如脓，可见为痈虽结而脓未成，所以可治也。此于胸中甲错一证辨之，最为得当。凡治肺痈无外感，因内热熏灼者，以此方为第一义也。

（4）清代王子接《绛雪园古方选注》：苇，芦之大者；茎，干也。是方也，推作者之意，病在膈上，越之使吐也。盖肺痈由于气血混一，营卫不分，以二味凉其气，二味行其血，分清营卫之气，因势涌越，诚为先着。其瓜瓣当用丝瓜者良。时珍曰：丝瓜经络贯串，房隔联属，能通人脉络脏腑，消肿化痰，治诸血病，与桃仁有相须之理。薏仁下气，苇茎上升，一升一降，激而行其气血，则肉之未败者，不致成脓，痈之已溃者，能令吐出矣。今时用嫩苇根，性寒涤热，冬瓜瓣性急趋下，合之二仁，变成润下之方，借以治肺痈，其义颇善。

（5）清代陈元犀《金匮方歌括》：此方以湿热为主。咳而微热烦满，胸中甲错者，是湿热之邪结在肺也。肺既结，则阻其气血不行而为痈矣。方用苇茎解气分之热结；桃仁泄血分之热结；薏苡利湿，清结热之源；瓜瓣排瘀，开结热之路。

（6）清代王士雄《温热经纬》：邹氏《续疏》云：苇茎形如肺管，甘凉清肺，且有节之物生于水中，能不为津液阂隔才，于津液之阂隔而生患害者，尤能使之通行。薏苡色白味淡，气凉性降，秉秋金之全体，养肺气以清肃，凡湿热之邪客于肺者，非此不为功也。瓜瓣即冬瓜子，冬瓜子依于瓤内，瓤易溃烂，子能不邑，则其能于腐败之中自全生气，即善于气血凝败之中全人生气，故善治腹内结聚诸痈，而涤脓血浊痰也。桃仁入血分而通气。合而成剂，不仅为肺痈之妙药，竟可瘳肺痹之危痾。

（7）清代张秉成《成方便读》：夫肺痈、肺痿二证，《金匮》论之甚详。大抵肺痈属实，肺痿属虚。故痿者萎也，犹草木之萎而不振也；痈者壅也，犹土地之壅而不通也。是以肺痈之证，皆由痰血火邪互结肺中，久而成脓所致。桃仁、甜瓜子皆润降之品，一则行其瘀，一则化其浊。苇茎退热而清上，苡仁除湿而下行。方虽平淡，其散结通瘀、化痰除热之力，实无所遗，以病在上焦，不欲以重浊之药伤其下也。

（8）清代邵步青《四时病机》：风温宜清肃上焦。若肺为热气熏蒸，鼻干如煤，目瞑上窜，狂躁溺涩，胸高气促，皆肺气不宣化之征。此方清解肺胃之温邪，而上痹可开，诸窍自爽。

（9）清代张锡纯《医学衷中参西录》：《千金》苇茎汤，……释者谓用茎而不用根者，以肺原在上，取本乎天者亲上也。而愚则以为不然。苇之根居于水底，其性凉而善升，患大头瘟者，愚常用之为引经要药，是其上升之力可至脑部，而况于肺乎？且其性凉能清肺，中空能理肺气，而又味甘多液，更善滋养肺阴，则用根实胜于茎明矣。

【方歌】苇茎汤方千金存，桃仁薏苡冬瓜仁，瘀热在肺成痈脓，热泻脓除新自生。

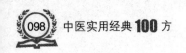

27. 泻白散

【方源】《小儿药证直诀》

【组成】地骨皮（30 g）　桑白皮_炒（30 g）　甘草_炙（3 g）

【用法】上药锉散，入粳米一撮，水二小盏，煎七分，食前服（现代用法：水煎服）。

【功用】清泻肺热，宽气进食，止咳平喘。

【主治】肺热喘咳证。

【证候】气喘咳嗽，皮肤蒸热，日晡尤甚，舌红苔黄，脉细数。

【病机】肺主气，宜清肃下降，火热郁结于肺，则气逆不降而为喘咳。肺合皮毛，肺热则外蒸于皮毛，故皮肤蒸热。此热不属于外感，乃伏热渐伤阴分所致，故热以午后为甚，其特点是轻按觉热、久按若无，与阳明之蒸蒸发热、愈按愈盛者有别。舌红苔黄，脉象细数是热邪渐伤阴分之候。治宜清泻肺中郁热，平喘止咳。

【方解】方中桑白皮甘寒性降，专入肺经，清泻肺热，平喘止咳，故以为君。地骨皮甘寒入肺，可助君药清降肺中伏火，为臣药。君臣相合，清泻肺热，以使金清气肃。炙甘草、粳米养胃和中以扶肺气，共为佐使。四药合用，共奏泻肺清热，止咳平喘之功。本方之特点是清中有润、泻中有补，既不是清透肺中实热以治其标，也不是滋阴润肺以治其本，而是清泻肺中伏火以消郁热，对小儿"稚阴"之体具有标本兼顾之功，与肺为娇脏、不耐寒热之生理特点亦甚吻合。

【禁忌】本方药性平和，尤宜于正气未伤、伏火不甚者。风寒咳嗽或肺虚喘咳者不宜使用。

【案例】

（1）元代罗天益《卫生宝鉴》：梁济民因膏粱而饮，因劳心过度，肺气有伤，以致气出腥臭，唾涕稠黏，口舌干燥，以加减泻白散主之。《难经》云：心主五臭，入肺为腥臭，此其一也。加减泻白散：桑白皮三钱，桔梗二钱，地骨皮、甘草（炙）各一钱半，知母七分，麦门冬、黄芩各五分，五味子二十个。上咀，作一服，水二盏，煎至一盏，去渣温服，食后忌酒面辛热之物，日进二服。

按：梁氏膏粱之子，因洪饮大热之气所伤，滋溢心火，刑于肺金，故以桑白皮、地骨皮苦微寒降肺中伏火而补气，用以为君；黄芩、知母苦寒，治气息腥臭，清利肺气，用以为臣；肺欲收，急食酸以收之。五味子之酸温以收肺气，麦门冬甘平寒，治涕唾稠黏、口舌干燥，用以为佐；桔梗体轻辛温，治痰逆，利咽膈，为使也。《药性切用》载：黄芩性味苦寒，泻肺火，退寒热。中虚者名枯芩，入肺，以清肌表之热；内实者名条芩，入大肠，而清热安胎。泻火生用；退寒热酒炒用。《珍珠囊补遗药性赋》载：桔梗，味苦性微寒。有小寒，升也，阴中之阳也。其用有四：止咽痛，兼除鼻塞；利膈气，仍治肺痈；一为诸药之舟楫；一为肺部之引经。知母，味苦性寒无毒。沉也，阴中之阴也。其用有四：泻无根之肾火；疗有汗之骨蒸；止虚劳之阳盛；滋化源之阴生。麦门冬，味甘平，性寒无毒。降也，阳中之阴也。其用有四：退肺中隐伏之火；生肺中不足之金；止烦躁，阴得其养；补虚劳，热不能侵。北五味补虚下气，止嗽强筋。南木香止痛健脾，气痛是宝。五味子，味酸甘咸苦辛，故名五味。性温无毒，止渴消酒毒。因梁氏膏粱而饮，阳明郁热，故用知母泻阳明有余之热，黄芩泻肺火，清大肠之热。麦门冬退肺中隐伏之火，五味子补已虚之肺气。桔梗，诸药之舟楫；利膈气，肺部之引经药，引药入肺。巢元方《诸病源候论·口臭候》云："口臭由五脏六腑不调，气上胸膈……蕴积胸膈之而理生于热，冲发于口，故令臭也。"今用清肺泻火之泻白散治之，使口臭自除矣！

（2）李春华医案：王某，女，19岁。住曲靖前北山。1996年3月20日初诊，15岁月事初潮，近半年来经期提前7～10天，量中等，色红有小血块，伴见：头晕，烦躁易怒，寐差，胸乳略胀，面赤，口苦，口唇干燥。舌淡红、苔薄黄，脉细弦，此乃肝郁化火，热扰冲任迫血妄行而致月经先期。宜疏肝解郁，清热凉血，引血归经。处方：桑白皮15 g，地骨皮15 g，生地15 g，枇杷叶15 g，桑叶15 g，黄芩15 g，白芍30 g，夏枯草30 g，柴胡15 g，郁金15 g。经前服药3剂，并嘱每次经前按时就诊。经3个月经周期治疗，月经周期转调，伴随症状消失。1997年4月2日患咳嗽求治，诉月经先期已愈。

【加减】肺经热重者，可加黄芩、知母等以增强清泄肺热之效；燥热咳嗽者，可加瓜蒌皮、川贝母等润肺止咳；阴虚潮热者，加银柴胡、鳖甲滋阴退热；热伤阴津，烦热口渴者，加花粉、芦根清热生津。

【方论】

（1）明代吴昆《医方考》：肺为火患，喘满气急者，此方主之。肺苦气上逆，故喘满；上焦有火，故气急。此丹溪所谓气有余便是火也。桑白皮味甘而辛，甘能固元气之不足，辛能泻肺气之有余；佐以地骨皮之泻肾者，实则泻其子也；佐以甘草之健脾者，虚则补其母，此云虚实者，正气虚而邪气实也。又曰：地骨皮之轻，可使入肺；生甘草之平，可使泻气，故名以泻白。白，肺之色也。

（2）明代李时珍《本草纲目·木部》：桑白皮、地骨皮皆能泻火从小便去，甘草泻火而缓中，粳米清肺而养血，此乃泻肺诸方之准绳也。元医罗天益言其泻肺中伏火而补证气，泻邪所以补正也。若肺虚而小便利者，不宜用之。

（3）清代罗美《古今名医方论》：经云：肺苦气上逆。上逆则上焦郁逆，气郁生涎，火郁生热，而因治节不行，壅甚为喘满肿嗽。泻白者，正金之令，驱气之逆，非劫金而泻之有余；地骨皮凉平，调不足之阴，能清阴中之火，滋肾子以清母；甘草益土和中，且生能泻火，补土母以食子，泻补交致，金元自正；于以佐桑皮而行诸气之膹郁，鲜不达矣，轻之黄芩、知母苦寒伤胃者远也。夫火热伤气，救肺之治有三：伤寒邪热侮肺，用白虎汤除烦，此治其标；内症虚火烁阴，用生脉散益阴，此治其本；若夫正气不伤，郁火又甚，则泻白散之清肺调中，标本兼治，又补二万之不及也。

（4）清代汪昂《医方集解》：此手太阴药也。桑白皮甘益元气之不足，辛泻肺气之有余，除痰止嗽；地骨皮寒泻肺中之伏火，淡泄肝肾之虚热，凉血退蒸；甘草泻火而益脾，粳米清肺而补胃，并通常五热从小便出。肺主西方，故曰泻白。

（5）清代汪绂《医林纂要探源》：桑白皮甘酸微辛，补敛肃清之气，而泻其邪火，为清肺君药。地骨皮甘淡，甘则能补，凡甘淡之味能上行而补肺，以其补土而上浮，则土能生金；而淡者又水之源，金能生水，故凡甘淡上行者，又多能泻火而下滋肾水；凡木之根皮，其气上行，其体在下，地骨皮上行则泻肺中之伏火而解肌热、止嗽定喘，又淡渗下行，而泻肝肾之虚热，以凉血退骨蒸。此所治症，虽曰肺火，实亦本肝肾之火上行，故用地骨皮，兼清上下也。甘草生用能补土，上行而泻肺火。泻火者，清之、散之，非必抑而下之。粳米补敛肺气。

（6）清代吴瑭《温病条辨》：历来注此方者，只言其功，不知其弊。……愚按此方治热病后与小儿痘后，外感已尽，真气不得归元，咳嗽上气，身虚热者，甚良；若兼一毫外感，即不可用。如风寒、风温正盛之时，而用桑皮、地骨，或于别方中加桑皮，或加地骨，如油入面，锢结而不可解矣。

（7）清代王士雄《温热经纬》：此泻去肺热而保肺气之方也。若肺不伤于热而伤于风寒者，诚有如鞠通所谓必将邪气恋定，而渐成劳怯矣。

（8）清代费伯雄《医方论》：肺金有火，则清肃之令不能下行，故洒淅寒热而咳嗽喘急，泻肺火而补脾胃，则又顾母之法也。若加黄连，反失立方之旨。

（9）清代张秉成《成方便读》：治肺火皮肤蒸热，洒淅恶寒，日晡益盛，喘嗽气急等证。夫肺为娇脏而属金，主皮毛，其性以下行为顺，上行为逆，一受火逼，则以上之证见矣。治此者，皆宜清之降之，使复其清肃之令。桑白皮，上以可行皮，白能归肺，其甘寒之性，能入肺而清热，故不待言。而根者入土最深，能清而复降，又可推想。地骨皮深入黄泉，无所底止，其甘淡而寒之性，虽能泻肺之伏火，然观其命名取意，能入肝肾，凉血退蒸。可知二皮之用，皆在降肺气，降则火自除也。甘草泻火而益脾，粳米清肺而养胃，泻中兼补，寓补于宣，虽清肺而仍固本耳。

（10）清代王子接《绛雪园古方选注》：肺气本辛，以辛泻之，遂其欲也。遂其欲当谓之补，而仍云泻者，有平肺之功焉。桑皮、甘草，其气俱薄，不燥不刚，虽泻而不伤于娇脏。……《经》言：肺苦气上逆，急食苦以泄之，故复以地骨皮之苦，泄阴火，退虚热，而平肺气。……使以粳米、甘草，缓桑、骨二皮于上，以清肺定喘。

【方歌】泻白桑皮地骨皮，甘草粳米四般宜，参茯知芩皆可入，肺热咳喘此方先。

28. 葛根黄芩黄连汤

【方源】《伤寒杂病论》

【组成】葛根半斤（24 g） 黄芩三两（9 g） 黄连三两（9 g） 甘草炙,二两（6 g）

【用法】上四味，以水八升，先煮葛根，减二升，内诸药，煮取二升，去滓，分温再服。

【功用】解表清里。

【主治】协热下利。

【证候】身热下利，胸脘烦热，口干作渴，喘而汗出，舌红苔黄，脉数。

【病机】表邪入里化热，邪热内陷阳明。外感表证初起，邪在太阳，理应解表。但表证未解，误用攻下，虚其里气，以致表热内陷阳明而下利不止，故称"协热下利"。此时表证未解，里热已炽，故见身热，胸脘烦热，口中作渴；里热上蒸于肺则作喘，外蒸肌表则汗出。

【方解】治宜外解肌表之邪，内清肠胃之热。方中重用葛根甘辛而平，既能解表退热，又能升发脾胃清阳之气而止下利，为君药。臣以黄芩、黄连清热燥湿，厚肠止利。使以甘草甘缓和中，协调诸药。四药合用，共成解表清里之剂。原方先煮葛根，后纳诸药，则解肌之力优而清里之力锐，使表解里和，身热下利自愈。

【禁忌】忌猪肉、冷水、海藻、菘菜。下利而不发热、脉沉迟或微弱、病属虚寒者，不宜用。

【案例】

（1）姜佐景医案：①治李孩，疹发未畅，下利日行二十余次，舌质绛而苔白，嘴唇干，目赤，脉数，寐不安，宜葛根芩连汤加味。葛根18 g、川黄连3 g、黄芩6 g、山药15 g、甘草9 g、天花粉18 g、升麻4.5 g。李孩服上方后，下利渐稀，疹透有增无减，逐渐调理而安。又有溏泄发于疹后者，亦可推治。

寥笙注：本案为疹发未畅，而兼下利之症。患孩麻疹下利，疹发未畅，与太阳病桂枝症，医反下之，邪陷阳明之热利病机相符。《伤寒论》曰："太阳病，桂枝证，医反下之，利遂不止，脉促者，表未解也，喘而汗出者，葛根黄芩黄连汤主之。"葛根芩连汤原为太阳病邪陷阳明之解表清里方，然误下邪陷于里者十之七，而留于表者十之三，其病为表里并受之症，其方为表里两解之方。患孩服本方而愈，亦表里两解法也。方加升麻者，以其味辛，性微寒夕葛根得之，透疹解表之力更强也；加天花粉者，以其性寒，味酸甘，生津润燥也；加山药者，以其味甘，性微温，甘淡养脾益气，以妨芩连苦寒伤胃也。

②治孙孩。满舌生疮，环唇纹裂，不能吮乳，饮则痛哭，身热尿少，脉洪而数，常烦躁不安，大便自可，拟葛根芩连汤加味。葛根 12 g、黄芩 4.5 g、黄连 3 g、甘草 9 g、灯心 1 g、芦根 30 g。

寥笙注：本案系小儿口疮症。患孩满舌生疮，环唇纹裂，身热尿少，烦躁不安，脉洪而数，此为阳明阳邪成实之证。阳明之有葛根芩连汤，犹太阳之有大青龙，少阳之有小柴胡。太阳以麻、桂解表，石膏清里。少阳以柴胡解表，黄芩清里。阳明则以葛根解表，芩连清里，芩连之苦，不独可升可降，且合苦以坚之之义，坚毛窍可以止汗，坚肠胃可以止利。所以，此汤又治下利不止之症。故凡属阳明病之里热腹泻症，风火上炎之目赤症，均可用以施治。本方加灯心者，以其性微寒，味甘淡，能清热利尿也，加芦根者，以其味甘性寒，善清胃热也，故病孩口疮服之而愈。

(2) 聂惠民医案：①丛某，男，1 岁。1985 年 10 月 8 日初诊。病已一周，身有低热（37.4 ℃），腹泻呕吐，稀便日行20余次，挟有不消化食物，食入即吐，吐为胃内容物。某院诊为急性胃肠炎。经服用解热消炎等西药，效果不显。检查：发育正常，营养尚可，腹部胀满，心肺听诊未闻异常，指纹略紫，舌红苔淡黄。中医辨证为湿热蕴结。脾胃失和所致。治宜清热利湿、调和升降，方用葛根10 g，黄芩3 g，黄连3 g，茯苓4 g，淡竹茹5 g，炙甘草3 g，清半夏3 g，神曲6 g，水煎温服，进3剂而愈。

②安某，男，26 岁，学生。1976 年 9 月初诊。患肠炎近 2 个月，初起身热，腹泻日数行，伴有腹痛下重感，经西药痢特灵等药物治疗，身热虽退惟腹泻未愈，便行每日四五次，稀便恶臭，腹痛则泻，肠鸣腹胀，便下滞而不爽，肛门灼热，口干不欲饮，小便短赤，形体壮实，脉见滑数，舌苔厚腻、根部淡

黄，证属夏秋之季，饮食不节，积滞蕴热，湿热下注，传导失常，以致泄泻。治以清热利湿止利。宗葛根芩连汤化裁，处方：葛根15 g，黄芩9 g，黄连9 g，杭芍10 g，木香3 g，甘草3 g，茯苓12 g，藿香9 g，水煎温服，进药六剂，诸证锐减。前方进退，继服药6剂而愈。

③裴某，男，2岁。1988年5月30日初诊。患儿饮食不节，患痢疾3日，服药不效。下利日六七次，黏液便，腹痛哭闹，舌红少苔，指纹紫。中医辨证为湿热蕴结，壅迫大肠而致下利。治当清热止利。宗葛根芩连汤加味。处方：葛根12 g，黄连6 g，黄芩10 g，马齿苋10 g，茯苓10 g，炙甘草3 g，白头翁6 g，白芍12 g，水煎温服。进药3剂，利止便和，调理而安。

【方论】

(1) 明代许宏《金镜内台方议》：用葛根为君，以通阳明之津而散表邪；以黄连为臣，黄芩为佐，以通里气之热，降火清金而下逆气；甘草为使，以缓其中而和调诸药者也。且此方亦能治阳明大热下利者，又能治嗜酒之人热喘者，取用不穷也。

(2) 清代柯琴《伤寒来苏集·伤寒附翼》：君气轻质重之葛根，以解肌而止利；佐苦寒清肃之芩、连，以止汗而除喘；用甘草以和中。先煮葛根后纳诸药，解肌之力优，而清中之气锐，又与补中逐邪之法迥殊矣。

(3) 清代汪昂《医方集解》：此足太阳阳明药也。表证尚在，医反误下，邪入阳明之腑，其汗外越，气上奔则喘，下陷则利，故舍桂枝而用葛根，专治阳明之表，加芩、连以清里热，甘草以调胃气，不治利而利自止，不治喘而喘自止矣。又太阳表里两解之变法也。

(4) 清代王子接《绛雪园古方选注》：是方即泻心汤之变，治表寒里热。其义重在芩、连肃清里热；虽以葛根为君，再为先煎，无非取其通阳明之津；佐以甘草缓阳明之气，使之鼓舞胃气而为承宣苦寒之使。清上则喘定，清下则利止，里热解而邪亦不能留恋于表矣。

(5) 清代尤怡《伤寒贯珠集》：邪陷于里者十之七，而留于表者十之三，其病为表里并受之病，故其治亦宜表里两解之法。……葛根解肌于表，芩、连清热于里，甘草则合表里而并和之耳。盖风邪初中，病为在表，一入于里，则变为热矣。故治表者，必以葛根之辛凉；治里者，必以芩、连之苦寒也。

【方歌】葛根黄芩黄连汤，再加甘草共煎尝，邪陷阳明成热利，清里解表保安康。

29. 芍药汤

【方源】《素问·病机气宜保命集》

【组成】芍药一两（30 g）　当归半两（15 g）　黄连半两（15 g）　槟榔　木香　甘草炒，各二钱（各6 g）　大黄三钱（9 g）　黄芩半两（15 g）　官桂二钱半（5 g）

【用法】上药哎咀，每服半两（15 g），水二盏，煎至一盏，食后温服。

【功用】清热燥湿，调气和血。

【主治】湿热痢疾。

【证候】痢疾或下利，腹痛，便脓血，赤白相兼，里急后重，肛门灼热，小便短赤，舌红苔黄腻，脉滑数。

【病机】湿热壅滞肠中，气血失调。本方证是由湿热塞滞肠中，气血失调所致。湿热下注大肠，搏结气血，酿为脓血，而为下痢赤白；肠道气机阻滞则腹痛、里急后重；肛门灼热，小便短赤，舌苔黄腻，脉象弦数等俱为湿热内蕴之象。故治宜清热燥湿、调和气血之法。

【方解】方中黄芩、黄连性味苦寒，入大肠经，功擅清热燥湿解毒，以除致病之因，为君药。重用芍药养血和营、缓急止痛，配以当归养血活血，体现了"行血则便脓自愈"之义，且可兼顾湿热邪毒熏灼肠络，伤耗阴血之虑；木香、槟榔行气导滞，"调气则后重自除"，四药相配，调和气血，是为臣药。大黄苦寒沉降，合芩连则清热燥湿之功著，合归、芍则活血行气之力彰，其泻下通腑作用可通导湿热积滞从大便而去，体现"通因通用"之法。方以少量肉桂，其辛热温通之性，既可助归、芍行血和营，又可防呕逆拒药，属佐助兼反佐之用。炙甘草和中调药，与芍药相配，又能缓急止痛，亦为佐使。诸药合用，湿去热清，气血调和，故下痢可愈。本方立意不在止痢，而重在治其致病之本。其配伍特点是：气血并治，兼以通因通用；寒热共投，侧重于热者寒之。此方与一般纯用苦寒以治湿热下痢之方不同。

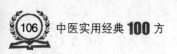

【禁忌】痢疾初起有表证者忌用。

【案例】徐士伟医案：①王某，男，42岁。患者2年前患急性阑尾炎，用抗生素及口服中药后病情缓解，半年后病情出现反复，继续给予抗生素及中药大黄牡丹皮汤等治疗，症状仍时有复发，遂来诊。就诊时症见：右下腹胀痛，痛势绵绵，大便干结，舌红、苔薄黄，脉弦滑。证属热毒未清，气机郁滞；治拟清热除邪，调理气机。处方：炒白芍药20 g，当归10 g，黄连10 g，槟榔10 g，广木香10 g，制大黄8 g，黄芩10 g，肉桂4 g，甘草6 g。服10余剂后，症状消失，至今已1年未复发。

②余某，女，36岁。患者既往有多次人工流产史，小腹疼痛经年，现行经期腹痛加重，小腹可触及条索状块物；带下黏稠，大便偏干；舌红、苔黄微腻，脉弦滑。证属下焦湿热、气血运行不畅，予芍药汤。处方：炒白芍20 g，当归10 g，黄连6 g，黄芩10 g，广木香10 g，槟榔10 g，制大黄4 g，肉桂4 g，炙甘草10 g。

③王某，男，58岁。患者有痔疮多年，伴肛裂，常有便血。现症见：肛门重坠，大便欲解不爽，小腹坠胀，舌红、苔薄，脉弦滑。证属湿热邪毒，稽留肛肠；予芍药汤，去肉桂。处方：炒白芍药12 g，当归10 g，黄连6 g，黄芩10 g，制大黄8 g，槟榔10 g，广木香6 g，生甘草6 g。患者服药5剂后，症状缓解。

④毛某，女，52岁。患者有溃疡性结肠炎近10年，反复腹痛。现症见：左下侧腹痛，下脓血，里急后重；舌红、苔黄腻，脉弦滑。证属湿热邪毒，久稽肠腑，予芍药汤治疗。处方：炒白芍药20 g，当归10 g，黄连8 g，黄芩10 g，槟榔10 g，广木香10 g，肉桂2 g，制大黄6 g，炙甘草6 g。守方治疗1个月后，患者症状明显减轻。后予上方与健脾益气方交替使用，随证加减治疗3个月，诸症缓解。

【方论】

(1) 清代罗美《古今名医方论》：溲而便脓血，知气行而血止也。行血则便脓自愈，调气则后重自除，至今推为要言，然非知本之论也。夫滞下本太阴病，长夏令行，土润溽暑，太阴本虚，暑湿不攘，土湿木郁，木郁则伤土，太阴失健运，少阳失疏达，及饮食失节不化，至秋金收令行，火用不宣，郁蒸之久，而滞下之症作矣。是始为暑伤气，继为气伤血，因而为白、为赤、为兼赤白，下迫窘急，腐秽下去，以成后重。方以芍、草为君，用甲乙化土法，先调脾，即于土中升木；顾湿热必伤大肠，黄连燥湿清热、厚肠胃，黄芩清大肠火为臣；久积必中气逆滞，疏滞以木香，下逆以槟榔，当归和气血为佐；桂补命门，实土母，反佐温而行之，恐芩、连之胜令也。斯少阳达，太阴运矣。若大实痛者加大黄，用仲景芍药汤加大黄法，以荡腐秽，无留行矣。是方允为滞下本方。

（2）清代汪昂《医方集解》：此足太阴、手足阳明药也。芍药酸寒，泻肝火，敛阴气，和营卫，故以为君。大黄、归尾破积而行血，木香、槟榔通滞而行气，黄芩、黄连燥湿而清热。盖下痢由湿热郁积于肠胃，不得宣通，故大便重急，小便赤涩也。辛以散之，苦以燥之，寒以清之，甘以调之。加肉桂者，假其辛热以为反佐也。此方盖本仲景黄芩汤而加行气调血之药。

（3）清代徐大椿《医略六书·杂病证治》：湿蒸热郁，迫肠胃而里急后重，故腹痛不止，下痢窘迫焉。大黄荡热下积，白芍和血敛阴，木香调气化开胃，槟榔破滞气宽肠，黄连清心脾之火，黄芩清肺肠之火，当归养营血以润肠，甘草缓中气以和胃，肉桂为寒因热用之向导，且以暖营血以温经气也。复加枳壳泻滞气，汤名导气者，以气为血帅，俾中气敷布，则湿热消化而肠胃肃清，腹痛利下无不退，安有里急后重之患乎？此导滞涤热之剂，为赤白痢后重急痛之方。

（4）清代陈念祖《时方歌括》：方中当归、白芍以调血，木香、槟榔以调气，芩、连燥湿而清热，甘草调中而和药。又用肉桂之温，是反佐法，芩、连必有所制而不偏也。或加大黄之勇，是通滞法，实痛必大下之而后已也。余又有加减之法：肉桂色赤入血分，赤痢取之为反佐，而地榆、川芎、槐花之类亦可加入也；干姜辛热入气分，白痢取之为反佐，而苍术、砂仁、茯苓之类，亦可加入也。

（5）清代费伯雄《医方论》：此即通因通用之法。湿热郁蒸，气血瘀壅，故下利而后重。行血理气，则血止而后重自除矣。

（6）清代张秉成《成方便读》：夫痢之为病，固有寒热之分，然热者多而寒者少，总不离邪滞蕴结，以致肠胃之气不宣，酿为脓血稠黏之属。虽有赤白之分，寒热之别，而初起治法，皆可通因通用。故刘河间有云：行血则便脓自愈，调气则后重自除。二语足为治痢之大法。此方用大黄之荡涤邪滞，木香、槟榔之理气，当归、肉桂之行血。病多因湿热而起，故用芩、连之苦寒为燥湿清热。用芍药、甘草者，缓其急而和其脾，仿小建中之意，小小建立中气耳。至若在因病加减之法，则又在于临时制宜也。

【方歌】芍药汤中用槟黄，芩连归桂甘草香，清热燥湿调气血，里急腹痛自安康。

30. 白头翁汤

【方源】《伤寒杂病论》

【组成】白头翁二两（15 g） 黄柏三两（9 g） 黄连三两（9 g） 秦皮三两（9 g）

【用法】上四味，以水七升，煮取二升，去滓，温服一升，不愈，更服一升。

【功用】清热解毒，凉血止痢。

【主治】热毒（疫毒）痢疾。

【证候】腹痛，里急后重，肛门灼热，下利脓血，赤多白少，渴欲饮水，舌红苔黄，脉弦数。

【病机】热毒蕴结，深陷血分，下迫大肠。本方证是因热毒深陷血分，下迫大肠所致。热毒熏灼肠胃气血，化为脓血，而见下痢脓血、赤多白少；热毒阻滞气机则腹痛里急后重；渴欲饮水，舌红苔黄，脉弦数皆为热邪内盛之象。治宜清热解毒，凉血止痢，热退毒解，则痢止而后重自除。

【方解】故方用苦寒而入血分的白头翁为君，清热解毒，凉血止痢。黄连苦寒，泻火解毒，燥湿厚肠，为治痢要药；黄柏清下焦湿热，两药共助君药清热解毒，尤能燥湿治痢，共为臣药。秦皮苦涩而寒，清热解毒而兼以收涩止痢，为佐使药。四药合用，共奏清热解毒、凉血止痢之功。

【案例】曹颖甫医案：①治一人。年高七十八，而体气壮实，热利下重，而脉大，苔黄，夜不安寝，宜白头翁汤为主，合小承气汤治之。白头翁9 g、秦皮9g、川黄连1.5g、黄柏9g、大黄9g、枳实3g、桃仁9g、芒硝6g。

按：本案为厥阴热痢。患者脉症俱实，年虽高而体壮，不但用本方，更伍小承气汤以下之，方与证合，其效可必。白头翁苦寒，止痢解毒；黄连苦寒，清湿热，厚肠胃；黄柏苦寒，泻下焦之火；秦皮性味苦寒，又涩，止痢清热。三阴俱有下利症，自利不渴者属太阴。自利而渴者属少阴。唯厥阴下利，属于寒者，厥而不渴，属于热者，消渴，下利，下重，便脓血。此案患者热痢下重，乃火郁湿蒸，胆气不升，火邪下陷，故下重。白头翁清理血分湿热，佐秦皮以平肝升阳，协之连柏，清火除湿而止痢，为治热痢之清剂。更伍承气以导滞泻邪，桃仁之苦平以活血润肠，是釜底抽薪法也，用治热痢，疗效卓著。

②治一人。诊脉数象，经谓数则为热，热伤血分，致成血痢。夫脱肛者，湿热甚也。干呕者，火毒冲胃也，宜防噤口之虞。但滞下纯红，先哲已云不治。勉拟白头翁汤加味：滑石、赤茯苓、苡仁、炒陈仓米、秦皮、白头翁、黄连、黄柏。

③又治一人。痢久未止，曾服攻补收敛等剂，刻下诊脉沉数，痢赤多白少，按此脉症，乃热蕴下焦，宜白头翁汤加味，苦以坚之，酸以收之，白头翁、秦皮、黄连、黄柏、白芍、乌梅。

④又治一人。滞下经年，腹痛后重。脉沉数，此热蓄下焦，伤及阴分，延绵难愈。拟清热和阴，调气厚肠，倘脉仍不解，当议通因通用法。白头翁12g、秦皮12g、生地15g、五味3g、胡黄连1.5g、广木香1.5g、乌梅肉3g。

按：以上三案皆属热痢，均以白头翁汤为主而随症加减，随证化裁，可谓心灵手巧。白头翁汤证，为湿热秽气，郁遏广肠魄门，故后重窘迫难出。凡下重皆属于热，热邪传入厥阴，内耗血液，故多便脓血，热气胜则腹大痛，湿气胜则腹不痛。胡治一案为噤口痢，湿热均甚，故用白头翁汤加滑石之甘寒，赤苓、苡仁之甘淡以渗湿，陈仓米以和胃。二案为久痢不止，湿热未尽，热重湿轻，热蕴下焦，故用白头翁汤加白芍、乌梅酸以收之，苦以坚之，纯用苦寒，以胜热而厚肠也。三案为热痢经年，伤及阴分，故用白头翁、秦皮、胡黄连之苦寒，以清热除湿，生地以和阴，木香以调气，五味乌梅之酸以厚肠。三案病情各殊，白头翁汤之加减化裁，亦各自不同。

【方论】

(1) 明代许宏《金镜内台方议》：大利后，津液少，热气不散，则广肠燥涩而下重也。下重者，欲下不出之意。今此厥阴条中所载，热利下重，渴而欲饮水者，乃阴虚生热之盛也，亦必用苦寒之剂治之方已，非可作阳虚而用温剂也。故用白头翁为君，黄连为臣，黄柏为佐，秦皮为使。以此四味寒苦之剂而治下利之症者，知其热盛于内，苦以泄之也。

(2) 明代徐彬《金匮要略论注》：仲景治热利下重取白头翁汤。盖白头翁纯苦能坚肾，故为驱下焦风热结气君药。臣以黄连，清心火也；秦皮清肝热也；柏皮清肾热也。四味皆苦寒，故热利下重者宜之。若产后下痢，其湿热应与人同，而白头翁汤在所宜矣。假令虚极，不可无补，但非他味参、术所宜，恶其壅而燥也；亦非苓、泽淡渗可治，恐伤液也。惟甘草之甘凉清中，即所以补中；阿胶之滋润去风，即所以和血。以此治病，即以此为大补。方知凡治痢者，湿热非苦寒不除，故类聚四味之苦寒不为过，若和血安中，只一味甘草及阿胶而有余。治痢好用参、术者，正由未悉此理耳！

(3) 清代罗美《古今名医方论》：三阴俱有下利证。自利不渴者属太阴，是脏有寒也；自利渴者属少阴，以下焦虚寒，津液不升，故引水自救也；惟厥阴下利属于热，以厥阴主肝而司相火，肝旺则气上撞心，心郁则热利下重，湿热秽气奔逼广肠，魄门重滞而难出，《内经》云暴注下迫者是矣。脉沉为在里，弦为肝脉，是木郁之征也；渴欲饮水，厥阴病则消渴也。白头翁临风偏静，长于驱风，用为君药，以厥阴风木，黄连泻君火，可除上焦之渴，是苦以发之；黄柏泻相火，可止下焦之利，是苦以坚之。治厥阴热利有二：初利用此方，以升阳散火，是谓下者举之，寒因热用法，久利则用乌梅丸之酸以收之，佐以苦寒，杂以温补，是谓逆之从之，随所利而行之，调其气使之平也。

(4) 清代汪昂《医方集解》：此足阳明、少阴、厥阴药也。白头翁苦寒，能入阳明血分，而凉血止痢；秦皮苦寒性涩，能凉肝益肾而固下焦；黄连凉心清肝，黄柏泻火补水，并能燥湿止痢而厚肠。取其寒能胜热，苦能坚肾，涩能断下也。

(5) 清代周扬俊《伤寒论三注》：白头翁汤皆凉药也，然四者之中各有分治。能逐血以疗肠癖者，白头翁也；能洗发肝家之热，以散其邪者，秦皮也；能去心火而厚肠胃者，黄连也；能除热以利小肠，即可以止泄者，黄柏也。合四者之长，以治热利下重，而有不愈者乎？

(6) 清代魏念庭《金匮要略方论本义》：产后下利虚极者，自当大补其气血矣。不知其人虽极虚，而下利者，乃夹热之利，切未可以遽补，补之则热邪无出，其利必不能止也。主之以白头翁加甘草阿胶汤，清热燥湿，补中理气，使热去而利自止。亦治虚热下利之妙方，不止为产后论治矣。

（7）清代尤怡《伤寒贯珠集》：伤寒热邪入里，因而作利者，谓热利。下重即后重，热邪下注，虽利而不得出也。白头翁苦辛除邪气，黄连、黄柏、秦皮苦以坚之，寒以清之，涩以收之也。

（8）清代陈蔚《长沙方歌括》：厥阴标阴病，则为寒下；翁阴中见病，则为热利，下重者，即经所谓"暴注"是也。白头翁临风偏静，特立不挠，用以为君，欲平走窍之火，必先定摇动之风也。秦皮浸水青蓝色，得厥阴风木之化，故用以为臣。以黄连、黄柏为佐使者，其性寒，寒能除热，其味苦，苦又能坚也。总使风木遂其上行之性，则热利下重自除，风火不相煽动而燎原，则热渴饮水自止。

（9）清代费伯雄《医方论》：香连丸治气分不通之后重，此则治热伤营血之后重，故但清降而不用气分药。

（10）曹颖甫《金匮发微》：用白头翁、秦皮以清凉去血分之热；黄连、黄柏以苦燥而兼凉性者，除下焦之湿。于是湿热并去，气无所阻而利自止矣。所以不用气分药者，湿热去而气自通也。

【方歌】白头翁汤治热痢，黄连黄柏与秦皮，味苦性寒能凉血，解毒坚阴功效奇。

31. 青蒿鳖甲汤

【方源】《温病条辨》

【组成】青蒿二钱（6 g）　鳖甲五钱（15 g）　细生地四钱（12 g）　知母二钱（6 g）　丹皮三钱（9 g）

【用法】上药以水五杯，煮取二升，日再服。

【功用】养阴透热。

【**主治**】 温病后期，邪伏阴分证。

【**证候**】 夜热早凉，热退无汗，舌红少苔，脉细数。

【**病机**】 本方证为温病后期，阴液已伤，余邪深伏阴分所致。夜间属阴，余热深伏阴分，则夜热早凉；白昼阳气来复，邪不出表，仍伏阴分，加之温病津伤，则热退无汗；舌红少苔，脉象细数皆为阴虚有热之候。此邪伏阴分，阴津虚耗，无力透邪外出。既不能纯用滋阴之品，恐滋腻恋邪；更不能单用苦寒，恐化燥伤阴之弊，须养阴与透邪并进。

【**方解**】 对此阴虚邪伏之证，不可纯用养阴之品，因邪热未尽，深伏阴分。滋腻太过则恋热留邪；虽有内热，亦不得用苦寒之品，阴液已伤，苦寒化燥则更伤其阴。正如吴瑭所云："邪气深伏阴分，混处气血之中，故不能纯用养阴；又非壮火，更不得任用苦寒。"因此，只能一面养阴，一面清热。使阴复足以制火，邪去则其热自退，且因邪热深伏，故宜选用具有透达作用的清热药物，使之透出阳分而解。

方中鳖甲咸寒，直入阴分，滋阴退热，入络搜邪；青蒿苦辛而寒，其气芳香，清热透络，引邪外出。两药相配，滋阴清热，内清外透，使阴分伏热宣泄而解，共为君药。即如吴瑭自释："此方有先入后出之妙，青蒿不能直入阴分，有鳖甲领之入也；鳖甲不能独出阳分，有青蒿领之出也。"生地甘寒，滋阴凉血；知母苦寒质润，滋阴降火，共助鳖甲以养阴退虚热，为臣药。丹皮辛苦性凉，泄血中伏火，为佐药。诸药合用，共奏养阴透热之功。

【**禁忌**】 阴虚易动风者不宜使用。

【**案例**】 丘和明医案：①陈某，女，28 岁。2002 年 5 月 24 日初诊。发热 4 天，午后及夜间发热，体温 38 ℃ 左右，清晨下降至正常，伴咽痒痛，少汗，舌边红、苔薄黄，脉浮数。患者平素头晕乏力，动则心悸气短，腰膝酸软，面萎黄，尿淡黄，近日加重。确诊为再生障碍性阵发性睡眠性血红蛋白尿（AA‑PNH）综合征已 8 年。证属气血阴精虚损，外感风热。治以透邪清热，佐以疏风宣肺利咽。处方：板蓝根、玉米须各 30 g，连翘、鳖甲（先煎）、生地黄、黄芩、地骨皮各 15 g，玄参、牛蒡子、桔梗、青蒿（后下）、防风各 12 g。7 剂，每天 1 剂，水煎服。5 月 31 日二诊：午后已不发热，晚 8～9 时仍低热，体温 37.5 ℃ 左右，咽痛减，咳嗽少痰，舌淡，脉虚数。肺卫邪热减轻，阴分邪热渐去，但肺气已伤，失于宣降，续以清透阴分邪热，宣降肺气。处方：荆芥、桔梗、百部、白前、紫菀、青蒿（后下）各12 g，鳖甲（先煎）、地骨皮、何首乌各15 g，鸡血藤30 g，陈皮9 g，甘草6 g。连服4剂。6月4日三诊：3剂尽后体温正常，咳嗽减，咽痛除，但昨天排烂便3次，晚间再次低热，体温37.5℃，晨起热退，舌淡、苔微腻，脉细数。处方：鳖甲（先煎）、茵陈、何首乌、太子参、地骨皮各15 g，桔梗、青蒿（后下）、紫菀、款冬花各12 g，火炭母、玉米须各3 g，甘草6 g。服4剂，诸症消失。

按：本例AA-PNH综合征属中医虚劳、阴黄范畴，以脾肾、气血虚弱为主要病机。本病由于脾肾、气血亏虚，外邪易于入侵，且易深入阴分，进一步耗伤正气。患者初诊因气血阴精虚损，外感风热，邪热尚在肺卫而部分邪热已深入阴分，故用青蒿鳖甲汤透邪清热，佐以疏风清热，宣肺利咽。二诊肺卫邪热减轻，阴分邪热渐去，但肺已受伤，失于宣降，续以清透阴分邪热，宣降肺气。服3剂，症状基本消失，但第4天出现大便烂，晚间低热，苔腻，脉细数。证乃脾虚生湿而余热未净，故仍以清透余邪，位以益气除湿，使湿邪余热尽去而愈。

②钟某，男，39岁。患急性髓细胞白血病M2b 3年余，化疗完全缓解后多次巩固化疗。6个月前于某医院1次化疗后持续发热1月余，体温在38～39℃，经抗感染及对症治疗均未退热，延丘教授诊治。诊见：弛张高热，多汗，纳呆，疲乏，头发全脱落，面色苍白，舌淡、苔白厚，脉弦细数。证属正虚邪伏阴分。治以清透阴分邪热。以青蒿鳖甲汤加减。处方：青蒿、鳖甲（先煎）、牡丹皮、金银花、女贞子、旱莲草各15 g，黄芩、桑叶各12 g，甘草6 g。服药1剂热减，续服5剂热退。复诊时继续给予滋阴益气解毒之剂及清毒片（山慈菇、重楼、白花蛇舌草、制大黄、胡黄连、大青叶等组成，本院制剂室制剂）、养正片（黄芪、人参、补骨脂、熟地黄、黄精、赤灵芝、女贞子、旱莲草等组成，本院制剂室制剂）口服。

按：白细胞减少、粒细胞缺乏、免疫能力低下引起细菌、病毒感染是白血病发热的常见病因，化疗后的骨髓抑制、粒细胞缺乏常导致感染发热。正气虚弱、邪毒内侵是急性白血病重要病机，邪毒入血伤髓是其病理。本例化疗后损伤肝肾精血，致六淫外邪入侵而致发热，经多方治疗仍高热不退，乃因肝肾虚弱致邪陷阴分，故以青蒿鳖甲汤加减清透阴分邪热，服药数剂邪热外透而解。在化疗中后期辨证运用扶助正气、补益肝肾之剂可防止化疗后体虚致外邪入侵或邪陷阴分。

③李某，男，38岁。2003年6月25日初诊。因全身皮下瘀点、齿衄，诊断为急性非淋巴细胞白血病M4a。9月前曾予DA方案诱导化疗缓解，因故间隔2个月未化疗，见贫血、齿衄、皮肤紫癜，外周血大量幼稚细胞，骨髓细胞学检查为原粒15%，原幼单4%。诊为非淋巴细胞白血病M4a复发。予MA方案化疗1个疗程，再次缓解，后予以DA方案巩固1个疗程，末次化疗时间为2003年6月15日，共经3个疗程化疗后患者因经济原因不愿再行化疗，门诊予以中医治疗。诊见：患者精神欠佳，面色稍白，纳睡及二便尚可，无头晕头痛、心慌气促及出血，舌淡红、苔薄白，脉细。证属正气虚弱，邪毒内伏。治以扶正祛毒。予清毒片每次4片，每天3次；养正片每次4片，每天3次。中药以补益脾肾为主，辅以透邪清毒。方以青蒿鳖甲汤加减。处方：青蒿（后下）、生地黄、牡丹皮、知母、黄精、茯苓、女贞子、旱莲草、半枝莲各15 g，鳖甲（先煎）、白花蛇舌草各20 g，甘草6 g。以此方为基础随症稍作加减，治疗数月，患者精神尚可，无明显头昏、气促、心慌，无出血倾向。检查外周血分析：WBC（3～5）×10^9/L，未见幼稚细胞，Hb 60～80 g/L，BPC（60～90）×10^9/L。

按：急性白血病经早期积极诱导治疗获得完全缓解后，体内仍存有用普通方法检测不出的白血病细胞，即微小残留白血病，是白血病复发根源之一。丘教授认为正气虚弱而邪毒内留阴分是其基本病机，治疗以扶助正气，清透余毒为法。本例经骨髓细胞学等检查确诊为急性非淋巴细胞白血病M4a，首次化疗缓解后因故2个月未做治疗，体内余毒日益积蓄，损伤正气，导致复发。复发后再次诱导缓解并巩固1个疗程，并坚持中医治疗。清毒片、养正片是丘教授领导的研究小组研制并用于临床的有效药物，能改善白血病模型动物的免疫功能。汤药以清透阴分余毒之青蒿鳖甲汤配伍补益脾肾、清热解毒之品，扶正、祛毒、透毒数法合用，有效地控制了邪毒积蓄增殖。

【方论】

(1) 清代吴瑭《温病条辨》：夜行阴分而热，日行阳分而凉，邪气深伏阴分可知；热退无汗，邪不出表而仍归阴分，更可知矣，故曰热自阴分而来，非上、中焦之阳热也。邪气深伏阴分，混处气血之中，不能纯用养阴，又非壮火，更不得任用苦燥。故以鳖甲蠕动之物，入肝经至阴之分，既能养阴，又能入络搜邪；以青蒿芳香透络，从少阳领邪外出；细生地清阴络之热；丹皮泻血中之伏火；知母者，知病之母也，佐鳖甲、青蒿、丹皮之辛凉，以助阳气之起发于阴中，以逐邪外出也；惟其阴亏，而成搜剔之功焉。再此方有先入后出之妙，青蒿不能直入阴分，有鳖甲领之入也；鳖甲不能独出阳分，有青蒿领之出也。

（2）蔡陆仙《中国医药汇海·方剂部》：治温病夜热早凉，热退无汗，热自阴分而发者。夫邪自阴出阳，自内达外，则其内之阴已亏，而为伏热之根据地，既已自内达外，由阴出阳，而其热之仍留内不解者，则其阳气之被邪热遏于阴中，而不能泄越可知也。惟其不能泄越，故用青蒿邪热伏为根据，故用鳖甲、生地、知母之甘寒以养阴，搜搏其伏寇也。合之为辛凉甘寒复法，而收内修外攘之功，岂不宜哉！

（3）秦伯未《谦斋医学讲稿》：本方原治温病邪伏阴分，亦用于肝虚潮热。因鳖甲入肝滋阴，丹皮凉肝，青蒿清透少阴之热，佐以生地、知母养阴退蒸，对肝虚形成的潮热，恰恰符合。这种潮热多发于午后，伴见神疲汗出，形体消瘦，脉来细弱而数等。

【方歌】青蒿鳖甲地知丹，热自阴来仔细看，夜热早凉无汗出，养阴透热服之安。

第五章 祛暑方

32. 香薷散

【方源】《太平惠民和剂局方》

【组成】香薷去土,一斤（500 g）　白扁豆微炒　厚朴去粗皮姜制,各半斤（各250 g）

【用法】上为粗末，每服三钱，水一盏，入酒一分，煎七分，去滓，水中沉冷。连吃二服，不拘时候。

【功用】解表散寒，化湿和中。

【主治】风寒表证与脾胃寒湿证。

【证候】发热恶寒，头痛身重，无汗，腹痛吐泻，胸脘痞闷，舌苔白腻，脉浮。

【病机】本方为夏月外感于寒，内伤于湿而设。外感寒邪，腠理闭塞，故见恶寒发热、头痛头重、脉浮等表证。饮食生冷，湿伤脾胃，气机不畅，则胸闷泛恶、四肢倦怠，甚或腹痛吐泻。治当外解肌表之寒，内化脾胃之湿。

【方解】方中香薷辛温芳香，解表散寒，祛暑化湿，是夏月解表之要药，李时珍称其"犹冬月之麻黄"，为君药；厚朴苦辛而温，行气除满，燥湿行滞，为臣药；更用甘平之扁豆以消暑和中，兼能化湿，为佐使药。三药合用，既能解表寒、祛暑邪，又能化内湿、和脾胃，实为祛暑解表，化湿和中之良方。

【禁忌】若属表虚有汗或中暑发热汗出、心烦口渴者，不宜使用。

【案例】蒲辅周医案：谷某，男，9个月。肺炎8天，西药未能控制。身热无汗，两颊潮红，咳嗽不喘。昨日两眼上吊。腹满、大便次数多。舌红无苔，脉浮数，左大于右。病在肺，属暑温范畴，治宜苦辛。处方：香薷、杏仁、鲜藿香、竹叶各一钱，扁豆衣、银花连叶、六一散、荷叶各二钱，黄连三分，2 剂（如见潮汗则去香薷、藿香、黄连，加麦冬、天冬、炒麦芽、化橘红）。复诊：汗出热退，诸症亦减，脉滑。属余热夹痰，治宜调和肺胃、清热化痰。拟保和丸四钱，水煎服。三诊：昨天复发热，咳嗽有痰，有汗，腹满。舌质淡，后根苔白腻，脉沉滑无力，属肺胃元气未复，湿滞，治宜宣肺和湿、调和脾胃。处方：杏仁一钱半，苡仁四钱，冬瓜仁三钱，化橘红、丝瓜络、法半夏各一钱，炒麦芽、茯苓各钱半，扁豆衣二钱，生姜一片。连服 2 剂，病情逐渐好转，痊愈出院。

【方论】

（1）清代张秉成《成方便读》：此因伤暑而兼感外寒之证也。夫暑必挟湿，而湿必归土，乘胃则吐，乘脾则泻。是以夏月因暑感寒，每多呕泻之证，以湿感于内，脾胃皆困也。此方香薷之辛温香散，能入脾肺气分，发越阳气，以解外感之邪。厚朴苦温，宽中散满，以祛脾胃之湿。扁豆和脾利水，寓匡正御邪之意耳。

（2）清代薛生白《温热经纬》：此由避暑而感受寒湿之邪，虽病于暑月，而实非暑病……其用香薷之辛温，以散阴邪，而发越阳气；厚朴之苦温，除湿邪而通行滞气；扁豆甘淡，行水和中。倘无恶寒头痛之表证，即无取香薷之辛香走窜矣。无腹痛吐利之里证，亦无取厚朴、扁豆之疏滞和中矣。故热渴甚者，加黄连以清暑，名四味香薷饮，减去扁豆名黄连香薷饮。湿盛于里，腹膨泄泻者，去黄连加茯苓、甘草，名五物香薷饮。若中虚气怯汗出多者，加入参、芪、白术、橘皮、木瓜，名十物香薷饮。然香薷之用，总为寒湿外袭而设，不可用治不挟寒湿之暑热也。

（3）清代顾松园《医镜》：此夏月解表而兼和里之剂，盖纳凉广厦，阳气为阴寒所遏，故有头痛发热恶寒无汗之症，此在表而不在里也；过食生冷，则胃家为生冷所伤，故有吐泻腹痛之症，此在里而不在表也。均伤寒冷，表里悬殊，用药亦异。

（4）清代喻嘉言《医门法律》：日中劳役，而触冒暑者，此宜清凉解其暑毒，如白虎汤、益元散、黄连香薷饮、三黄石膏汤之类，皆可取用也；深居广厦，袭风凉，餐生冷，遏抑其阳而病暑者，一切治暑清凉之方，即不得径情直施。如无汗仍须透表以宣其阳，如吐利急须和解以安其中，甚者少用温药以从治之。故治冒暑之霍乱吐泻，以治暑为主；避暑之霍乱吐泻，以和中温中为主，不可不辨也。元丰朝立和剂局方，萃集医家经验之方，于中暑一门独详……其香薷饮，用香薷、扁豆、厚朴为主方。热盛则去扁豆，加黄连为君，治其心火；湿盛则去黄连，加茯苓、甘草，治其脾湿……或用十味香薷饮，于局方五味中，增入人参、黄芪、白术、陈皮、木瓜，益虚以去湿热。

（5）冉雪峰《历代名医良方注释》：查本方为夏日暑为寒折之要方，大意在疏表和中以解暑。方制虽不及经方精纯，而简洁不支。局方暑门类，以香薷为剂标名者，有香薷汤、香薷丸，此方为散也，后人改散为饮。去扁豆加甘草、黄连，名黄连香薷饮。加茯苓，名五物香薷饮。加人参、黄芪、白术、橘皮、木瓜，为十味香薷饮。随证加减，澈上澈下，澈内澈外，善用者，有各各适应之妙。寓香薷一名"香薷"，又名"香菇"。左传一薰一莸，十年尚犹有臭。臭虽异气，各各十年，气胜可知。表气化则里气化，里气化则表气化，气化水行，水行暑降。稍加酒煎，大助香薷疏表之力，故可立效。冷服热服，均各有意义。在学者恰当病机，进退于其间耳。至暑何用于香薷为宜，暑何用于香薷不宜，谓此方治阴暑，不治阳暑，盖犹是中人以下知识矣。

【方歌】三物香薷豆朴先，散寒化湿功效兼，若著银翘豆易花，新加香薷祛暑煎。

33. 清暑益气汤

【方源】《温热经纬》

【组成】西洋参（10 g）　石斛（15 g）　麦冬（15 g）　黄连（10 g）　竹叶（12 g）　荷梗（12 g）　知母（10 g）　甘草（6 g）　粳米（15 g）　西瓜翠衣（30 g）

【用法】水煎服。

【功用】清暑益气，养阴生津。

【主治】暑热气阴两伤证。

【证候】身热心烦，口干舌燥，渴欲饮水，气短乏力，身体倦怠，小便黄赤，舌红苔薄黄，脉细或虚数。

【病机】暑热侵袭，气津两伤。

【方解】西洋参益气生津，养阴清热，合西瓜翠衣清热解暑，共为君药。荷梗可以解暑清热，又可理气宽胸；石斛、麦冬助西洋参养阴生津，共为臣药。黄连苦寒，其功专于泻火，以助清热祛暑之力；知母苦寒质润，滋阴泻火；竹叶清热除烦，为佐药。甘草、粳米益胃和中，为使药。

【禁忌】本方因有滋腻之品，故暑病夹湿者不宜使用。

【案例】阮诗玮案例：江某，女，7岁，学生，阴虚体质。2011年7月2日初诊。患者于2010年11月6日出现皮肤紫癜，呈对称性，以腰以下为著，就诊于某三甲医院，诊断为紫癜性肾炎（皮肤型），予泼尼松等治疗后病情改善，激素逐渐减量，出院后尿蛋白波动（阴性～＋＋），隐血波动（＋＋～＋＋＋），目前口服激素15 mg／日。既往无特殊病史。患者诉近日常于户外活动时出现汗多，乏力，口稍干，双下肢可见散在紫斑，纳可，寐安，小便色稍黄，大便自调，舌质红、苔薄黄少津，脉细数。实验室检查：尿常规示尿蛋白（＋），隐血（＋＋＋），红细胞246.3个/μL，37.3个/Hp，白细胞30个/μL，5.1个/Hp；血常规、肾功能未见明显异常。西医诊断为紫癜性肾炎；中医辨证为紫斑（暑热气阴两伤），治宜清暑益气、养阴生津、凉血止血，投以王氏清暑益气汤加减。拟方如下：太子参12 g，黄连3 g，淡竹叶6 g，麦冬12 g，知母6 g，甘草3 g，荷叶10 g，石斛12 g，淮山15 g，大蓟12 g，茜草12 g，上杷菜12 g，水煎服，连服7剂。2011年7月9日复诊，诸症较前改善，复查尿常规：隐血微量，红细胞28.3个/μL，5.0个/Hp。守方续服。

按：此案关键点有三：①患者于2011年7月2日来诊，正值暑天。②户外活动史。③汗多、乏力、口干、便赤、舌质红、苔薄黄、脉细数均为气津两伤之症；皮肤紫斑乃血热迫血妄行，或气虚所致血不循经溢于皮肤所致。综合分析即辨为暑热气阴两伤，予清暑益气、养阴生津、止血治疗，全方以王氏清暑益气汤为主方治其本，大蓟、茜草、上杷菜清热解毒、凉血止血治其标，双管齐下，颇具疗效。

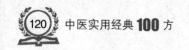

【方论】

（1）金代李杲《脾胃论》：《内经》曰：阳气者，卫外而为固也。灵则气泄。今暑邪干卫，故身热自汗，以黄芪甘温补之为君。人参、橘皮、当归、甘草，甘微温，补中益气为臣。苍术、白术、泽泻，渗利而除湿；升麻、葛根，甘苦平，善解肌热，又以风胜湿也；湿胜则食不消而作痞满，故炒曲甘辛、青皮辛温，消食快气；肾恶躁，急食辛以润之，故以黄柏苦辛寒，借甘味泻热补水；虚者滋其化源，以人参、五味子、麦门冬，酸甘微寒，救天暑之伤于庚金为佐。

（2）清代汪昂《医方集解》：此手足太阴足阳明药也。热伤气，参、芪益气而固表；湿伤脾，二术燥湿而强脾；火盛则金病而水衰，故用麦冬、五味以保肺而生津，用黄柏以泻热而滋火；青皮平肝而破滞；当归养血而和阴；神曲化食而消积；升、葛解肌热而升清；泽泻泻湿热而降浊；陈皮理气；甘草和中。合之以益气强脾，除湿清热也。

【方歌】清暑益气西洋参，竹叶知草与荷梗，麦冬米斛连瓜翠，暑伤气津此方能。

第六章　温　里　方

34. 理中丸

【方源】《伤寒论》

【组成】人参　干姜　白术　甘草炙（各90 g）

【用法】作汤剂，水煎服，用量按原方比例酌减；作丸剂，共研细末，炼蜜为丸，每丸重9 g，每次一丸，温开水送服，每日2~3次。

【功用】温中祛寒，补气健脾。

【主治】脾胃虚寒证；脾胃虚寒所致的胸痹；或病后多涎唾；或小儿慢惊等。

【证候】脘腹绵绵作痛，喜温喜按，呕吐，大便稀溏，脘痞食少，畏寒肢冷，口不渴，舌淡苔白润，脉沉细或沉迟无力。

【病机】本方所治诸证皆由脾胃虚寒所致。中阳不足，寒从中生，阳虚失温，寒性凝滞，故畏寒肢冷、脘腹绵绵作痛、喜温喜按；脾主运化而升清，胃主受纳而降浊，今脾胃虚寒，纳运升降失常，故脘痞食少、呕吐、便溏；舌淡苔白润，口不渴，脉沉细或沉迟无力皆为虚寒之象。治宜温中祛寒，益气健脾。

【方解】方中干姜为君，大辛大热，温脾阳，祛寒邪，扶阳抑阴。人参为臣，性味甘温，补气健脾。君臣相配，温中健脾。脾为湿土，虚则易生湿浊，故用甘温苦燥之白术为佐，健脾燥湿。甘草与诸药等量，寓意有三：一为合参、术以助益气健脾；二为缓急止痛；三为调和药性，是佐药而兼使药之用。纵观全方，温补并用，以温为主，温中阳，益脾气，助运化，故曰"理中"。

【禁忌】本方由辛温燥热之品组成，针对中焦虚寒而设，应用时应注意辨

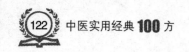

清寒热真假，对于素体阴虚、失血之症者，不可使用。孕妇慎服。

【案例】

（1）许叔微医案：曹生初病伤寒六七日，腹满而吐，食不下，身温，手足热，自利，腹中痛，呕，恶心。医者谓之阳多，尚疑其手足热，恐热蓄于胃中吐呕，或见吐利而为霍乱，请予诊。其脉细而沉。质之曰："太阴证也。"太阴之为病，腹满而吐，食不下，自利益甚，时腹自痛。予止以理中丸，用仲景云"如鸡子黄大"。昼夜投五六枚。继以五积散，数日愈。

按：本案脉证，一派太阴虚寒之象。至于"手足热"，是手足不冷之意，即"手足自温"也。说明本证还未发展至少阴阳衰阴盛之四肢厥冷，仅为太阳虚寒之证，故用理中汤理中焦之阳而愈。

（2）袁文斐医案：王某某，男，39岁。初诊于1949年2月11日。病者腹泻已逾一年，经常肠鸣，大便稀溏，日下八九次，食欲欠佳，完谷不化，曾经数十医诊治而不效。予诊时，患者面色苍白无华，精神疲乏，腹部稍胀而喜按，舌苔浮有一层黄色厚腻物，脉细迟。此是脾虚泄泻，法宜补中益土，方用理中汤：人参9g，炒白术9g，黑干姜7.5g，炙甘草6g。连服6剂，病情大有好转，继服6剂，药尽即瘥。

按：脾主运化，胃主腐熟。脾胃阳虚，则釜薪无焰，水反为湿，谷反为滞，下注肠道而令泄泻。理中汤正为中焦虚寒，脾虚湿停而设，故投之即效。

（3）俞长荣医案：黄某，女，35岁。患水肿病新瘥，面部仍有轻微水肿，面色淡黄，唇色不荣。近日胃脘作痛，绵绵不休，口中干燥，大便3日未通。脉象沉涩，舌白而干。我拟理中汤一剂，方用：党参12g，白术9g，干姜6g，炙甘草9g。

门人问：口燥便秘而用理中汤，岂不怕使燥结更甚吗？我说：此证乃脾虚中阳不振，运化失司，水津不布。津液不上输，故口燥舌干；不下行，故大便秘。是太阴里虚寒，而非阳明里实热证。从患者以往病史及当前面色、脉象可知。其痛绵绵不休，腹无鞭结，不拒按，是虚痛。故用理中汤温中健脾，使脾阳振奋，津液得行，所有症状即可解除。次日复诊，大便已通，口舌转润，胃脘痛随之而减，遂与六君子汤以善其后。

按：（原按）本例口燥便秘而用理中汤，是根据"塞因塞用"，反治法原理。诊断关键在于分析病因、病情，辨别属寒属热、属虚属实。属虚寒者，才可用本方；属实热者，即当考虑用承气汤。所谓"差之毫厘，失之千里"，辨证论治岂容疏忽！

（4）杨志一医案：李某某，男，34 岁。腹痛里急，下痢赤白，每日三四次。小便清利，形寒肢冷。脉象细弱，舌苔薄白。此太阴寒痢，仿东垣法，以理中汤加枳实温中导滞。处方：西党参 9 g，白术 9 g，炮姜 9 g，炙甘草 4.5 g，枳实 6 g。3 剂后腹痛下利已止，大便正常，饮食较好，但手足未温，脉仍沉细，再以附桂理中汤 3 剂调治而愈。

按：腹痛里急，下痢赤白，当分寒热。若发热、口渴、溲赤、舌红、苔黄者，厥阴热利也，白头翁汤主之。今小便清利、形寒肢冷、舌苔薄白、脉象细弱，乃太阴寒利也，用理中汤加枳实温中导滞治之，法见李东垣《脾胃论》。

（5）张景岳医案：倪孝廉者，年逾四旬，素以灯窗之劳，伤及脾气，头冒虚汗，手脚抖擞，唇舌淡白，脉沉缓无力。此属冲任虚寒，脾不统血，即拟固本止崩汤加减 3 剂（理中汤干姜易炮姜，加黄芪、当归、祈艾、益母草，增强益气调经止血之力）。患者服药 3 剂后，经血明显减少，其余诸症亦随之减轻，再服 4 剂，经血基本全止，改用归脾汤加减调理善后。

按：脉证所现，乃中焦虚寒，脾不统血之象，故以理中汤加温中益气、调经之品获愈。干姜易炮姜者，在于缓燥烈而增止血之用。

【方论】

（1）金代成无己《伤寒明理论》：心肺在膈上为阳，肾肝在膈下为阴，此上下脏也。脾胃应土，处在中州，在五脏曰孤脏，属三焦曰中焦。自三焦独治在中，一有不调，此丸专治，故名曰理中丸。人参味甘温。《内经》曰：脾欲缓，急食甘以缓之。缓中益脾，必以甘为主，是以人参为君。白术味甘温，《内经》曰：脾恶湿，甘胜湿。温中胜湿，必以某为助，是以白术为臣。甘草味甘平，《内经》曰：五味所入，甘先入脾。脾不足者，以甘补之，补中助脾，必先甘剂，是以甘草为佐。干姜味辛热，喜温而恶寒者胃也，胃寒则中焦不治。《内经》曰：寒淫所胜，平以辛热。散寒温胃，必先辛剂，是以干姜为使。脾胃居中，病则邪气上下左右无所不至，故又有诸加减焉。

（2）明代许宏《金镜内台方议》：霍乱者，乃一时之间，挥霍闷乱，上吐下泄者是也。若头痛发热，身疼痛，热多欲饮水者，邪生于阳也，属五苓散，与《外台》和中汤以散之。若脉微小，寒多不用水者，邪发于阴也，属理中丸汤，甚者加附子主之。经曰：脾欲缓，急食甘以缓之。故用人参为君，补中正气，以甘草为臣，辅之也；以白术为佐，正气固中；以干姜为使，温脾散寒。经曰：寒淫所胜，平以辛热是也。

(3) 清代柯琴《伤寒来苏集·伤寒附翼》：太阴病，以吐利腹满痛为提纲，是遍及三焦矣。然吐虽属上，而由于腹满；利虽属下，而由于腹满，皆因中焦不治以致之也。其来由有三：有因表虚而风寒自外入者，有因下虚而寒温自下上者，有因饮食生冷而寒邪由中发者，总不出于虚寒。法当湿补以扶胃脘之阳，一理中而满痛吐利诸症悉平矣。故用白术培脾土之虚，人参益中宫之气，干姜散胃中之寒，甘草缓三焦之急也。且干焦得白术，能除满而止吐；人参得甘草，能疗痛而止利。或汤或丸，随机应变，此理中确为之主剂软。夫理中者，理中焦，此仲景之明训。且加减法中又详其吐多、下多、腹痛满等法。而叔和录之于大病差后治真吐一症，是坐井观天者乎！

(4) 清代罗美《古今名医方论》：阳之动始于温，温气得而谷精运，谷气升而中气赡，故名理中。实以燮理之功，予中焦之阳也。若胃阳虚，则中气失宰，膻中无发宣之用，六腑无洒陈之功，犹如釜薪失焰，故下至清谷，上失滋味，五脏凌夺，诸症所由来也。参、术、炙草，所以固中州；干姜辛以守中，必假之以焰釜薪而腾阳气。是以谷入于阴，长气于阳，上输华盖，下摄州者，五脏六腑皆以受气矣。此理中之旨也。若水寒互胜，即当脾是肾双温，附子之加，而命门益，土母温矣。

(5) 清代王子接《绛雪园古方选注》：理中者，理中焦之气，以交于阴阳也。上焦属阳，下焦属阴，而中焦则为阴阳相偶之处，仲景立论，中焦热，则主五苓以治太阳；中焦寒，则主理中以治太阴。治阳用散，治阴用丸，皆不及于汤，恐汤性易输易化，无留恋之能，少致和之功耳。人参、甘草，甘以和阴也；白术、干姜，辛以和阳也。辛甘相辅以处中，则阴阳自然和顺矣。

(6) 清代吴瑭《温病条辨》：人参、甘草，胃之守药；白术、甘草，脾之守药；干姜能通能守，上下两泄者，故脾胃两守之。且守中有通，通中有守，以守药作通用，以通药作守用。

(7) 清代张秉成《成方便读》：此脾阳虚而寒邪伤内也。夫脾阳不足，则失其健运之常，因之寒凝湿聚。然必其为太阴寒湿，方可用此方法，否则自利呕痛等证，亦有火邪为患者。故医者当望闻问切四者合阐，庶无差之毫厘，缪以千里之失。若表里寒热虚实既分，又当明其病之标本。如以上诸病，虽系寒凝湿聚，皆因脾阳不足而来，则阳衰为本，寒湿为标。是以方中但用参、术、甘草，大补脾元。加炮姜之温中守而不走者，以复其阳和，自然阳长阴消，正旺邪除耳。

（8）蔡陆仙《中国医药汇海·方剂部》：理中者，调理中土也，较建中轻而用广。凡太阴自利不渴，寒多而呕，腹痛便溏，脉沉无力，或厥冷拘急，或结吐，及感寒霍乱者，均可治之。方中以干姜为主，为暖胃之要药；佐白术健胃去停饮，人参补中气，甘草以缓急迫。合而用之，为慢性胃肠病之泛恶吐酸、肠鸣便溏之专剂。

【方歌】理中丸主理中乡，甘草人参术干姜，呕利腹痛阴寒盛，或加附子总扶阳。

35. 小建中汤

【方源】《伤寒论》

【组成】饴糖（30 g） 桂枝（9 g） 芍药（18 g） 生姜（9 g） 大枣（6枚） 甘草炙（6 g）

【用法】上六味，以水七升，煮取三升，去渣，内饴，更上微火消解。温服一升，日三服（现代用法：水煎取汁，兑入饴糖，文火加热溶化，分两次温服）。

【功用】温中补虚，和里缓急。

【主治】中焦虚寒，肝脾不和证。

【证候】腹中拘急疼痛，喜温喜按，神疲乏力，虚怯少气；或心中悸动，虚烦不宁，面色无华；或伴四肢酸楚，手足烦热，咽干口燥。舌淡苔白，脉细弦。

【病机】该方病证因中焦虚寒，肝脾失和，化源不足所致。中焦虚寒，肝木乘土，故腹中拘急疼痛、喜温喜按。脾胃为气血生化之源，中焦虚寒，化源匮乏，气血俱虚，故见心悸、面色无华、发热、口燥咽干等。症虽不同，病本则一，总由中焦虚寒所致。治当温中补虚而兼养阴，和里缓急而能止痛。

【方解】方中重用甘温质润之饴糖为君，温补中焦，缓急止痛。臣以辛温之桂枝温阳气，祛寒邪；酸甘之白芍养营阴，缓肝急，止腹痛。佐以生姜温胃散寒，大枣补脾益气。炙甘草益气和中，调和诸药，是为佐使之用。其中饴糖配桂枝，辛甘化阳，温中焦而补脾虚；芍药配甘草，酸甘化阴，缓肝急而止腹痛。六药合用，温中补虚缓急之中，蕴有柔肝理脾，益阴和阳之意，用之可使中气强健，阴阳气血生化有源，故以"建中"名之。

【禁忌】呕吐或中满者不宜使用；阴虚火旺之胃脘疼痛者忌用。

【案例】

(1) 刘渡舟医案：李妇，38岁。产后失血过多，又加天气严寒，而腹中疼痛，痛时自觉肚皮向里抽动。此时，必须用热物温暖，方能缓解。切其脉弦细而责，视其舌淡嫩、苔薄。辨为血虚而不养肝，肝急而刑脾，脾主腹，是以拘急疼痛，而遇寒更甚。为疏：桂枝10 g，白芍30 g，炙甘草6 g，生姜9 g，大枣7枚，当归10 g，饴糖40 g（烊化）。此方服3剂，而腹痛不发。转方用双和饮气血两补收功。

按：本案为典型的虚寒腹痛，由血虚不能养肝，肝急刑脾所致，以腹中急痛，喜温喜按，脉弦而细为特征。小建中汤在补益脾胃之中兼能平肝胆之气，又能缓解筋脉之拘急，用于本案正中其机。据刘老经验，治疗脾气虚弱，肝胆气急腹痛，可先服小建中汤，然后再用小柴胡汤去黄芩加芍药，效果更佳。

(2) 胡希恕医案：张某，男，42岁。1966年6月10日初诊。胃脘隐痛反复发作已5年，经检查诊断为"胃黏膜脱垂"。近常饿时胃脘痛，恶寒怕冷，口中渴不思饮，大便微溏，日2次行，下肢瘫软。先与附子理中汤治之不效，后细问症，据有汗出恶风，脉缓，知为表虚中寒之证，故予小建中汤：桂枝10 g，白芍18 g，生姜10 g，大枣4枚，炙甘草6 g，饴糖45 g（分冲）。服6剂胃脘痛已，但饿时仍不适，大便溏好转，但仍日2行，再服上方。7月1日复诊，除大便微溏外，余无不适。

按：中焦虚寒，胃络失煦而疼痛。治宜温中寒，缓里急。附子理中汤虽能温中，但无缓急之功，故用之乏效。惟小建中汤辛甘化阳而温里，酸甘化阴而缓急，正中病机，故投之痛已。

（3）**魏传余医案**：李某，女，24岁。1987年6月6日就诊。于6个月前觉吞咽梗阻，食后呕吐，时轻时重。轻时，吞咽干食困难；重时，稀饭、开水均难咽下。伴胸胁疼痛，失眠易怒。经某医院检查，诊断为"贲门失弛缓症"。今日因吞咽梗阻，食后呕吐加重，而来就诊。刻下面色苍白，语声低微，倦怠乏力，烦躁易怒，舌质淡嫩、苔少而干，脉细弱。辨证：中焦虚寒，脾胃失健。治法：温中补虚，健脾强胃。小建中汤主之：桂枝30g，白芍60g，炙甘草、大枣、生姜各10g，饴糖100g。8剂后，症状消失，再做食道钡餐检查数次，均未发现异常。

按：中气虚弱，贲门失于弛缓，吞咽不能，而致噎膈。有是证使用是药，小建中汤补益脾胃，建立中气，待中气建，则吞咽自如，是以获效。

（4）**李风翔医案**：患者，女，5岁，3个月来下午低热，久治不愈。面白，体瘦，食少，精神萎靡，大便干，日1次，脉象沉细无力，舌质淡，苔正常，诊为虚劳。处方：小建中汤加党参、黄芪、当归。2剂后，热退神增，精神转佳。7剂后复诊，仍有低热，依方继服14剂。

按：观本案脉证，属气虚发热无疑。《素问·调经论》云："有所劳倦，形气衰少，谷气不盛，上焦不行，下脘不通，胃气热，热气熏胸中，故内热。"治当培补中气，调和阴阳。待中气建立、阴阳平衡，则发热自退，此王旭高所谓"土厚火自敛也"。

（5）**万桂华医案**：唐某某，女，21岁。病已20余日，因急性胃肠炎经中西医结合治疗后，吐泻诸症均除，惟留高热不退。曾服苦寒、甘寒、辛凉及西药磺胺类药物10余日，皆未获效。症状：高热烦渴，渴喜热饮而不多饮，小便清长，大便溏薄，面黄肌瘦，神疲乏力，不思饮食，舌质淡红，脉象细弱而数。证属气虚发热，拟"甘温除大热"法，宜小建中汤加减治之：白芍12g，白术9g，桂枝5g，黄芪24g，大枣3枚，甘草6g，饴糖30g（冲服）。2剂而愈。

按：气虚发热，多为低热不除，然亦有高热不退者，同样可用"甘温除大热"之法治之。本案脾气虚甚，故加黄芪、白术以帮助气健脾之力。

（6）**吴达昌医案**：张某，男，6岁。患者自1987年3月始有口渴、小便频数等症，后逐渐加重，至1987年9月，每昼夜饮水量竟达4000多毫升，小便约20次，多次化验尿糖、血糖无异常，曾在某医院诊断为"消渴症"，住院治疗两天，症状无改善。1988年4月23日就诊：面色不华，精神萎靡，口渴、小便频数清长，纳差，舌淡苔薄白，脉沉无力。综观脉证，此乃脾阳亏虚，运化失常。治宜温阳健脾，予小建中汤。处方：饴糖30 g，桂枝5 g，白芍10 g，大枣10 g，生姜5 g，炙甘草5 g，水煎服（饴糖溶化冲服），每日1剂，嘱服5剂。药后，口渴、尿频等症明显减轻。效不更方，再服15剂，每昼夜饮水减少至2000 mL左右，每晚小便3~5次，面容始转红润，纳增，精神好转。服药50余剂后，诸症悉除。1年后追访，未见复发。

按：口渴、尿频，消渴症也。然舌淡、脉沉，非阴虚燥热也，乃阳虚不运之象。益脾阳不足，失于运化，水津不布而下趋，故口渴、小便多矣。渴当饮水自救，怎奈脾惰不运，则饮愈多，而小便愈频。治当温中健脾，补土以制水，待水津四布，则口渴、尿频自除。

(7) 陈大启医案：戴某某，女，22岁，未婚。三年来行经腹痛，第一、二天痛剧，开始血量少，待3日血量渐多而痛稍减，色淡有块，周期尚准。平素喜暖畏寒，体倦乏力，不耐劳累，经至必服止痛片及中药，以求暂安。此次行经少腹痛剧，虽已过10余日，少腹仍绵绵作痛，时有发胀，舌淡苔白，脉细而迟，此系中气虚弱，气血不足，脾胃阳虚，寒积作痛，宣温中散寒，缓急止痛。给予小建中汤，连进10剂后，适值经再至，此次疼痛大减，未服止痛片，又续服20余剂，再次行经，疼痛未作。

按：痛经病因各异，寒热虚实不同，倘因中气虚弱，脾胃虚寒，冲任失调，寒积作痛者，使用本方，可收温中祛寒、调理冲任、缓急止痛之功。

【方论】

(1) 金代成无己《伤寒明理论》：脾者，土也，应中央，处四脏之中，为中州，治中焦，生育荣卫，通行津液。一有不调，则荣卫失所育，津液失所行，必以此汤温建中脏，是以"建中"名焉。胶饴味甘温，甘草味甘平，脾欲缓，急食甘以缓之。建脾者，必以甘为主，故以胶饴为君，甘草为臣。桂辛热，辛，散也，润也，荣卫不足，润而散，芍药味酸微寒，酸收也，津液不逮，收而行之，是以桂、芍为佐。生姜味辛温，大枣味甘温，胃者卫之源，脾者荣之本。卫为阳，不足者益之必以辛；荣为阴，不足者补之必以甘，辛甘相合，脾胃健而荣卫通，是以姜、枣为使。或谓桂枝汤解表而芍药数少，建中汤温里而芍药数多，殊不知二者远近之制，皮肤之邪为近，则制小其服也，桂枝汤芍药佐桂枝同用散，非与建中同体尔；心腹之邪为远，则制大其服也，建中汤芍药佐胶饴以建脾，非与桂枝同用尔。

（2）元代李杲《脾胃论》：《伤寒论》云：阳脉涩，阴脉弦，法当腹中急痛。以芍药之酸于土中泻木为君；饴糖、炙甘草温补脾养胃为臣；水挟木势亦来侮土，故脉弦而腹痛，肉桂大辛热，佐芍药为退寒水；姜、枣甘辛温，发散阳气，行于经脉、皮毛为使。建中之名，于此建焉。

（3）明代许宏《金镜内台方议》：建中者，建其脾也。脾欲缓，急食甘以缓之，建中之味甘也。阳脉涩，阴脉弦者，为中虚内寒也。心中悸者为气虚，烦者为血虚。故用胶饴为君；甘草、大枣为臣，以甘佐甘缓之也；白芍药之酸，能收敛脾气，而益其中，故用之为佐；桂枝、生姜之辛，以散余邪而益气也。

（4）明代吴昆《医方考》：伤寒腹中急痛者，此方主之。腹中急痛，则阴阳乖于中，而脾气不足矣，故立建中汤。桂肉与桂枝不同，枝则味薄，故用之以解肌；肉则味厚，故用之以建里。芍药之酸，收阴气而健脾。生姜之辛，散寒邪而辅正。经曰：脾欲缓，急食甘以缓之。故用甘草、大枣、胶饴以缓急痛。又曰：呕家不可用建中，为甘也。则夫腹痛而兼呕者，又非建中所宜矣。

（5）清代方有执《伤寒论条辨》：小建中者，桂枝汤倍芍药而加胶饴也。桂枝汤扶阳而固卫，卫固则荣和。倍芍药者，酸以收阴，阴收则阳归附也。加胶饴者，甘以润土，土润则万物生也。建，定法也，定法惟中，不偏不觉，王道荡荡，其斯之谓乎！

（6）清代张璐《伤寒缵论》：桂枝汤方中，芍药、桂枝等分，用芍药佐桂枝以治卫气；小建中方中加倍芍药，用桂枝佐芍药以治营气，更加胶饴以缓其脾，故名之曰建中。则其功用大有不同耳。

（7）清代罗美《古今名医方论》：桂枝汤为治表而设，佐以芍药者，以自汗故耳。自汗本表证，而所以自汗者因于烦，烦则由里热也。此汤倍芍药加胶饴，名曰建中，则固为里剂矣。然由伤寒内虽发，而外寒未除，势不得去桂、姜，以未离于表，而急于建中，故以小名之。其剂不寒不热，不补不泻，惟甘以缓之热，微酸以收之，故名曰"建"耳。所谓"中"者有二：一心中悸而烦，烦则为热，悸则为虚，是方辛甘以散太阳之，酸苦以滋少阴之虚，是建中之宫城也；一腹中急痛，急则为热，痛则为虚，是方辛以散厥阴之邪，甘以缓肝家之急，苦以泻少阳之火，酸以致太阴之液，是建中州之都会也。若夫中气不足，劳倦所伤，非风寒外袭者，《金匮》加黄芪，以固腠理而护皮毛，则亡血、失精之症自宁。此阳密乃固之理也。

（8）清代尤怡《金匮要略心典》：此和阴阳调营卫之法也。夫人生之道，曰阴曰阳，阴阳和平，百疾不生。若阳病不能与阴和，则阴以其寒独行，为里急，为腹中痛，而实非阴之盛也；阴病不能与阳和，则阳以其热独行，为手足烦热，为咽干口燥，而实非阳之炽也。昧者以寒攻热，以热攻寒，寒热内贼，其病益甚。惟以甘酸辛药和合成剂。调之使和，则阳就于阴而寒以温，阴就于阳而热以和，医之所以贵识其大要也。岂徒云寒可治热，热可治寒而已哉！或问，和阴阳调营卫是矣，而必以建中者何也？曰：中者，脾胃也，营卫生成于水谷，而水谷转输于脾胃，故中气自立，则营卫流行而不失其和。又，中者，四运之轴，而阴阳之机也，故中气立则阴阳相循，如环无端，而不极于偏。是方甘与辛合而生阳，酸得甘助而生阴，阴阳相生，中气立。是故求阴阳之和者，必于中气；求中气之立者，必以建中也。

（9）清代王子接《绛雪园古方选注》：建中者，建中气也。名之曰"小"者，酸甘缓中，仅能建中焦营气也。前桂枝汤是芍药佐桂枝，今建中汤是桂枝佐芍药，义偏重于酸甘，专和血脉之阴。芍药、甘草有戊己相须之妙，胶饴为稼穑之甘，桂枝为阳木，有甲己化土之义。使以姜、枣助脾与胃行津液者，血脉中之柔阳，皆出于胃。

（10）清代吴谦《医宗金鉴·删补名医方论》：是方也，即桂枝汤倍芍药加胶饴。名曰"小建中"，谓小小建立中气，以中虽已虚，表尚未和，不敢大补也。故以桂枝汤仍和营卫，倍芍药加胶饴调建中州，而不啜稀粥温服令汗，盖其意重在中虚，而不在伤寒之表也。中虚建立，营卫自和，津液可生，汗出乃解，烦悸可除矣。伤寒浮得脉涩，营卫不足也；沉得脉弦，木入土中营卫不足则表虚，木入土中则里急，表虚里急，故亦以此汤主治也。呕家不可用，谓凡病呕者不可用，恐甜助呕也。

（11）清代费伯雄《医方论》：肝木太强，则脾土受制，脾阳不运，虚则寒生，阴气自凝，阳气日削，故见肠鸣、泄泻、腹痛等症。小建中汤之义，全在抑木扶木，当从吴氏之说，用肉桂而不用桂枝。肉桂温里，桂枝解表，用各有当也。且肉桂性能杀木，合芍药以制肝。又用姜、枣、甘草、饴糖之甘温以补脾，斯中州之阳气发舒而阴寒尽退矣。

（12）清代张秉成《成方便读》：合三条观之，则知此方之治中虚木贼之病可知。然前二条既冠以伤寒二字，则知其肝脾虽病于里，而外寒仍留于表之意；后一条则纯是肝脾为患，肝有相火，故现出总总诸证。桂枝得生姜可以散表，桂枝得白芍可以平肝，是以仲景桂枝汤一方，外散风邪而救表，内伐肝木以防脾。足见仲景之方，并不拘定用法。但此方因土虚木克起见，故治法必以补脾为先。脾欲缓，急食甘以缓之，故以饴糖、大枣、甘草之甘缓，小小建其中脏，然后桂枝、生姜、白芍出表入里，随病势而各奏其长。况生姜、大枣有协和营卫之妙，白芍、甘草具安脾止痛之神。立方之意，真亦神化极矣。

【方歌】小建中汤芍药多，桂姜甘草大枣和。更加饴糖补中脏，虚劳腹冷服之瘥。

36. 吴茱萸汤

【方源】《伤寒杂病论》

【组成】吴茱萸_{洗,一升}（24 g）　人参_{三两}（9 g）　生姜_{切,六两}（18 g）大枣_{擘,十二枚}

【用法】上四味，以水七升，煮取二升，去滓。温服七合，日三服。

【功用】温中补虚，降逆止呕。

【主治】阳明虚寒呕吐。

【证候】症见食谷欲呕，畏寒喜热，或胃脘疼痛，吞酸嘈杂；或厥阴头痛，干呕吐涎沫；或少阴吐利，手足逆冷，烦躁欲死。

【病机】本方证乃肝胃虚寒，浊阴上逆所致。肝胃虚寒，胃失和降，浊阴上逆，故食后泛泛欲吐，或呕吐酸水，或干呕，或吐清涎冷沫；厥阴之脉夹胃属肝，上行与督脉会于头顶部，胃中浊阴循肝经上扰于头，故颠顶头痛；浊阴阻滞，气机不利，故胸满脘痛；肝胃虚寒，阳虚失温，故畏寒肢冷；脾胃同居中焦，胃病及脾，脾不升清，则大便泄泻；舌淡苔白滑，脉沉弦而迟等均为虚

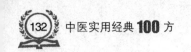

寒之象。治宜温中补虚，降逆止呕。

【方解】方中吴茱萸味辛苦而性热，归肝、脾、胃、肾经，既能温胃暖肝以祛寒，又善和胃降逆以止呕，一药而两擅其功，是为君药。重用生姜温胃散寒，降逆止呕，用为臣药。吴茱萸与生姜相配，温降之力甚强。人参甘温，益气健脾，为佐药。大枣甘平，合人参以益脾气，合生姜以调脾胃，并能调和诸药，是佐使之药。四药配伍，温中与降逆并施，寓补益于温降之中，共奏温中补虚、降逆止呕之功。

【禁忌】胃热呕吐，阴虚呕吐，或肝阳上亢之头痛者均禁用本方。

【案例】

(1) 许叔微医案：有人病伤寒数日，自汗，咽喉肿痛，上吐下利。医作伏气。予诊之曰："此证可疑，似是之非，乃少阴也，其脉三部俱紧，安得谓之伏气？伏气脉必浮弱，谓非时寒冷，着人肌肤，咽喉先痛次下利者是也。近虽有寒冷不时，然当以脉证为主，若误用药，其毙可待。"予先以吴茱萸汤救之，次调之诸药而愈。

按：仲景论伏气病，有咽喉痛证，但脉微弱。今脉不微弱而三部俱紧，又复吐利并作，乃脾胃阳虚寒盛之候，咽喉疼痛，为虚阳上扰所致，故以吴茱萸汤温中散寒而愈。

(2) 刘渡舟医案：某女，32 岁。主诉胃脘疼痛，多吐涎水而心烦。舌质淡嫩、苔水滑，脉弦无力。初以为胃中有寒而心阳不足，投以桂枝甘草汤加木香、砂仁，无效。再询其证，有烦躁夜甚，涌吐清涎绵绵不绝，且头额作痛。辨为肝胃虚寒挟饮。吴茱萸 9 g，生姜 15 g，党参 12 g，大枣 12 枚。服 3 剂后，诸症皆消。

按：胃脘疼痛而见呕吐清涎，舌淡嫩、苔水滑，脉弦无力，肝胃虚寒挟饮之征，此用吴茱萸汤治疗有较好疗效。本案辨证还须注意一个证候特征，就是烦躁夜甚，这是阳虚阴盛，阴阳相争的表现。夜半阴气盛极，寒邪得阴气之助而肆虐；同时，阴气生于夜半，阳气生与阴寒交争，故烦躁于夜半子时加甚。《伤寒论》云："厥阴病欲解时，从丑至卯止。"从另外一个角度揭示于厥阴气旺之时，必然能与邪气抗争的现象。

(3) 柳并耕医案：李某某，男，59 岁。1973 年 5 月 4 日初诊。患者年近六旬，身体颇健，素有吐清涎史。若逢气候变迁，头痛骤发，而以颠顶为甚。

前医投以温药，稍有验。近年来因家事烦劳过度，是以头痛日益增剧，并经常咳嗽，吐痰涎，畏寒恶风，经中西药治疗未效。邀余诊治。症见精神困倦，胃纳欠佳，舌苔滑润，脉象细滑。根据头痛吐涎、畏寒等症状辨证，是阳气不振，浊阴之邪引动肝气上逆所致。……治以温中补虚，降逆行痰，主以吴茱萸汤。处方：党参30 g，吴茱萸9 g，生姜15 g，大枣8枚。连服4剂，头痛渐减，吐涎亦少，且小便也略有清长。此乃寒降阳升，脾胃得以运化之机。前方既效，乃再守原方，继进5剂，诸症痊愈。

按：头痛以颠顶为甚，吐涎沫，舌苔滑润，乃肝胃虚寒、浊阴上逆之明征，故投吴茱萸汤获效。

(4) 李颖医案：崔某，女，54岁。平素性情抑郁，常烦闷焦躁，嗳气叹息，近1年来逐渐加重。多处投医，均以围绝经期综合征论治。投以逍遥散、甘麦大枣、百合地黄汤类，皆不奏效。近10日来，每睡至鸡鸣时分，焦躁烦闷欲死，不自主，胡言乱语，说唱不休，至平旦时分，自觉舌下有津液自生，口舌润，则说唱止。曾用大剂量镇静抗焦虑药治之，效果不佳。邀余诊之。诊见：患者面色晦暗，体态虚浮肥胖，脘腹胀满，按之则濡，不欲饮食。脉沉细而缓，舌淡嫩、苔少。辨证为少阴阳虚，厥阴气逆之脏躁（围绝经期综合征），投以吴茱萸汤：吴茱萸、人参各9 g，生姜18 g，大枣12枚。1剂，日3次服。药后当夜鸡鸣时分无发作。令再服原方2剂，诸症若失。今8月中旬随访，健康如故，至今无复发。

按：病人素体阳虚阴湿内盛，若伤于情志每易致阴湿郁滞，影响气机。又值围绝经期，少阴经脉之气虚衰，因手少阴经属心，主神明，足少阴经属肾，主藏精，真阴真阳寄于其中，故少阴心肾阳衰，则阴寒内盛，厥阴之气逆而上冲，则病人烦闷欲死，胡言乱语说唱不休。鸡鸣至平旦为人体阳气升腾，阴气潜降之际，此时，体阳欲借阳之主时，破重阴郁阻而外升，故病家此时发作或烦躁加剧。舌下自觉生津者乃虚阳终得以升矣。病虽为脏躁，然不为古人所拘泥，临床细审脉证，施以辨证论治，用辛热温补、降逆散寒之吴茱萸汤而获卓功。

(5) 刘景祺医案：方某某，男，47岁。1979年10月初诊。患病8年，"文革"期间受迫害，精神长期处于愤懑抑制状态，久之心烦易怒，恶心吐涎沫，颠顶痛不可忍，近2年病情加重，失眠多梦易惊，记忆力减退，精神恍惚，性情暴躁，多猜善疑，甚则厌世，胃纳日减。苔黄厚腻，脉左沉弦滑，右沉紧。中医诊断：癫证。辨证：肝寒脾弱，神明失守。治则：暖肝健胃，降逆安神。处以吴茱萸汤。服30剂后诸症基本消失，寝食良好。服至60剂，临床治愈。

按：不论何病，凡见干呕、吐涎沫、颠顶痛者，即可使用吴茱萸汤治疗。

【方论】

(1) 金代成无己《注解伤寒论》：上焦主纳，胃为之市。食谷欲呕者，胃不受也，与吴茱萸汤以温胃气。得汤反剧者，上焦不纳也，以治上焦法治之。《内经》曰：寒淫于内，治以甘热，佐以苦辛。吴茱萸、生姜之辛以温胃，人参、大枣之甘以缓脾。

(2) 明代许宏《金镜内台方议》：干呕，吐涎沫，头痛，厥阴之寒气上攻也；吐利，手足厥冷者，寒气内甚也；烦躁欲死者，阳气内争也；食谷欲呕者，胃寒不受食也。此以三者之症，共用此方者，以吴茱萸能下三阴之逆气为君；生姜能散气为臣；人参、大枣之甘缓，能和调诸气者也，故用之为佐使，以安其中也。

(3) 明代吴昆《医方考》：阳明，胃也，以为禀之官，主纳水谷。有寒，故令食谷欲呕，吴茱萸汤温之宜矣。若得汤反剧，便非胃中寒，乃是上焦火，宜用凉剂，而吴茱萸非宜矣。少阴犯真寒者，足少阴肾脏中寒，与传来阳证不同也。肾间阴寒盛，则上格乎阳，而为吐。经曰：肾主二便。故肾寒则大便不禁而为利。手足得阳而温，受气于内者也，内有阴寒，故令手足厥逆而冷。烦躁者，阴盛格阳，阳气内争，故令阳烦而阴躁，斯其为证亦危矣，故欲死。厥阴者，肝也，寒气内格，故干呕吐沫。厥阴与督脉会于巅，故头痛。吴茱萸辛热而味厚，经曰味为阴，味厚为阴中之阴，故走下焦而温少阴、厥阴。佐以生姜，散其寒也；佐以人参、大枣，补中虚也。

(4) 清代方有执《伤寒论条辨》：茱萸辛温，散寒下气，人参甘温，固气安中，大枣益胃，生姜止呕。四物者，所以为阳明安谷之主治也。

(5) 清代徐彬《金匮要略论注》：顺乃阳位，呕为阴邪，使胸中之阳气足以御之，则未必呕，呕亦胸中无恙也。乃呕而胸满，是中有邪乘虚袭胸，不但胃不知矣。虚邪属阴，故以茱萸之苦温善驱浊阴者为君，人参补虚为佐，而以姜、枣宣发上焦之正气也。

（6）清代柯琴《伤寒来苏集·伤寒附翼》：吴茱萸辛苦大热，禀东方之气色，入通于肝，肝温则木得遂其生矣，苦以温肾，则水不寒，辛以散邪，则土不忧。佐人参固元气，而安神明，助姜、枣调营卫，以补四末。此拨乱反正之剂，与麻黄附子之拨帜先登，附子、真武之固守社稷者，鼎足而立也。若命门火衰，不能腐熟水谷，故食谷欲呕。若干呕、吐涎沫而头痛，是脾胃虚寒，阴寒上乘阳位也，用此方鼓动先天之少火，而后天之土自生，培植下焦之真阳，而上焦之寒自散，开少阴之关，而三阴得位者，此方是钦。

（7）清代罗美《古今名医方论》：仲景救阳诸法，于少阴四逆汤，必用姜、附；通脉四逆汤，倍加干姜，其附子生用；附子汤，又加生附至二枚。所以然者，或壮微阳使外达，或招飞阳使内返，或如断鳌之极，以镇元阳之根柢，此在少阳真阳命蒂，故以回阳为亟也。至其治厥阳，则易以吴茱萸，而并去前汤诸药，独用人参、姜、枣有故。盖人身厥阴肝木，虽为两阴交尽，而九地一阳之真气，实起其中，此谓生阳。此之真气大虚，则三阴浊气直逼中上，不惟本经诸症悉具，将阳明之健运失职，以至少阴之真阳浮露，且吐利厥逆，烦躁欲死，食谷欲呕，种种丛生矣。吴茱萸得东方震气，辛苦大热，能达木郁，又燥气入肝，为能直入厥阴，招其垂绝不升之生阳以达上焦，故必用以为君；而又虑无真元气以为之合，则一阳不徒升也，于是去药之燥、渗、酸、泻与偏阳亢气者，择人参之清和而大任之，以固元和阳为之辅，取姜、枣和胃而行四末。斯则震、坤合德，木、火、土同气以成一阳之妙用，而足三阴之间，皆成生生之气矣，诸症有不退者乎？盖仲景之法，于少阴重固元阴，于厥阴则重护生气。学者当深思而得之矣。

（8）清代汪琥《伤寒论辨证广注》：吴茱萸汤之义，其略已见于阳明病食谷欲呕，及少阴病吐利，手足厥冷二条之中矣。然两条之证系借用，不若此条厥阴病干呕吐涎沫头痛，为正治之方也。吴茱萸色绿，得震、坤之气，性辛烈而味苦厚，入足厥阴风木之脏，善治痰涎上攻头痛，兼能温中，下逆冷气，止呕吐，故用之为君，以散泄阴寒之气；人参能补五脏诸虚不足者也，故用之为臣，以补中气，敛涎沫；生姜辛温，为呕家圣药，故用之为佐使；以大枣大能和茱萸之毒，合人参之甘，配生姜之辛，而能发散寒邪，补益中州，奠安胃气。盖头痛虽由厥阴经阴寒之气上攻，实系胃中虚寒之极所致，得温得补，则寒气散而呕吐止，头痛亦除矣。

(9) 清代周扬俊《伤寒论三注》：吴萸气味俱厚，为阳中之阴；气辛，故性好上，味厚，故又善降；其臭臊，故专入肝，而脾胃则旁及者也。寇氏言其下逆气最速；东垣云浊阴不降，厥气上逆胀满，非吴茱萸不为功，然则仲景立吴茱萸汤，本以治厥阴病，乃于阳明之食呕而用之何哉？盖脾胃既虚，则阳退而阴寒独盛，与辛热之气相宜，况土虚则木必乘，乘则不下泄，必上逆，自然之理也。然后知未得谷前已具上逆之势，况谷入而望其安胃耶？此非味厚能降者不能治之也。故以人参补胃而姜、枣益脾散滞，不与奠土者有殊功欤。故左金丸兼川连去肝家之火，用之神效，绝不以辛热为嫌。黄连炒吴茱萸，治寒利色白者，亦随手而验，更不以下滞为虑。彼取其降，此取其辛，故有器使之道，学者是不可以不知也。

(10) 清代张璐《张氏医通》：《伤寒论》用是方治食谷欲呕之阳明证，以中焦有寒也。茱萸治内寒，降逆气，人参补中益阳，大枣缓脾，生姜发胃气，且散逆止呕。逆气降，胃之阳行；则胸满消矣。此脾脏阴盛逆胃，与夫肝肾焦之寒上逆于中焦而致者，即用以治之，故干呕吐涎沫头痛，亦不出是方也。

(11) 清代费伯雄《医方论》：吴茱萸辛烈善降，得姜之温通，用以破除阴气有余矣。又恐辛燥太过，耗气劫阴，故用人参、大枣之甘缓以济之，又能补土扶阳，使浊阴不得上干清道，治法更为周到。

(12) 清代张锡纯《医学衷中参西录》：吴茱萸汤之实用，乃肝胃同治之剂也。至于此证烦躁欲死，非秘因肝邪盛极，实因寒邪阻塞而心肾不交也。盖人心肾之气，果分毫不交，其人即危不旋踵。至于烦燥欲死，其心肾几分毫不交矣。夫心肾之所以相交者，实赖脾胃之气上下通行，是以少阴他方中皆用干姜，而吴茱萸汤中则重用生姜至六两，取其温通之性，能升能降，以开脾胃凝滞之寒邪，使脾胃之气上下通行，则心肾自能随脾胃气化之升降而息息相通矣。

【方歌】吴茱萸汤参枣姜，肝胃虚寒此方良，阳明寒呕少阴利，厥阴头痛亦堪尝。

37. 四逆汤

【方源】《伤寒论》

【组成】甘草 炙,二两（6 g）　干姜 一两半（6 g）　附子 生用,去皮,破八片,一枚（15 g）

【用法】上三味，以水三升，煮取一升二合，去滓，分温再服，强人可大附子一枚，干姜三两。

【功用】回阳救逆。

【主治】少阴病；阴盛阳衰（心肾阳衰寒厥）证；亡阳证。

【证候】四肢厥逆，恶寒蜷卧，呕吐不渴，腹痛下利，神衰欲寐，面色苍白，舌苔白滑，脉微细；大汗淋漓，手足厥冷，精神萎靡，面色苍白，脉微欲绝。

【病机】少阴阳虚，阴寒内盛。本方主治三阴寒证，为回阳救逆之代表方剂。凡疾病发展到三阴阶段，心脾肾阳虚，阴寒内盛的严重阶段，如太阴病之腹痛下利、完谷不化；少阴病之恶寒厥逆、脉微、但欲寐；厥阴病之表热里寒、手足厥冷等，均可使用本方。此即《素问·至真要大论》所谓"寒淫于内，治以辛热，佐以苦甘，以咸泻之"之意。

【方解】附子大辛大热，纯阳有毒，为补益先天命门真火之第一要剂，通行十二经，先用尤能迅达内外逐寒。干姜温中焦之阳而除里寒，助附子升发阳气。甘草既能解毒，又能缓姜、附辛烈之性，合而回阳救逆，又不致有暴散之虞。附子含有乌头碱，为安全起见，煎制药物时，须文火久煎以减低其毒性。

【禁忌】若服药后，出现呕吐拒药者，可将药液置凉后服用。本方纯用心热之品，手足温和即止，不可久服。真热假寒者忌用。

【案例】

（1）《南雅堂医案》：少阴为病，内寒外热，腹痛下利清谷，四肢厥冷，恶寒不渴，拟用四逆汤主治。附子1枚（生用）、干姜1钱5分、炙甘草3钱。

（2）《伤寒论汇要分析》：苏某妻，30余岁。月经期间不慎冲水，夜间或发寒战，继即沉沉而睡，人事不省，脉微细欲绝，手足厥逆。当即刺人中、十宣出血，一度苏醒，但不久仍呼呼入睡。此乃阴寒太盛，阳气大衰，气血凝滞之故，拟大剂四逆汤：炮附子25 g，北干姜12 g，炙甘草12 g，水煎，分4次温服，每半小时灌服1次，此为重药缓服办法，如1剂顿服，恐有"脉暴击"之变。服全剂未完，四肢转温，脉回，清醒如初。

(3)《全国名医验案类编》（续编）：强陆氏，年廿余岁，因夏秋伏阴在内，复纳凉食冷，致寒热伤脾而致腹痛下痢，经旬不愈，有时痛欲汗出，恶寒拘急，四肢厥冷，脉微弦而迟，此寒伤三阴，宜遵仲师温脏散寒法，以四逆汤加味。淡附子1钱、炮姜6分、清炒甘草6分、桂枝6分，1服即效，2服痊愈。对症发药，虽仅数味，功效立见，用药如用兵，贵精不贵多，信然。

(4)《浙江中医》：徐某某，男，7个月。1963年8月7日初诊。因母乳不足，每日喂米糊3次，2个月前喂米糊过饱，腹胀吐泻，发高热。西医治疗后，热退，腹泻昼夜达10多次，继续服用西药6日无效，改中医治疗8日，腹泻减至每日4~5次，因小儿服药不便而停药。两天前因受凉腹泻加重，每日7~8次，粪稀薄如蛋花汤，精神萎靡，夜间啼哭不宁，来门诊治疗。当时舌苔白而少津，四肢逆冷。断为脾肾虚寒，邪热留连胃肠。予以本方煎剂（先将制附子1.5 g，干姜、甘草各9 g，加水350 mL，微火煎至150 mL，再加入黄连9 g，仍用微火煎至80 mL，过滤后，加入糖适量，煮沸后备用），每次8 mL，4小时1次。次日复诊：精神好转，大便次数减至4~5次，四肢已温，续服3日而愈。最近患儿感冒来所治疗，据家长告知：前次腹泻愈后，迄今未患过泄泻。

(5)《伤寒论汤证论治》：赵某某，男，58岁。胸闷气短年余，服冠心苏合丸可缓解。突然心痛难忍，心神不安，冷汗出，四肢冰冷，神昏欲睡，面色赤，唇紫甲青，四肢逆冷，冷汗不止，下利，臭味不浓，舌质淡，脉微欲绝。西医诊为急性心肌梗死伴休克，中医诊为少阴病，当即针人中、内关，神渐有爽。急以回阳救逆：制附子18 g，干姜10 g，炙甘草25 g，肉桂3 g，急煎，冷服。良久，四肢渐温，冷汗消，面色已复常态，口语已利，脉复渐有神。

(6)刘渡舟医案：唐某某，男，75岁。冬月感寒，头痛发热，鼻流清涕，自服家存羚翘解毒丸，感觉精神甚疲，并且手足发凉。其子恳求刘老诊治。就诊时，见患者精神萎靡不振，懒于言语，切脉未久，即侧头欲睡，握其两手，凉而不温。视其舌则淡嫩而白，切其脉不浮而反沉。脉证所现，此为少阴伤寒之证候。肾阳已虚，老怕伤寒，如再进凉药，必拔肾根，恐生叵测。法当急温少阴，与四逆汤。附子12 g，干姜10 g，炙甘草10 g。服1剂，精神转佳。再剂，手足转温而愈。

按：精神不振而见"但欲寐"，为少阴阳光不振，阴寒用事的反映。《素问·生气通天论》说"阳气者，精则养神"，今阳虚神失所养，是以嗜睡而精神不振，手足发凉，脉不浮而反沉。故用四逆汤以急温少阴之阳气，亦"脉沉者，急温之，宜四逆汤"之义。

【方论】

(1) 清代费伯雄《医方论》：四逆汤为四肢厥冷而设，仲景立此方以治伤寒之少阴病。若太阴之腹痛下利，完谷不化；厥阴之恶寒不汗，四肢厥冷者亦宜之。盖阴惨之气深入于里，真阳几微欲脱，非此纯阳之品，不足以破阴气而发阳光；又恐姜、附之性过于燥烈，反伤上焦，故倍用甘草以缓之。立方之法，尽美尽善，……四逆者，必手冷过肘，足冷过膝，脉沉细无力，腹痛下利等象皆备，方可用之，否则不可轻投。

(2) 金代成无己《伤寒明理论》：此汤申发阳气，却散阴寒，温经暖肌，是以四逆名之。甘草味甘平，《内经》曰：寒淫于内，治以甘热，却阴扶阳，必以甘为主，是以甘草为君；干姜味辛热，《内经》曰：寒淫所胜，平以辛热。逐寒正气，必先辛热，是以干姜为臣；附子味辛大热，《内经》曰：辛以润之。开发腠理，致津液通气也。暖肌温经，必凭大热，是以附子为使，此奇制之大剂也。四逆属少阴，少阴者，肾也，肾肝位远，非大剂则不能达，《内经》曰：远而奇偶，制大其服。此之谓也。

(3) 清代张志聪《伤寒论集注》：夫元气发原于下，从中上而达于四肢。脉沉乃生气不能从下而中，故用下焦之附子配中焦之炙草、干姜；若中焦为病而生原无恙者，止用理中丸而不必附子矣。后人有附子无干姜则不热，得甘草则性缓之说。此撰不经之语而贻误后昆者也。如当急用附子而先以桂试之者，亦误事匪浅。

(4) 清代汪昂《医方集解》：此足少阴药也。寒淫于内，治以甘热，故以姜、附大热之剂，伸发阳气，表散寒邪（附子生用亦能发表）。甘草亦补中散寒之品，又以缓姜附之上僭也（甘草为君，干姜为臣，附子为使）。必冷服者，寒盛于中，热饮则格拒不纳，经所谓热因寒用，又曰"治寒以热，凉而行之是也"。

(5) 清代张璐《千金方衍义》：四肢为诸阳之本，故能运动不息，今因阳气乖离，所以四肢厥冷。用黑附子温补下焦之真阳，干姜温散中焦之寒逆，甘草温养三焦之元气，为直中阴寒之专药。

（6）清代王子接《绛雪园古方选注》：以生附子、生干姜彻上彻下，开辟群阴，迎阳归舍，交接于十二经。反复以炙草监之者，亡阳不至于大汗，则阳未必尽亡，故可缓制留中，而为外召阳气之良法。

（7）清代吴谦《医宗金鉴》：方名四逆者，主治少阴中外皆寒，四肢厥逆也。君以炙草之甘温，温养阳气；臣以姜附之辛温，助阳胜寒；甘草得姜、附，鼓肾阳，温中寒，有水中暖土之功；姜、附得甘草，通关节，走四肢，有逐阴回阳之力。肾阳鼓，寒阴消，则阳气外达而脉升，手足温矣。

（8）清代吴瑭《温病条辨》：此方通治三阴脉沉，恶寒，手足厥逆之证，故用附子之生者，上行头顶，外彻肌表，以温经散寒；干姜亦用生者，以内温脏腑；甘草独用炙者，以外温荣卫，内补中焦也。

（9）清代张锡纯《医学衷中参西录》：干姜为温暖脾胃之主药，伍以甘草，能化其猛烈之性使之和平，更能留其温暖之力使之常久也。然脾胃之温暖，恒赖相火之壮旺，附子色黑入肾，其非常之热力，实能补助肾中之相火，以厚脾胃温暖之本源也。方名四逆者，诚以脾主四肢，脾胃虚寒者，其四肢常觉逆冷，服此药后，而四肢之厥逆可回也。

【方歌】温中散寒四逆汤，附子甘草与干姜，脉微欲绝可复元，四肢厥逆可回阳。

38. 当归四逆汤

【方源】《伤寒杂病论》

【组成】当归三两（12 g）　桂枝去皮,三两（9 g）　芍药三两（9 g）　细辛三两（3 g）　炙甘草二两（6 g）　通草二两（6 g）　大枣二十五枚,擘

【用法】上七味，以水八升，煮取三升，去滓。温服一升，日三服。

【功用】温经散寒，养血通脉。

【主治】血虚寒厥证。

【证候】手足厥寒，或腰、股、腿、足、肩臂疼痛，口不渴，舌淡苔白，

脉沉细或细而欲绝。

【病机】营血虚弱，寒凝经脉，血行不利。本方证由营血虚弱，寒凝经脉，血行不利所致。素体血虚而又经脉受寒，寒邪凝滞，血行不利，阳气不能达于四肢末端，营血不能充盈血脉，遂成手足厥寒、脉细欲绝。此手足厥寒只是指掌至腕、踝不温，与四肢厥逆有别。治当温经散寒，养血通脉。

【方解】本方以桂枝汤去生姜，倍大枣，加当归、通草、细辛组成。方中当归甘温，养血和血；桂枝辛温，温经散寒，温通血脉，为君药。细辛温经散寒，助桂枝温通血脉；白芍养血和营，助当归补益营血，共为臣药。通草通经脉，以畅血行；大枣、甘草，益气健脾养血，共为佐药。重用大枣，既合归、芍以补营血，又防桂枝、细辛燥烈太过，伤及阴血。甘草兼调药性而为使药。全方共奏温经散寒，养血通脉之效。本方的配伍特点是温阳与散寒并用，养血与通脉兼施，温而不燥，补而不滞。

【禁忌】热厥、阳虚阴盛之寒厥者禁用。

【案例】

(1) 岳美中医案：钱某某，男，38岁。1961年12月20日就诊。自诉1960年冬发病，就诊时面部青紫斑斑，鼻尖、耳轮几乎呈青黑色，两手青紫及腕际，指尖更甚，有麻冷感，拇指亦紫，体温35℃，脉象细微。遇火烤则转红。束臂试验阴性。血小板计数正常。诊断为早期雷诺病。处方：桂枝9g，当归9g，赤芍6g，北细辛2.4g，木通6g，吴茱萸6g，艾叶4.5g，桃仁9g，红花3g，炙草2.4g，红枣5枚，生姜3片。服30余剂而愈。至1963年未复发。

按：本案据其脉证，为寒伤厥阴，血脉凝滞，营卫失运，真阳、气血不能温养四末所致。《素问·五脏生成篇》指出："故人卧血归于肝……卧出而风吹之，血凝于肤者为痹，凝于脉者为泣，凝于足者为厥。"故用当归四逆汤温经散寒，养血通脉。据报导，当归四逆汤治疗雷诺病有较好疗效。

(2) 周可医案：田某某，女，29岁。1965年5月25日初诊。手、肘疼痛麻木、沉重半月余。于产后10余日因凉水洗涤而起，新卧起时痛甚，约活动1小时后即减轻，而麻木、沉重持续存在，近日来虽活动痛亦不减，以右侧为重，影响操作。诊得面色乏华，舌苔薄白，脉象细迟，余无异常。证系新产血虚，寒湿侵袭肌肤经脉，阻碍营卫气血运行而致。治以疏散寒湿，温通经脉，养血和血。予当归四逆汤：当归、桂枝、酒炒白芍各9g，细辛1.8g，通草

4.5 g，甘草6 g，大枣3枚，生姜3 g。至5月31日服药4剂，疼痛明显好转，因故停药两天，痛又加重。续予原方，早晚各服1剂。服至6月4日疼痛基本消失，麻木、沉重减轻过半，脉象仍现细迟。原方加薏苡仁12 g，黄芪9 g（仿当归补血汤意），服法如上。至6月7日症状消失，舌脉好转。续服4剂，健康状况一切如常。

按：新产血虚，凉水洗面感寒，显为血虚受寒，经脉凝涩，而发痹证。此用当归四逆汤神效。

（3）陆鸿滨医案：某女，23岁。1978年11月9日就诊。患者于产后七八日右足趾感染，乃将右足露于被外数日，此后即感右下肢外侧自髋至外踝沿足少阴经脉如触电样麻痛，行动受限。舌质淡嫩、苔白，脉细。辨证：新产之人，"血弱气尽腠理开，邪气因入"，直犯少阴经脉。宜养血通经散寒。给予当归四逆汤2剂而愈。

按：产后血虚感寒，经脉凝滞，恰中当归四逆汤证之病机，果两投即愈。

（4）左庆云医案：齐某某，男，9岁。两脚满生冻疮。据云："患此已两年余，多方调治，均未获效。"其症初患时稍痒，后渐痛肿发热，掌不能落地，至暑热天患处结瘢痕，后又发烂痛痒，苦闷已极，中西医治冻疮药及杀菌消肿药，用过多种无效。至余诊时，所见症状：患处皲裂，疼痒，表面浮起，摸之如有痛脓，行走时只能用两脚趾履地，扶杖慢踱数步而已。方用当归四逆加吴茱生姜汤：当归9 g，白芍9 g，桂枝9 g，木通6 g，细辛2.4 g，甘草3 g，吴茱萸4.5 g，生姜9 g，大枣4枚。水煎服，4剂。外涂药：川芎3.6 g，蜀椒2.4 g，白芷1.2 g，防风1.2 g，盐1.2 g。用不下水猪脂，煎至白芷焦黄色，去药滓再熬煎一刻钟，用磁杯盛之，放冷水内浸凉，时刻涂搽患部。经治一周，步履如常人，迄今未曾复发。

按：冻疮为血虚寒凝于肌肤，当归四逆汤为首选之方。据大量报导，本方治疗冻疮，无论内服、外洗，效果堪佳。

（5）周德禄医案：庞某某，女，41岁。1979年11月16日诊。秋季以来接触冷水即出现手足麻痒、红肿灼痛。入冬手指红肿不能屈伸，下肢腿、足有红斑，对称，越时8载。用当归四逆汤加红花、干姜20余剂，痊愈，2年未再犯。

按：本方配干姜以鼓阳外达，伍红花以活血散瘀，使阳气健行，气血循环无所阻滞，则红斑自消，疼痛自愈。

【方论】

(1) 明代许宏《金镜内台方议》：阴血内虚，则不能荣于脉，阳气外虚，则不能温于四末，故手足厥寒，脉细欲绝也。故用当归为君，以补血，以芍药为臣，辅之而养营气；以桂枝、细辛之苦，以散寒湿气为佐；以大枣、甘草为使，而益其中，补其不足；以通草之淡而能行其脉道与厥也。

(2) 清代王子接《绛雪园古方选注》：当归四逆不用姜、附者，阴血虚微，恐重劫其阴也，且四逆虽寒，而不至于冷，亦惟有调和厥阴，温经复营而已，故用酸甘以缓中，辛甘以温表，寓治肝四法，桂枝之辛以温肝阳，细辛之辛以通肝阴，当归之辛以补肝，甘、枣之甘以缓肝，白芍之酸以泻肝，复以通草利阴阳之气，开厥阴之络。

(3) 清代吴谦《医宗金鉴·删补名医方论》：此方取桂枝汤，君以当归者，厥阴主肝为血室也；佐细辛味极辛，能达三阴，外温经而内温脏；通草其性极通，善开关节，内通窍而外通营；倍加大枣，即建中加饴用甘之法；减去生姜，恐辛过甚而迅散也。

【方歌】当归四逆桂芍枣，细辛甘草与通草，血虚肝寒四肢厥，煎服此方乐陶陶。

第七章　补益方

39. 四君子汤

【方源】《太平惠民和剂局方》

【组成】人参_{去芦}　白术　茯苓_{去皮}（各9 g）　甘草_炙（6 g）

【用法】上为细末，每服二钱，水一盏，煎至七分。通口服，不拘时，入盐少许，白汤点亦得。

【功用】益气健脾。

【主治】脾胃气虚证。

【证候】面色萎黄，语声低微，气短乏力，食少便溏，舌淡苔白，脉虚弱。

【病机】该方证由脾胃气虚，运化乏力所致。脾胃为后天之本，气血生化之源，脾胃气虚，受纳与健运乏力，则饮食减少；湿浊内生，故大便溏薄；脾主肌肉，脾胃气虚，四肢肌肉无所禀受，故四肢乏力；气血生化不足，血不足不荣于面，而见面色萎白；脾为肺之母，脾胃一虚，肺气先绝，故见气短、语声低微；舌淡苔白，脉虚弱皆为气虚之象。正如《医方考》所说："夫面色萎白，则望之而知其气虚矣；言语轻微，则闻之而知其气虚矣；四肢无力，则问之而知其气虚矣；脉来虚弱，则切之而知其气虚矣。"治宜补益脾胃之气，以复其运化受纳之功。

【方解】方中人参为君，甘温益气，健脾养胃。臣以苦温之白术，健脾燥湿，加强益气助运之力；佐以甘淡茯苓，健脾渗湿，苓术相配，则健脾祛湿之功益著。使以炙甘草，益气和中，调和诸药。四药配伍，共奏益气健脾之功。

【案例】

（1）欧阳汝忠医案：杜某，女，26岁。自幼患哮喘，每于冬春复发，近年来又罹患肝炎。于 2001 年 9 月 20 日就诊。咳嗽痰多色白，微有喘息，食欲减退，四肢乏力，夜寐不安，右胁肋处隐痛，ALT 300 U/L，AST 159 U/L，HBV - DNA 3.16E +6。舌红少苔，脉细数，诊断为慢性支气管哮喘、慢性乙型肝炎，系脾虚肝郁，痰浊犯肺。处方：党参 15 g，白术 10 g，云苓 15 g，炙甘草 6 g，陈皮 4.5 g，法半夏 10 g，白芍 10 g，郁金 10 g，白背叶根 30 g。服药 3 剂，喘咳已减，食欲增进。继用上方加减，共进 30 余剂获临床治愈，虽气候变化亦未发作。11 月 15 日肝功能复查，ALT65 U/L，AST55 U/L，HBV - DNA 2.58E +4。

按：本案患者素体脾胃亏虚，运化失常，痰浊内生，上逆犯肺而致喘咳之证。另外，脾胃不足，气血化生乏源，营卫失调，肺气亏虚，卫外不固，故易感受风寒而引动痰饮。脾胃化生精微功能不足，肝体失养，肝气郁滞不畅，易于感邪，为病毒所感，哮喘与肝炎虽属于不同的病证，但在本案中病机的中心在于脾胃亏虚所致，故欧阳老治病求本，以四君子汤先健运中焦之气，脾胃气壮则肝肺均可得养，扶正以祛邪。加入陈皮、法半夏以除肺胃之饮，加白芍、郁金、白背叶根以柔肝解郁，肺肝同治，以获良效。

(2) 李乾构医案：某男，40 岁，2002 年 6 月 5 日就诊。胃脘疼痛 2 年，多于饥饿及夜间发作，泛酸，烧心，胃部喜暖喜按，纳差，大便稀溏、每日 1 ~2 次。舌质淡、苔白，脉弱。辨证：胃痛（脾虚气滞，肝胃不和）。治法：健脾理气，疏肝和胃。处方：党参 20 g，茯苓 20 g，炒白术 20 g，炙甘草 5 g，桂枝 10 g，荜茇 10 g，黄连 3 g，吴茱萸 3 g，乌贼骨 30 g，煅瓦楞 30 g，白及 10 g，三七粉 3 g。治疗 7 天后胃痛缓解，泛酸、烧心消失，饮食及大便较前好转，舌脉同前。上方继服 14 剂，病情好转，症状消失，继服 14 剂巩固疗效。

按：本病属中医胃痛、泛酸范畴。李老认为，该病病机为脾胃虚弱、肝胃不和，应用四君子汤健脾益气，加吴茱萸、黄连、乌贼骨、煅瓦楞、煅龙骨、煅牡蛎抑酸；加金铃子散、乌药理气止痛；如有出血，加三七粉、丹参、白及止血生肌。

(3) 李乾构医案：某男，31 岁，2004 年 3 月 10 日就诊。便脓血反复发作 3 年，加重 1 个月。患者 3 年来腹泻时作时止，近 1 个月大便每日 3 ~4 次，夹脓血黏液，伴里急后重，腹痛，便后缓解。因倦乏力，四肢不温，口淡不渴。舌暗淡、苔白腻，脉弱。结肠镜检查示"溃疡性结肠炎"（部位：直肠乙状结肠）。辨证：痢疾（脾肾两虚、湿热下注）。立法：健脾补肾，清热化湿，调气和血，标本同治。方药：党参20 g，土茯苓30 g，炒白术10 g，生甘草5 g，生黄芪20 g，白头翁10 g，赤芍、白芍各15 g，白及10 g，焦三仙（焦山楂、焦神曲、焦麦芽）各30 g，鸡内金10 g，木香10 g，丹参20 g，仙鹤草30 g。7剂后便脓血好转，大便减为每日1～2次，舌脉同前。上方土茯苓改为茯苓20 g，去仙鹤草，加炒山药10 g。继服7剂，困倦乏力好转。再随症加减21剂，症状消失，结肠镜复查：结肠黏膜基本正常。

按：李老师认为，该病属中医痢疾范畴，由脾胃虚弱、气血失调所致。急性期用四君子汤加红藤、白头翁、黄连、虎杖、六一散清热化湿，消炎止痢；缓解期用四君子汤加黄芪、炒薏苡米、补骨脂、肉豆蔻健脾补肾，收敛止泄。

（4）李乾构医案：某女，69岁，2002年4月13日就诊。胃胀痛1年，饭后加重，伴嗳气，纳差，大便干，日1次。平时易生气。舌暗淡、苔薄白，脉弦细。辨证：胃痛（肝胃不和）。立法：疏肝和胃，理气止痛。方药：党参20 g，生白术30 g，生甘草5 g，陈皮10 g，半夏曲10 g，厚朴10 g，赤芍、白芍各10 g，延胡索10 g，炒三仙各30 g，炒莱菔子30 g，酒大黄3 g，虎杖15 g。14剂后胃痛消失，但觉胃胀，饭后明显。上方加降香10 g，旋覆花10 g，代赭石10 g，去鸡内金、酒大黄，服药7剂后症状消失。

按：本病属中医胃痛、痞满等范畴。李老师认为，该病病机为本虚表实，其本是由于脾胃虚弱，其标或由于外寒袭胃，或由于肝郁气滞，或由于饮食内停，或由于痰湿停滞，或由于气滞血瘀所致，症见胃痛、胃胀、喜暖喜按等。胃痛加乌药、金铃子散；胃寒加桂枝、荜茇、干姜、炮附子；胃胀加枳实、厚朴、炒莱菔子；泛酸加吴茱萸、黄连、乌贼骨、煅瓦楞子；舌苔厚腻加虎杖、茵陈；食欲减退加木香、砂仁、鸡内金、炒三仙；胃部重坠、中气下陷加黄芪、升麻、柴胡、枳壳。

（5）李乾构医案：某女，65岁，2004年3月7日就诊。低热两月余，体温37～38 ℃，畏寒肢冷，气短乏力，自汗出，纳差，二便调。无咳嗽、咯痰，无胸闷、胸痛，无尿频、尿急，无腹痛、腹泻等。体检及辅助检查均未发现异常。舌淡红、苔白腻，脉弱。辨证：内伤发热（气虚发热）。立法：健脾益气，甘温除热。方药：党参10 g，茯苓20 g，生白术20 g，生黄芪30 g，当归15 g，浮小麦10 g，大枣10 g，焦三仙各30 g，鸡内金10 g，青蒿10 g，银柴胡10 g，生甘草 3 g。7 剂后体温徘徊在 36.4～37.5 ℃，余症减轻。故再服 7 剂，体温基本正常。

按：长期低热不退，伴乏力、气短、自汗、盗汗等，舌淡、苔白，脉沉细，属中医"内伤发热"，辨证为气阴两虚型，用四君子汤合青蒿鳖甲汤加减。

【方论】

(1) 明代周慎斋《周慎斋遗书》：四君子阳中之阴，肺、脾二经药也。人参补气治里虚；白术行中焦之湿；茯苓泻膀胱隐伏之火，止泻补脾；甘草健脾和中，退虚火，解诸毒，得黄芪则补肺，得当归则补血，得山药则补脾阴，得炮姜则温中，得丁香则温胃，得陈曲则去胃中陈腐之气，得木香、砂仁则醒脾气，加地黄之沉寒则治丹田火起，加白芍则补脾阴，泻土中之木，治木乘土位。

(2) 清代汪昂《医方集解·补养之剂》：此手足太阴、足阳明药也。人参甘温，大补元气为君。白术苦温，燥脾补气为臣。茯苓甘淡，渗湿泻热为佐。甘草甘平，和中益土为使也。气足脾运，饮食倍进，则余脏受荫，而色泽身强矣。再加陈皮以理气散逆，半夏以燥湿除痰，名曰"六君"，以其皆中和之品，故曰"君子"也。

(3) 清代张秉成《成方便读》：人参大补肺脾元气，为君；白术补脾燥湿，为臣。以脾喜温燥，土旺可以生金，故肺脾两虚者，尤当以补脾为急，脾为后天之源，四脏皆赖其荫庇，不独肺也。而又佐以茯苓，渗肺脾之湿浊下行，然后参、术之功，益彰其效，此亦犹六味丸补泻兼行之意；然必施之以甘草，而能两协其平；引以姜、枣，大和营卫，各呈其妙，是以谓之君子也。

【方歌】四君子汤和中义，参苓术草四般施，益气健脾基础剂，脾胃气虚治相宜。

40. 补中益气汤

【方源】《脾胃论》

【组成】黄芪_{病甚、劳役热甚者一钱}（18 g）　甘草_{炙，五分}（9 g）　人参_{去芦，三分}（6 g）

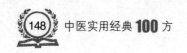

当归_{酒焙干或晒干,二分}（3 g） 橘皮_{不去白,二分或三分}（6 g） 升麻_{二分或三分}（6 g） 柴胡_{二分或三分}（6 g） 白术_{三分}（9 g）

【用法】上咬咀，都作一服，水二盏，煎至一盏，去滓，食远稍热服。

【功用】补中益气，升阳举陷。

【主治】脾胃气虚证；气虚下陷；气虚发热证。

【证候】脾胃气虚证，症见食欲减退，体倦乏力，懒言，面色无华，大便稀溏，脉大而虚软；气虚下陷，脱肛，子宫脱垂，久泻，久痢，崩漏等，病人气短乏力，舌淡，脉虚；气虚发热证，症见身热，自汗，喜热饮，气短乏力，舌淡，脉虚大无力。

【病机】脾胃气虚，内伤脾胃，乃伤其气。脾胃虚弱，谷气不盛；中气不足，摄纳不力，升举无能。中宫内伤，累及四旁，上则少气懒言，虚热自汗；下则脱肛、泄泻，脏器下垂；旁则肢软体倦，神疲少力。此为内伤不足，惟当甘温之剂，补其中，益其气。

【方解】方中黄芪补中益气、升阳固表为君；人参、白术、甘草甘温益气，补益脾胃为臣；陈皮调理气机，当归补血和营为佐；升麻、柴胡协同参、芪升举清阳为使。综合全方，一则补气健脾，使后天生化有源，脾胃气虚诸证自可痊愈；一则升提中气，恢复中焦升降之功能，使下脱、下垂之证自复其位。

【禁忌】阴虚内热者忌服。

【案例】连建伟医案：①患者，女，74岁。2010年12月5日初诊。患者耳鸣，尿频，夜梦多。诊得右关脉虚大，左关脉虚弦，舌苔薄腻，拟益其脾气，柔其肝木。太子参25 g，生黄芪25 g，炒白术10 g，炙草5 g，炒陈皮6 g，炒当归10 g，升麻6 g，柴胡5 g，炒白芍15 g，茯苓15 g，制半夏10 g，北秫米20 g（包），丹参20 g。14剂。水煎服，日1剂，分两次温服。2010年12月18日二诊：耳鸣减，夜梦已少，精神好转，右关虚大，左关虚弦，舌苔薄腻、边有瘀点，拟再守方治之。上方炒白术改为12 g。14剂。水煎服，日1剂，分两次温服。2011年1月8日三诊：诊得右关脉虚大，左关脉弦，舌苔薄腻、尖有瘀点，耳鸣、眠差诸症好转，守方治之。守2010年12月5日方，制半夏改为6 g。14剂。水煎服，日1剂，分两次温服。

按：本案为老年患者，年岁已高，耳鸣从肾肝论治多为常例，而连师处方以补中益气汤为主，重视气血辨证，暗合医经"气虚则脑转耳鸣"之理。主方中用参、芪、术之甘温于升浮药内，使上升于阳分，而运行气血，通利九窍，诚如东垣之论"且饮食入胃，先行阳道，阳气升浮……升者，充塞头顶，则九窍通利也"；加白芍、茯苓即合逍遥散，再合半夏秫米汤治其兼症肝血不足、胃气不和、眠差多梦等，疗效颇佳。连老师临床辨证治则及遣方用药往往"脉真从脉"，以脉定证。清《脉理求真》云："……虚为气血空虚之候。故浮而虚者为气衰，沉而虚者为火微，虚而迟者为虚寒，虚而数者为水缺，虚而涩者为血亏，虚而弦者为土衰木盛，虚而尺中微细小为亡血失精，虚而大者为气虚不敛。"连师临床每重脉证，值得效仿。

②患者，女，59 岁。2011 年 1 月 27 日初诊。患者鼻衄，右关脉虚大，舌苔薄白，拟李氏法补气摄血。太子参 25 g，生黄芪 25 g，炒白术 10 g，炙甘草 5 g，炒陈皮 6 g，炒当归 10 g，升麻 6 g，柴胡 5 g，仙鹤草 30 g，红枣 25 g。14 剂。水煎服，日 1 剂，分两次温服。2011 年 3 月 17 日二诊：鼻衄已止，右关虚大，舌苔薄白，再守方治之。

按：鼻属肺系，本案为肺系疾病。"头为诸阳之会"，"高巅之上，唯风可及"，鼻衄出血多属于风热之证，唯《伤寒论》红汗之麻黄汤证属寒，另当别论。今连师"观其脉证，知犯何逆"，以脉虚大符合内伤虚劳病机，除外浮数属风热、浮紧属风寒之脉而明辨外感内伤。右关脉虚大乃脾胃后天虚衰之征，治疗暗合东垣"元气不足则阴火盛""元气升则阴火降"的道理，主方加大枣、丹参补气血凉血和血，仙鹤草益气收敛止血。连师认为，若有肺热尚可加黄芩炭、当归炭加强止血之功，鼻部山根发青者主肝郁，当合养血柔肝之品如逍遥散等，临床另开一门，值得效法。

③患者，男，66 岁。2011 年 12 月 18 日初诊。2009 年 2 月行胆囊结石切除手术，现大便不畅，用泻药方行，右关脉虚大，左关脉虚弦，舌苔薄腻，拟李氏法调其升降。党参 20 g，生黄芪 25 g，炒白术 12 g，炙甘草 5 g，陈皮 6 g，当归 10 g，升麻 6 g，柴胡 5 g，炒白芍 12 g，茯苓 12 g，炒枳壳 10 g，制川朴 6 g，桃仁 6 g。14 剂。水煎服，日 1 剂，分两次温服。

按：本案患者两年前有胆结石切除手术病史。"现大便不畅，用泻药方行"，暗含与泻药方行后大便仍复归不畅之征，此用泻药仅求其标。连师以"右关脉虚大，左关脉虚弦"提示本病病机为中气虚弱，肝脾不调，以"舌苔薄腻"提示腑气不畅，湿浊食滞，故拟"塞因塞用"法为根本治法，方中兼用逍遥加炒白芍、茯苓柔肝健脾，加炒枳壳、制川朴、桃仁，为厚朴三物汤变枳实为炒枳壳、大黄为桃仁，使理气通腑之力适中不致失之太过，桃仁活血润肠通便与病证甚合。本案虽未复诊，然连师从脾胃辨证用药之法度可见一斑，故录于此。

【方论】

（1）金代李杲《内外伤辨》：夫脾胃虚者，因饮食劳倦，心火亢甚，而乘其土位，其次肺气受邪，须用黄芪最多，人参、甘草次之。脾胃一虚，肺气先绝，故用黄芪以益皮毛而闭腠理，不令自汗，损伤元气；上喘气短，人参以补之；心火乘脾，须炙甘草之甘以泻火热，而补脾胃中元气；白术若甘温，除胃中热，利腰脐间血；胃中清气在下，必加升麻、柴胡以引之，引黄芪、人参、甘草甘温之气味上升，能补卫气之散解，而实其表也，又缓带脉之缩急，二味苦平，味之薄者，阴中之阳，引清气上升；气乱于胸中，为清浊相干，用去白陈皮以理之，又能助阳气上升，以散滞气，助诸辛甘为用。

（2）清代汪昂《医方集解》：此足太阴、阳明药也。肺者气之本，黄芪补肺固表为君；脾者肺之本，人参、甘草补脾益气和中，泻火为臣；白术燥湿强脾，当归和血养阴为佐；升麻以升阳明清气，柴胡以升少阳清气，阳升则万物生，清升则浊阴降，加陈皮者，以通利其气；生姜辛温，大枣甘温，用以和营卫，开腠理，致津液，诸虚不足，先建其中。

（3）清代喻昌《医门法律》：东垣所论饮食劳倦，内伤元气，则胃脘之阳不能升举，并心肺之气，陷入于中焦，而用补中益气治之。方中佐以柴胡、升麻二味，一从左旋，一从右旋，旋转于胃之左右，升举其上焦所陷之气，非自腹中而升举之也。其清气下入腹中，久为飧泄，并可多用升、柴，从腹中而升举之矣。若阳气未必陷下，反升举其阴气，干犯阳位，为变岂小哉。更有阴气素惯上干清阳，而胸中之肉隆耸为䐜，胸间之气漫散为胀者，而误施此法，天翻地覆，九道皆塞，有濒于死而坐困耳。

（4）清代罗美《古今名医方论》：凡脾胃一虚，肺气先绝，故用黄芪护皮毛而闭腠理，不令自汗；元气不足，懒言气喘，人参以补之；炙甘草之甘以泻心火而除烦，补脾胃而生气。此三味，除烦热之圣药也。佐白术以健脾；当归以和血；气乱于胸，清浊相干，用陈皮以理之，且以散诸甘药之滞；胃中清气下沉，用升麻、柴胡气之轻而味之薄者，引胃气以上腾，复其本位，便能升浮以行生长之令矣。补中之剂，得发表之品而中自安；益气之剂，赖清气之品而气益倍，此用药有相须之妙也。是方也，用以补脾，使地道卑而上行；亦可以补心肺，损其肺者益其气，损其心者调其营卫也；亦可以补肝木，郁则达之也。惟不宜于肾，阴虚于下者不宜升，阳虚于下者更不宜升也。

（5）清代柯琴《删补名医方论》：仲景有建中、理中二法，风木内干中气，用甘草、饴枣培土以御木，姜、桂、芍药平木而驱风，故名曰"建中"；寒水内凝于中气，用参、术、甘草，补土以制水，佐干姜而生土以御寒，故名曰"理中"。至若劳倦形衰，气少阴虚而生内热者，表证颇同外感，惟李杲知其为劳倦伤脾，谷气不胜阳气，下陷阴中而发热，制补中益气之法，谓风寒外伤其形为有余，脾胃内伤其气为不足，遵内经劳者温之损者益之之义，大忌苦寒之药，选用甘温之品升其阳，以达阳春升生之令。凡脾胃一虚肺气先绝，故用黄芪护皮毛而闭腠理，不令自汗，元气不足，懒言气喘，人参以补之，炙甘草之甘泻心火而除烦，补脾胃而生气，此三味除烦热之圣药也。佐白术以健脾，当归以和血，气乱于胸，清浊相干，用陈皮以理之，且以散诸甘药之滞。胃中清气下陷，用升麻、柴胡气之轻而味之薄者，引胃气以上腾，复其本位，便能升浮，以行生长之令矣。补中之剂得发表之品而中自安，益气之剂赖清气之品而气益培，此用药有相须之妙。是方也，用以补脾使地道卑而上行，亦可以补心肺，损其肺者，益其气，损其心者，调其荣卫也，亦可以补肝木，郁则达之也，惟不宜于肾，阴虚于下者不宜升，阳虚于下者更不宜升也。凡李杲治脾胃方，俱是益气，去当归、白术加苍术、木香，便是调中，加麦冬、五味辈，便是清暑，此正是医不执方，亦是医必有方。赵献可曰：后天脾土非得先天之气不行，此气因劳而下陷于太阴，清气不升，浊气不降，故用升柴以佐参芪，是方所以补益后天中之先天也。凡脾胃不足，喜甘而恶苦，喜补而恶攻，喜温而恶寒，喜通而恶滞，喜升而恶降，喜燥而恶湿，此方得之矣。陆丽京曰：此为清阳下陷者言之，非为下虚而清阳不升者言之也，倘人之两尺虚微者，或是肾中水竭，或是命门火衰，若再一升提，则如大木将摇，而拨其本也。

【方歌】补中参草术归陈，芪得升柴用更神。劳倦内伤功独擅，气虚下陷亦堪珍。

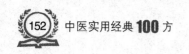 **生脉散**

【方源】《医学启源》

【组成】人参（9 g） 麦门冬（9 g） 五味子（6 g）

【用法】长流水煎，不拘时服。

【功用】益气生津，敛阴止汗。

【主治】温热、暑热，耗气伤阴证；久咳伤肺，气阴两虚证。

【证候】汗多神疲，体倦乏力，气短懒言，咽干口渴，舌干红少苔，脉虚数；干咳少痰，短气自汗，口干舌燥，脉虚细。

【病机】气阴两伤。本方所治为温热、暑热之邪，耗气伤阴，或久咳伤肺，气阴两虚之证。温暑之邪袭人，热蒸汗泄，最易耗气伤津，导致气阴两伤之证。肺主皮毛，暑伤肺气，卫外失固，津液外泄，故汗多；肺主气，肺气受损，故气短懒言、神疲乏力；阴伤而津液不足以上承，则咽干口渴。舌干红少苔，脉虚数或虚细，乃气阴两伤之象。咳嗽日久伤肺，气阴不足者，亦可见上述征象，治宜益气养阴生津。

【方解】方中人参甘温，益元气，补肺气，生津液，是为君药。麦冬甘寒养阴清热，润肺生津，用以为臣。人参、麦冬合用，则益气养阴之功益彰。五味子酸温，敛肺止汗，生津止渴，为佐药。三药合用，一补一润一敛，益气养阴，生津止渴，敛阴止汗，使气复津生，汗止阴存，气充脉复，故名"生脉"。《医方集解》曰："人有将死脉绝者，服此能复生之，其功甚大。"至于久咳肺伤，气阴两虚证，取其益气养阴，敛肺止咳，令气阴两复，肺润津生，诸症可平。

【禁忌】若属外邪未解，或暑病热盛，气阴未伤者，均不宜用。久咳肺虚者，亦应在阴伤气耗，纯虚无邪时，方可使用。

【案例】

（1）清代魏之琇《续名医类案》：陆祖愚治陈元甫，七月间因构讼事，忍饥，食冷粥数碗，少顷即吐出。自此茶饮皆吐，头痛身热，咽喉不利，昏冒，口中常流痰液。医知为中暑，用冷香薷饮投之，随吐；又以井水调益元散投之，亦吐，昏沉益甚。脉之，阳部洪数无伦，阴部沉微无力。此邪在上焦，在上者因而越之，此宜涌吐者也。盖饥饿之时，胃中空虚，暑热之气，乘虚而入于胃，胃热极而以寒冷之水饮投之，冷热相反，所以水入即吐，即口中流涎，亦胃热上溢之故也。因用沸汤入盐少许，斋汁数匙，乘热灌之，至二三碗不吐，至一时许方大吐，水饮与痰涎同出，约盆许。即以生脉散投之，人事清爽，诸症顿减。

（2）董廷瑶医案：①胡某，男，4岁。1982年7月28日初诊。寝中汗多，动后尤甚，体质薄弱，咽蛾易发，口干喜饮，大便坚硬，胃纳欠香，其脉细弱，舌净苔少。肺阴不足，腠表疏松，生脉散加味主之。太子参、麦冬、石斛、谷芽、生扁豆各9 g，知母6 g，五味子、甘草各3 g，玉屏风散（包）10 g。7剂后诸症即和，再连7剂而平。

②徐某，男，3岁。1981年6月24日就诊。患儿常易感冒咳嗽，低热时作（现体温37.9 ℃），汗出淋多，纳少渴饮，近又口角发炎，大便软烂，脉细弱，舌苔薄润。气阴两虚，营卫失和。治以生脉合桂枝法。太子参、麦冬、白芍各6 g，桂枝、清甘草、五味子、陈皮各3 g，谷芽9 g，生姜2片，红枣3枚。5剂后复诊，诸症略减，但口角炎未平，小溲色黄，原方加六一散（包）9 g。7剂后其症全安。

按：此二例同见汗症，辨治有异。前者气虚腠松，故用生脉合玉屏风；后者见营卫不调，遂与桂枝汤相配。这些小儿易感外邪，证治常须考虑体气之不足，慎勿轻投苦寒凉解。

（3）董廷瑶医案：①汪某，女，9岁。1982年8月21日就诊。患儿有心肌炎史，自觉心中悸动，其脉不匀，时有低热，纳少汗多，大便艰涩，夜眠不安，口唇干燥，舌红花剥。心阴久耗，治须滋养。主以生脉。珠儿参、朱麦冬、花粉、知母各9 g，生地20 g，鲜石斛、龙齿各15 g，元参10 g，桑麻丸（包）12 g，五味子3 g。连进2周，诸症转和，二脉软弱而匀，但舌红中剥仍见。原法加减调理，3月而安。

②陈某，男，5岁。1983年3月16日初诊。病后不复，头晕阵作，口渴喜饮，时发鼻衄，纳食少味，二便如常，脉细带数，舌苔花剥。症属上气不足，营虚热扰。治拟清养凉营。珠儿参、生地、麦冬、茅花、炒藕节、生侧柏各9 g，五味子、清甘草各3 g，黑山栀、丹皮各6 g。服用2周，晕和衄止，渴减

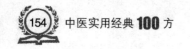

苔润，惟纳食欠佳，续以调扶。

按：若汪某之心阴虚耗，调治颇不易，常需服药一段时期，始能复元。而陈某之头晕，为经言之"上气不足，…头为之苦倾，目为之眩"（《灵枢·口问》），乃心肺气阴均弱之故。鼻衄系阴分亏虚、热伤阳络。以生脉加味滋养益气、凉营清热，其症即解。

【方论】

(1) 金代李杲《内外伤辨》：圣人立法，夏月宜补者，补天真元气，非补热火也，夏食寒者是也。故以人参之甘补气，麦门冬苦寒泻热，补水之源，五味子之酸，清肃燥金，名曰生脉散。孙真人云：五月常服五味子，以补五脏之气，亦此意也。

(2) 明代吴昆《医方考》：肺主气，正气少故少言，邪气多故多喘。此小人道长，君子道消之象。人参补肺气，麦冬清肺气，五味子敛肺气，一补一清一敛，养气之道毕矣。名曰"生脉"者，以脉得气则充，失气则弱，故名之。东垣云：夏月服生脉散，加黄芪、甘草，令人气力涌出。若东垣者，可以医气极矣。

(3) 清代罗美《古今名医方论》：麦冬甘寒，清权衡治节之司；人参甘温，补后天营卫之本；五味酸温，收先天天癸之原。三气通而三才立，水升火降，而合既济之理矣。

(4) 清代汪昂《医方集解》：人参甘温，大补肺气为君；麦冬止汗，润肺滋水，清心泻热为臣；五味酸温，敛肺生津，收耗散之气为佐。盖心主脉，肺朝百脉，补肺清心，则元气充而脉复，故曰"生脉"也。夏月炎暑，火旺克金，当以保肺为主，清晨服此，能益气而祛暑也。

(5) 清代张秉成《成方便读》：夫肺主一身之气，为百脉所朝宗，肺气旺则脏腑之气皆旺，精自生而形自盛，脉自不绝矣。一受暑热之气，金受火刑，肺气被灼，则以诸证叠出矣。然暑为夏月之正邪，人之元气充实者，原可不病，故邪之所凑，其气必虚。方中但以人参保肺气，麦冬保肺阴，五味以敛其耗散，不治暑而单治其正，以暑为无形之邪，若暑中无湿，则不致留恋之患，毕竟又无大热，则清之又无可清，故保肺一法，即所以却暑耳。此又治邪少虚多，热伤元气之一法也，在夏月肺虚者，可以服之。

(6) 清代吴瑭《温病条辨》：汗多而脉散大，其为阳气发泄太甚，内虚不可留恋可知。生脉散酸甘化阴，守阴所以留阳，阳留，汗自止也。以人参为君，所以补肺中元气也。

（7）清代唐宗海《血证论》：人参生肺津，麦冬清肺火，五味敛肺气，合之甘酸化阴，以清润肺金，是清燥救肺汤之先声。

（8）清代吴仪洛《成方切用》：肺主气，肺气旺则四肢皆旺；虚，故脉绝气短也。人参甘温，大补肺气而泻热，为君；麦冬甘寒，补水源而清燥金，为臣；五味酸温，敛肺生津，收耗散之气，为佐。盖心主脉，而百脉皆朝于肺，补肺清心，则气充而脉复，故曰生脉。夏月火旺克金，当以保肺为主，清晨服此，能益气而御暑也。

【方歌】生脉麦味与人参，保肺生津又提神，气少汗多兼口渴，病危脉绝急煎斟。

42. 玉屏风散

【方源】《医方类聚》

【组成】防风（30 g） 黄芪蜜炙（60 g） 白术（60 g）

【用法】上为末，每服三钱（9 g），用水一盏半，加大枣一枚，煎至七分，去滓，食后热服。

【功用】益气固表止汗。

【主治】表虚自汗。

【证候】汗出恶风，面色㿠白，舌淡苔薄白，脉浮虚。亦治虚人腠理不固，易感风邪。

【病机】表虚，卫阳不固。

【方解】方中黄芪益气固表止汗为君；白术补气健脾为臣；佐以防风走表而散风邪，合黄芪、白术以益气祛邪。且黄芪得防风，固表而不致留邪；防风得黄芪，祛邪而不伤正，有补中寓疏、散中寓补之意。

【禁忌】阴虚盗汗者，则不宜使用。

【案例】

(1) 蒲辅周医案：宋某，男，55 岁。1960 年 4 月 20 日初诊。患者本体素弱，平时易罹感冒，此次感冒持续月余，服药不愈，头痛，畏风，自汗出，身倦乏力，关节不利，二便正常，舌淡无苔，脉象沉迟无力，此属阳虚感冒，营卫不固，治宜温阳益气，宗玉屏风散加味。处方：黄芪五钱，防风一钱，白术三钱，川熟附子三钱。先煎附子三十分钟，再纳余药同煎，去滓取汁，分两次温服。复诊：畏风消失，恶寒亦减，头痛见轻，仍时汗出，脉弦缓，右沉迟，左沉弱，舌苔白腻，属卫阳既虚，内湿渐露，改用温阳利湿为治。处方：生黄芪四钱，白术三钱，川熟附子二钱，苡仁五钱，山茵陈三钱，桑枝（炒）一两。再诊：诸症大减，气机舒畅，尚微感恶凉，脉缓有力，前方去桑枝加良姜二钱，以温胃阳。末诊：服药后已不畏冷，脉右沉迟，左弦缓，继宜温阳补中，改用丸剂缓调以善其后，早服附子理中丸二钱，晚服补中益气丸二钱，逐渐恢复而获痊愈。

按：本体素弱，阳虚卫外力弱，故平时易患感冒，此次感冒月余，汗出不解，腠理空虚，玄府洞开，卫阳不固。故先以玉屏风散加附子，温阳益气固表，使营卫得偕，继以温阳利湿，终以温阳补中而获痊愈。若不辨体质，泛用一般治疗感冒通剂，则表气愈疏，卫愈不固，病必不解。病随体异，用药亦有所不同。

(2) 岳美中医案：何某某，男性，39 岁。于 1973 年 4 月 9 日来诊。其证系甲状腺肿瘤摘除后，身体较弱，为疏风活血消瘀之剂予之。4 月 19 日复诊，自诉服前药几剂后，又服抗甲状腺西药，服后汗出不止，且恶风，每天感冒两三次，虽处密室也不免，颇苦恼。诊其脉弦大，舌有齿痕而胖，断为疏解肌表有过，而伤表阳，致使不能卫外，津液因之不固而外泄，且畏风感冒。这与伤风的自汗不同，此责之表虚，彼责之邪实，此宜补，彼宜散，因投以玉屏风散，为粗末，每用 9 g，日煎服 2 次，服 1 个月为限，观后果如何。服前散剂 20 日后，又来复诊，云汗已基本不出，感冒亦无。诊其脉，弦大象亦减，惟舌仍胖大。嘱再续服 10 天，以竟全功。

【方论】

(1) 明代吴昆《医方考》：卫气一亏，则不足以固津液，而自渗泄矣，此自汗之由也。白术、黄芪所以益气，然甘者性缓，不能速达于表，故佐之以防风。东垣有言，黄芪得防风而功愈大，乃相畏相使者也。是自汗也，与伤风自汗不同，伤风自汗责之邪气实；杂证自汗责之正气虚，虚实不同，攻补亦异。

（2）清代罗美《古今名医方论》：邪之所凑，其气必虚。故治风者，不患无以驱之，而患无以御之；不畏风之不去，而畏风之复来。何则？发散太过，玄府不闭故也。昧者不知托里固表之法，遍试风药以驱之，去者自去，来者自来，邪气留连，终无解期矣。防风遍行周身，称治风之仙药，上清头目七窍，内除骨节疼痹，外解四肢挛急，为风药中之润剂，治风独取此味，任重功专矣。然卫气者，所以温分肉而充皮肤，肥腠理而司开阖，惟黄芪能补三焦而实卫，为玄府御风之关键，且无汗能发，有汗能止，功同桂枝，故又能除头目风热，大风癞疾，肠风下血，妇人子脏风，是补剂中之风药也，所以防风得黄芪，其功愈大耳！白术健脾胃，温分肉，培土以宁风也。夫以防风之善驱风，得黄芪以固表，则外有所卫；得白术以固里，则内有所据，风邪去而不复来。此欲散风邪者，当倚如屏、珍如玉也。其自汗不止者，亦以微邪在表，皮毛肌肉之不固耳！其与防风通圣等方悬殊矣。

（3）清代汪昂《医方集解》：此足太阳、手足太阴药也。黄芪补气，专固肌表，故以为君；白术益脾，脾主肌肉，故以为臣；防风去风，为风药卒徒，而黄芪畏之，故以为使。以其益卫固表，故曰"玉屏风"。

（4）清代王子接《绛雪园古方选注》：黄芪畏防风。畏者，受彼之制也。然其气皆柔，皆生乎表，故虽畏而仍可相使。不过黄芪性钝，防风性利，钝者受利者之制耳！惟其受制，乃能随防风以周卫于身而固护表气，故曰"玉屏风"。一方有白术者，名"白术防风汤"。

（5）清代徐大椿《医略六书·杂病证治》：脾肺气亏，不能耳外，而腠理不密，故风邪易入，自汗不止焉。白术健脾燥湿，黄芪补气密卫，防风走表引领芪、术固腠理而止自汗也。为散煎服，使脾肺气充，则风邪外解而腠理致密，何自汗之不止哉？此补中托表之剂，为腠理虚受邪自汗之方。

（6）清张秉成《成方便读》：大凡表虚不能卫外者，皆当先建立中气，故以白术之补脾建中者为君，以脾旺则四脏之气皆得受荫，表自固而邪不干；而复以黄芪固表益卫，得防风之善行善走者，相畏相使，其功益彰，则黄芪自不虑其固邪，防风亦不虑其散表。此散中寓补，补内兼疏，顾名思义之妙，实后学所不及耳。

【方歌】玉屏风散最有灵，芪术防风鼎足形，表虚汗多易感冒，药虽相畏效相成。

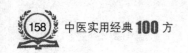. 完带汤

【方源】《傅青主女科》

【组成】白术土炒,一两（30 g） 苍术制,三钱（9 g） 山药一两（30 g） 人参二钱（6 g） 白芍酒炒,五钱（15 g） 车前子酒炒,三钱（9 g） 甘草一钱（3 g） 陈皮五分（2 g） 黑荆芥五分（2 g） 柴胡六分（2 g）

【用法】水煎服。

【功用】补脾疏肝，化湿止带。

【主治】脾虚肝郁，湿浊下注。

【证候】症见带下色白，量多清稀不臭，面色㿠白，倦怠便溏，舌淡苔白，脉缓或濡弱。

【病机】脾虚肝郁，带脉失约，湿浊下注。

【方解】方中重用白术、山药为君，意在补脾祛湿，使脾气健运，湿浊得消，山药并有固肾止带之功；臣以人参补中益气，以助君药补脾之力；苍术燥湿运脾，以增祛湿化浊之力；白芍柔肝理脾，使肝木条达而脾土自强；车前子利湿清热，令湿浊从小便分利；佐以陈皮之理气燥湿，既可使补药补而不滞，又可行气以化湿；柴胡、芥穗之辛散，得白术则升发脾胃清阳，配白芍则疏肝解郁；使以甘草调药和中，诸药相配，使脾气健旺，肝气条达，清阳得升，湿浊得化，则带下自止。

【禁忌】带下证属湿热下注者，非本方所宜。

【案例】连建伟医案：①顾某，女，43 岁，浙江平湖人，2008 年 8 月 1 日初诊。带脉之为病，腹满，腰溶溶若坐水中，带下量多，脘胀，左关弦，右脉缓，舌苔薄根略腻，拟傅青主法。药用：山药 30 g，炒白术 30 g，炒白芍 15 g，苍术 10 g，党参 15 g，荆芥炭 6 g，车前子（包）10 g，柴胡 3 g，炒陈皮 6 g，

炙甘草 5 g。14 剂。

按：此案患者症状符合所引《难经·二十九难》经文，正如傅青主云："夫带下俱是湿症，而以带名者，因带脉不能约束，而有此病，故以名之。""况加以脾气之虚，肝气之郁，湿气之侵，热气之逼，安得不成带下之病哉！"并曰："治法宜大补脾胃之气，稍佐以舒肝之品，使风木不闭塞于地中，则地气自升腾于天上，脾气健而湿气消，自无白带之患矣。"诊得其脉"左关弦，右脉缓"，正为脾虚肝郁之象，且"舌苔薄根略腻"为湿邪盛于下焦之故，用完带汤原方而奏效。

②马某，女，20 岁，浙江杭州人，2007 年 7 月 27 日初诊。3 年来常嗜卧，食后尤甚，带下色青，量多，此脾虚不能健运，更兼木抑也，脉缓，左关弦，舌苔薄腻，故知其土虚木郁湿困也。药用：炒山药 30 g，炒白术 30 g，党参 20 g，苍术 12 g，炒白芍 15 g，荆芥炭 6 g，炒陈皮 6 g，柴胡 5 g，车前子（包）10 g，炙草 5 g，生熟苡仁各 15 g。14 剂。

按：《灵枢·大惑论》云："黄帝曰：人之多卧者，何气使然？岐伯曰：此人肠胃大而皮肤湿，而分肉不解焉。肠胃大则卫气留久；皮肤湿则分肉不解，其行迟。夫卫气者，昼日常行于阳，夜行于阴，故阳气尽则卧，阴气尽则寤。故肠胃大，则卫气行留久；皮肤湿，分肉不解，则行迟。留于阴也久，其气不清，则欲瞑，故多卧矣。"卫气为脾胃运化水谷而来，脾虚不能健运则卫气亦行留久矣，故其人常嗜卧。此案"带下色青"，傅青主云："夫青带乃肝经之湿热"，其方用"加减逍遥散"。连师根据"脉缓，左关弦，舌苔薄腻"，故知其土虚木郁湿困也，因而选用完带汤，但加大方中柴胡之用量至 5 g，以增强疏肝解郁之功，使肝木得以条达。另加生熟苡仁各 15 g，能健脾利水渗湿，且清热除痹。

③程某，女，32 岁，浙江温州人，2005 年 5 月 22 日初诊。去年 10 月生产，自生产后 1 个月咳嗽至今未愈，带下色黄，右关虚大，左关弦，舌红苔黄腻，治拟完带汤加味。药用：山药 30 g，炒白术 30 g，苍术 6 g，炒白芍 15 g，太子参 15 g，生甘草 5 g，炒陈皮 6 g，柴胡 5 g，荆芥炭 6 g，车前子 10 g，浙贝母 10 g，黛蛤散（包）15 g，生苡仁 30 g。7 剂。

按：此案主症为咳嗽半年余，且带下色黄，看似不当予完带汤。关键在于连师诊其脉为"右关虚大，左关弦"，辨其脉证仍属土虚木郁湿困兼有化热。

脾胃为生痰之源，肺为贮痰之器，土虚日久不能生金，故而咳嗽缠绵难愈矣。故用完带汤加浙贝母、黛蛤散、生苡仁，以求标本兼治，培土生金。

④胡某，男，53岁，浙江慈溪人，2010年8月29日初诊。大便溏，围腰一周不适，矢气多，左关弦，右脉缓，舌苔薄腻，此属带脉为病，拟傅氏法。药用：山药30g，炒白术30 g，炒白芍15 g，党参15 g，制苍术10 g，柴胡3 g，车前子（包）10 g，炒陈皮6 g，荆芥炭6 g，炙甘草5 g，14剂。2010年9月12日复诊：便溏好转，围腰一周已较舒适，左关弦，右脉缓，苔薄腻根剥，再守方治之。上方党参改为20 g，7剂。

按：此案患者为男性，且主诉为大便溏，围腰一周不适，《难经·二十八难》曰："带脉者，起于季胁，回身一周。"连师根据脉证运用完带汤原方治疗。

⑤赵某，男，55岁，浙江文成人，2010年5月30日初诊。右胁下有疼痛感，两足底久站疼痛，大便日二三行，略溏，心悸，两尺虚浮，左关弦，右脉缓，舌苔腻，边有齿痕，此属肾阴之亏，肝气不舒，脾失健运，拟傅氏法。药用：山药30 g，炒白术30 g，炒白芍15 g，苍术12 g，党参15 g，荆芥6 g，车前子10 g，陈皮6 g，炙甘草3 g，柴胡6 g，丹参20 g，14剂。

按：此患者症情颇为复杂，涉及肾、肝、脾、心诸脏，连师观其脉证而立法选方，以完带汤加一味丹参以安神宁悸。全方主次清晰，照顾全面，共奏补肾健脾、养血疏肝之效。

【方论】

(1) 清代傅山《傅青主女科》：夫带下俱是湿证，而以带名者，因带脉不能约束，而有此病，故以名之，盖带脉通于任督，任督病而带脉始病……加以脾气之虚，肝气之郁，湿气之侵，热气之逼，安得不成带下之病哉？故妇人有终年累月下流白物，如涕如唾，不能禁止，甚则臭秽者，所谓白带也。夫白带乃湿盛而火衰，肝郁而气弱，则脾土受伤，湿土之气下陷，是以脾精不守，不能化荣血以为经水，反复成白滑之物，由阴门直下，欲自禁而不可得也。治法宜大补脾胃之气，稍佐以疏肝之品，使风木不闭塞于地中，则地气自升腾于天上，脾气健而湿气消，自无白带之患矣。此方脾、胃、肝三经同治之法，寓补于散之中，寄消于升之内，开提肝木之气，则肝血不燥，何至下克脾土？补益脾土之元，则脾气不湿，何难分消水气？至于补脾而兼补胃者，由里及表也。

脾非胃气之强，则脾之弱不能旺，是补胃正所以补脾耳。

（2）岳美中《岳美中医话集》：此方用大量白术、山药为君药，双补脾胃阴阳；用中量人参、苍术为臣药，补中气，燥脾土；芍药、甘草合用，为甲己化土，车前子利湿，均为正佐之药。方中最妙者，柴胡、陈皮、黑芥穗俱用不及钱之小量，柴胡用以升提肝木之气，陈皮用以疏导脾经之滞，黑芥穗用以收涩止带，并有引血归经作用。方中山药、白术用量可谓大矣，陈皮、柴胡、黑芥穗用量可谓小矣。大者补养，小者消散，寓补于散，寄消于升，用量奇而可法，不失古人君臣佐使制方之义。

（3）裴正学《新编中医方剂学》：脾虚，则颜面萎黄，食欲不振，体乏无力；湿滞，则带下色白，脉滑而弱。肝主带脉，肝郁亦能带下。此方重用白术、山药健脾燥湿以治其本而为主；党参、苍术亦具健脾燥湿之功，与主药相伍，其效益确而为辅；柴胡疏肝，白芍柔肝，陈皮理气，车前子利水，荆芥穗收敛止带，诸药从不同角度促进除湿止带之功而为兼治；甘草调和诸药，是为引和。

（4）冉先德《历代名医良方注释》：方中党参、山药、苍术、白术四药合用，健脾燥湿，脾旺则湿无由生；柴胡、白芍疏肝解郁，疏泄正常，则不克脾土；陈皮、车前子、黑芥穗行气、利湿、止带；甘草调和诸药，共成健脾舒肝，燥湿束带之剂。

【方歌】完带汤中用白术，山药人参白芍辅，苍术车前黑芥穗，陈皮甘草与柴胡。

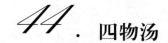

44．四物汤

【方源】《仙授理伤续断秘方》

【组成】熟地黄　当归　白芍　川芎各等分（各12 g）

【用法】上为粗末，每服三钱（9 g），水一盏半，煎至八分，食前热服。

【功用】补血调血。

【主治】营血虚滞证。

【证候】头晕目眩，心悸失眠，面色无华，或妇女月经不调，量少或经闭，脐腹作痛，甚或瘕块硬结，唇色淡、指甲无泽，舌淡苔薄，脉虚弱或细涩。

【病机】营血亏虚，血行不畅，充任虚损。本方是补血调经的主方，它是从《金匮要略·妇人妊娠篇》中的芎归胶艾汤去阿胶、艾叶、甘草而成。对诸种血虚证，均以本方为基础随证化裁。冲为血海，任主胞胎。若冲脉虚损，则女子月经量少，色淡，经期推迟。再加下焦寒滞，则小腹作痛。若脾虚而不摄血，肾虚冲任不固，则崩中漏下等证也可相继发生。又或肝寒血滞，血行不畅而瘀停，可兼见瘕块硬结，少腹脐周作痛。

【方解】本方以当归补血、活血，熟地补血为主，川芎入血分理血中之气，芍药敛阴养血，故全方尽属血分药。但组合得体，补血而不滞血，行血而不破血，补中有散，散中有收，构成治血要剂。

【禁忌】孕妇慎用。阴虚血热之月经过多、胎动漏红者则非本方所宜。

【案例】

(1) 贾春华案例：刘某，女，35岁。患慢性盆腔炎半年余，中西医治疗乏效，求治于贾教授。自诉平素小腹疼痛，月经来潮则痛剧且伴腰痛，无血块，每次来潮当天经量多，次日则转少，淋沥不断达半月之久，颇以为苦。现正值经期第8天。近日因家庭琐事与人争吵而致失眠。视其面色少华，舌暗红、苔薄白，诊其脉弦细略数。辨为血弱热伏、上扰下迫。治以四物汤加味：生地、熟地、当归、白芍、川芎、牡丹皮、地骨皮、陈皮、远志各10 g，川续断、怀牛膝、香附、藕节、茯神各15 g，生黄芪、仙鹤草、炒酸枣仁、蒲公英、土茯苓各30 g。7剂，水煎服。7天后，病人复诊，自诉服药第4天经血已止，现小腹疼痛及失眠亦有所好转。继以上方加减，先后七诊，最终告愈。随访未复发。

按：此即四物汤与酸枣仁汤合用，方中亦包含了张景岳的逍遥饮。四物汤补血活血，补而不滞；牡丹皮、地骨皮泄血中伏火；川续断、怀牛膝补肾强腰；仙鹤草、藕节凉血化瘀止血；生黄芪补气以生血；香附疏肝调经止痛，为妇科要药；蒲公英、土茯苓清热解毒祛湿；远志、茯神、炒酸枣仁补血宁心安神；少佐陈皮鼓舞胃气，以行药力。

(2) 魏品康医案：王某，女，16岁，近因学习紧张，本次月经20天仍未净、量少、色淡红、有血块，睡眠欠佳，夜间噩梦纷纭，易惊醒，证属肝气郁滞，肝不藏血，治以疏肝解郁，拟四物汤加味治之：生地30 g，当归9 g，川芎6 g，白芍18 g，柴胡9 g，郁金9 g，生龙骨、生牡蛎各30 g，香附15 g，炒白术10 g，茯苓30 g，焦艾叶30 g。服上方7剂血止。

按：本例患者因精神紧张，致肝气不疏，则肝泻溢失度。肝体阴而用阳，为藏血、藏魂之脏，月经日久，失血过多致肝虚失所养，肝不藏魂则见噩梦纷纭，治以疏肝解郁，兼补肝养肝，方中生地量大，配合白芍，取其补肝养肝之用，当归补血和血，为补肝之正药，川芎小量，活血行气，柴胡、郁金疏肝解郁，生龙骨、生牡蛎镇惊安神，敛阴潜阳，香附为妇科调经之要药，行血中之气滞，炒白术、茯苓健脾，既可扶被木所克之脾土，又益气血生化之源，血足则肝得养，焦艾叶止血，全方以四物汤为核心，经加减化裁，其功可疏肝解郁，补肝养肝。

（3）谢萍医案：夏某，女，48岁。2008年5月6日初诊。阴道不规则出血近2个月。患者月经1个月数行，量时多时少，伴口干，头晕，腰膝酸软，面色无华，精神疲惫，心悸健忘，舌淡红、苔白，脉细弱。诊断崩漏。辨证属肾失封藏，气阴亏虚。治以补肾固冲，益气养阴，止血调经。方选生脉四物汤加味。药用：太子参30 g，煅龙骨、煅牡蛎、炒贯众各24 g，川续断、补骨脂各18 g，菟丝子、桑寄生、白芍、麦冬各15 g，五味子、熟地、当归各10 g，川芎6 g。每日1剂，水煎服。服药5剂后，出血量减少。续服5剂后，出血停止，自觉症状明显好转。继用上方加减调理3个月，未见复发。

【方论】

（1）元代王好古《医垒元戎》：熟地黄补血，如脐下痛，非此不能除，乃通于肾经之药也；川芎治风，泄肝木也，如血虚头痛，非此不能除，乃通肝经之药也；芍药和血理脾，如腹中虚痛，非此不能除，乃通脾经之药也；当归和血，如血刺痛，非此不能除，乃通肾经之药也。

（2）明代徐彦纯《玉机微义》：川芎，血中之气药也，通肝经，性味辛散，能行血滞于气也；地黄，血中血药也，通肾经，性味甘寒，能生真阴之虚也；当归，血中主药也，通肝经，性味辛温，分三治，全用活血，各归其经也；芍药，阴分药也，通脾经；性味酸寒，能和血，治血虚腹痛也。此特血病而求血药之属者也。

（3）明代吴昆《医方考》：气、血，人身之二仪也。天地之道，阳常有余，阴常不足。人与天地相似，故阴血难成而易亏。是方也，当归、芍药、地黄，味厚者也，味厚为阴中之阴，故能生血；川芎味薄而气清，为阴中之阳，故能行血中之气。然草木无情，何以便能生血？所以谓其生血者，以当归、芍药、地黄能养五脏之阴，川芎能调营中之气。五脏和而血自生耳。若曰四物便能生血，则未也。当归辛温能活血，芍药酸寒能敛血，熟地甘濡能补血。又曰：当归入心脾，芍药入肝，熟地入肾，乃川芎者，彻上彻下而行血中之气者也。此四物汤所以为妇人之要药，而调月者必以之为主也。

（4）明代付仁宇《审视瑶函》：是方治血分之圣药也。用当归引血归肝经，川芎引血归肺经，芍药引血归脾经，地黄引血归肾经。惟心生血，肝纳血，脾统血，肺行血，肾藏血，男子化而为精，女子化而为月水。血有形之物，属于阴，故名曰"四物汤"。

（5）明代周慎斋《周慎斋遗书》：四物汤治血之有余，不治血之不足。盖血之有余者，溢而不归经，则用川芎上行巅顶，下至九泉以行血，当归引血归经，二味走而不守；用白芍之酸以敛之，地黄直达丹田，二味守而不走，使血安于其位也。若血不足而但用四物，则孤阴不长，难以奏功，故必以四君为主，令阳生阴长可也。

（6）清代罗美《古今名医方论》：是方乃肝经调血之专剂，非心经生血之主方也。当归甘温和血，川芎辛温活血，芍药酸寒敛血，地黄甘平补血。四物具生长收藏之用，故能使营气安行经隧也。若血虚加参、芪，血结加桃仁、红花；血闭加大黄、芒硝，血寒加桂、附，血热加芩、连；欲行血去芍，欲止血去芎，随所利而行之，则又不必拘泥于四矣。若妇人数脱其血，故用以调经种子。如遇血崩、血晕等症，四物不能骤补，而反助其滑脱，则又当补气生血，助阳生阴长之理。盖此方能补有形之血于平时，不能生无形之血于仓卒；能调阴中之血，而不能培真阴之本。为血分立法，不专为女科套剂也。

（7）清代汪昂《医方集解》：此手少阴、足太阴、厥阴药也。心生血，脾统血，肝藏血。当归辛苦甘温入心脾生血为君，生地甘寒入心肾滋血为臣，芍药酸寒入肝脾敛阴为佐，芎劳辛温通上下而行血中之气为使也。

（8）清代王子接《绛雪园古方选注》：四物汤，物，类也。四者相类而仍各具一性，各建一功，并行不悖。芎、归入少阳主升，芍、地入厥阴主降。芎劳郁者达之，当归虚者补之，芍药实者泻之，地黄急者缓之。能使肝胆血调，阴阳气畅，故为妇人专剂。

（9）清代张秉成《成方便读》：夫人之所赖以生者，血与气耳。故一切补气诸方，皆从四君化出，一切补血之方，又当从此四物而化也。补气者，当求脾肺，补血者，当求之肝肾。地黄入肾，壮水补阴，白芍入肝，敛阴益血。二味为补血之正药。然血虚多滞，经脉隧道，不能滑利通畅，又恐地、芍纯阴之性，无温养流动之机，故必加以当归、川芎辛香温润，能养血而行血中之气以流动之。总之，此方乃调理一切血证是其所长，若纯属阴虚血少，宜静不宜动者，则归、芎之走串行散，又非所宜也。

（10）秦伯未《谦斋医学讲稿》：这是补血、和血的通用方，不限于肝病。因为肝主藏血，比较多用，成为补肝的主方。本方的配合，熟地、白芍是血中的血药，当归、川芎是血中的气药，阴阳动静相配，故能补血，又能和血。

【方歌】四物地芍与归芎，血家百病此方通，经带胎产俱可治，加减运用在胸中。

45. 归脾汤

【方源】《正体类要》

【组成】人参（6 g）　黄芪_炒（3 g）　白术（3 g）　炙甘草（1 g）　当归（3 g）龙眼肉（3 g）　酸枣仁_炒（3 g）　白茯苓（3 g）　远志（3 g）　木香（1.5 g）

【用法】加生姜、大枣，水煎服。

【功用】益气补血，健脾养心。

【主治】心脾气血两虚证；脾不统血证。

【证候】心悸怔忡，健忘失眠，盗汗，体倦食少，面色萎黄，舌淡、苔薄白，脉细弱；便血，皮下紫癜，妇女崩漏，月经超前，量多色淡，或淋漓不止，舌淡，脉细弱。

【病机】因思虑过度，劳伤心脾，气血亏虚所致。心藏神而主血，脾主思而统血，思虑过度，心脾气血暗耗，脾气亏虚则体倦、食少；心血不足则见惊悸、怔忡、健忘、不寐、盗汗；面色萎黄，舌质淡、苔薄白，脉细缓均属气血不足之象。上述诸症虽属心脾两虚，却是以脾虚为核心，气血亏虚为基础。

【方解】脾为营卫气血生化之源，《灵枢·决气》曰："中焦受气取汁，变化而赤是为血"，故方中以参、芪、术、草大队甘温之品补脾益气以生血，使气旺而血生；当归、龙眼肉甘温补血养心；茯苓（多用茯神）、酸枣仁、远志宁心安神；木香辛香而散，理气醒脾，与大量益气健脾药配伍，复中焦运化之功，又能防大量益气补血药滋腻碍胃，使补而不滞，滋而不腻；用法中姜、枣调和脾胃，以资化源。全方共奏益气补血，健脾养心之功，为治疗思虑过度，劳伤心脾，气血两虚之良方。该方的配伍特点：一是心脾同治，重点在脾，使脾旺则气血生化有源，方名归脾，意在于此；二是气血并补，但重在补气，意即气为血之帅，气旺血自生，血足则心有所养；三是补气养血药中佐以木香理气醒脾，补而不滞。

【禁忌】忌油腻。外感或实热内盛者禁用。

【案例】

(1)《南雅堂医案》：①用心过度，阴血必受损耗，怔忡健忘，皆心血不足之故，生血者心，统血者脾，当握要以图之。归脾汤。《续名医类案》：马元仪治一人患心悸症，肢体倦怠，或以阴虚治之不效。诊其脉浮虚无力，盖得之焦劳思虑伤心也。心之下脾位，脾受心病，郁而生涎，精液不生，清阳不布，故四肢无气以动而倦怠也。法宜大补心脾，乃与归脾汤二十剂，即以此方作丸，服之痊愈。

②诊得脉细小，右寸涩，心下悸，痛甚喜按，得食少愈，大小便俱见清利，系虚痛之候，用归脾汤加石菖蒲治之。《脉诀汇辨》：邑宰章生公，南都应试，时八月初五日，心脾痛甚，食饮皆废。诊其两寸，涩而无力，与大剂归脾汤加人参三钱、官桂二钱，煎服之。不逾时痛减，续进一剂，痛竟止。

(2)《中医杂志》：患者，男，41岁。曾患肺结核及肋膜炎。因工作繁重，思虑过度以致失眠，日益严重，有时夜间只能睡 1~2 小时，身体疲倦，记忆力减退，食欲不佳，经常头痛眩晕。查体格中等，稍羸瘦，颜色苍白，脉搏稍弱。投与归脾汤，重用酸枣仁四钱，连服三剂，诸症好转。

(3)《内蒙古中医药》：刘某，女，51岁。平素多忧多虑，起初入睡困难，多梦易醒，反复发作，遂致彻夜不能入睡，随之月经失调，淋漓不断已 2 年。

面浮，午后潮热，双下肢浮肿，面色白黄无华，舌体胖、苔白中厚，脉象双寸关大而无力，尺脉沉弱。此证系劳伤心脾，气血生化之源不足，脾虚血失统摄，治当健脾益气，养心宁神，归脾汤去当归，加真珠母15 g，白芍12 g，水煎，服6 剂。服药后自觉症状稍有减轻，继用上方加味，后服归脾丸调养而愈。

【方论】

（1）明代周慎斋《周慎斋遗书》：归脾，味味皆滞，故用木香以疏肝，肝疏得归身、枣仁，肝血润矣。肝血能润，则脾血能藏，脾既能藏，而后能为胃行其津液，使周身皆利也。盖参、术、草之补脾，当归之补肝，茯神、枣仁、远志之补心，各守一经，性皆滞碍，得木香之疏通，破上焦之滞，醒动脾气，而后脾能淫气于心，心始生血，散精于肝，肝始藏血，心肝既足，而后脾得以统血，血足则火不郁，三焦通达而无捍格之患矣。今之用归脾而去木香者，能不为之慨叹哉！

（2）明代吴昆《医方考》：《内经》曰：五味入口，甘先入脾。参、芪、苓、术、甘草，皆甘物也，故用之以补脾；虚则补其母，龙眼肉、酸枣仁、远志，所以养心而补母；脾气喜快，故用木香；脾苦亡血，故用当归。

（3）清代罗美《古今名医方论》：方中龙眼、枣仁、当归，所以补心也；参、芪、术、苓、草，所以补脾也。立斋加入远志，又以肾药之通乎心者补之，是两经兼肾合治矣。其药一滋心阴，一养脾阳，取乎健者，以壮子益母；然恐脾郁之久，伤之特甚，故有取木香之辛且散者，以畅气醒脾，使能急通脾气，以上行心阴，脾之所归，正在斯耳。

（4）清代王子接《绛雪园古方选注》：归脾者，调四脏之神志魂魄，皆归向于脾也。参、术、神、草四君子汤以健脾胃，佐以木香醒脾气，桂圆和脾血，先为调剂中州；复以黄芪走肺固魄，枣仁走心敛神，安固膈上二脏；当归入肝，芳以悦其魂；远志入肾，辛以通其志，通调膈下二脏，四脏安和，其神志魂魄自然归向于脾，而脾亦能受水谷之气，灌溉四旁，荣养气血矣。独是药性各走一脏，足经方杂用手经药者，以黄芪与当归、枣仁与远志有相须之理，且黄芪味入脾而气走肺，枣仁味入肝而色走心，故借用不悖。四君子汤用茯苓，改用茯神者，以苓为死气，而神得松之生气耳。

（5）清代汪绂《医林纂要》：此方主于滋血，故以人参为君，参、芪、甘、术，皆补脾为滋血之主，脾厚而不生湿则生血矣；龙眼甘补滋润，所以为生血之佐；木香、远志则又能升肾水，以由肝而达之心脾；当归以厚肝之脏；枣仁以节心之用，茯神以止心之妄。

(6) 清代魏之琇《续名医类案》：归脾汤兼补心脾，而意专治脾，观其于甘温补养药中加木香醒脾行气可以见矣。龙眼、远志虽曰补火，实以培土，盖欲使心火下通脾土，而脾益治，五脏受气以其所生也，故曰归脾。

《会约》：凡治血症，须按三经用药，以心主血，脾统血，肝藏血。此方三经之主也。远志、枣仁，补肝以生心火；茯神、龙眼，补心以生脾土；参、芪、术、草，补脾以固肺气。土患燥，当归以润之；土患滞，广香以疏之，总欲使血归于脾也。

(7) 清代张秉成《成方便读》：夫心为生血之脏而藏神，劳即气散，阳气外张，而神不宁，故用枣仁之酸以收之，茯神之静以宁之，远志泄心热而宁心神，思则脾气结，故用木香行气滞、舒脾郁，流利上中二焦，清宫除道，然后参、芪、术、草、龙眼等大队补益心脾之品以成厥功，继之以当归，引诸血各归其所当归之经也。

(8) 清代罗美《古今名医方论》：此方滋养心脾，鼓动少火，妙以木香调畅诸气。世以木香性燥不用，服之多致痞闷，或泄泻，减食者，以其纯阴无阳，不能输化药力故耳。

(9) 清代汪昂《医方集解》：此手少阴、足太阴药也。血不归脾则妄行，参、术、芪、甘草之甘温，所以补脾；茯神、远志、枣仁、龙眼之甘温酸苦，所以补心，心者，脾之母也。当归滋阴而养血，木香行气而舒脾，既以行血中之滞，又以助参、芪而补气。气壮则能摄血，血自归经，而诸症悉除矣。

【方歌】归脾汤用术参芪，归草茯神远志随，酸枣木香龙眼肉，煎加姜枣益心脾，怔忡健忘俱可却，肠风崩漏总能医。

46. 炙甘草汤

【方源】《伤寒论》

【组成】甘草_{炙,四两}（12 g）　生姜_{切,三两}（9 g）　人参_{二两}（6 g）　生地黄_{一斤}（48 g）　桂枝_{去皮,三两}（9 g）　阿胶_{二两}（6 g）　麦门冬_{去心,半升}（12 g）　麻仁_{半升}（12 g）　大枣_{擘,三十枚}

【用法】上九味，以清酒七升，水八升，先煮八味，取三升，去滓，内胶烊消尽，温服一升，日三服。

【功用】益气滋阴，通阳复脉。

【主治】阴血阳气虚弱，心脉失养证；虚劳肺证。

【证候】脉结代，心动悸，虚羸少气，舌光少苔，或质干而瘦小者；干咳无痰，或咳吐涎沫，量少，形瘦短气，虚烦不眠，自汗盗汗，咽干舌燥，大便干结，脉虚数。

【病机】阴血不足，阳气虚弱。本方是《伤寒论》治疗心动悸、脉结代的名方。其证是由伤寒汗、吐、下或失血后，或杂病阴血不足，阳气不振所致。阴血不足，血脉无以充盈，加之阳气不振，无力鼓动血脉，脉气不相接续，故脉结代；阴血不足，心体失养，或心阳虚弱，不能温养心脉，故心动悸。治宜滋心阴，养心血，益心气，温心阳，以复脉定悸。

【方解】方中重用炙甘草补气生血，养心益脾；生地黄滋阴养血，充脉养心，《名医别录》谓地黄"补五脏内伤不足，通血脉，益气力"。二药重用，益气养血以复脉之本，共为君药。人参、大枣益心气，补脾气，以资气血生化之源，合炙甘草则养心复脉，补脾化血之功益著；麦冬、胡麻仁、阿胶，甘润养血配生地黄则滋心阴，养心血，充血脉之力尤彰；桂枝、生姜辛温走散，温心阳，通血脉，使气血流畅以助脉气接续，同为佐药。原方煎煮时加入清酒，以酒性辛热，可行药势，助诸药温通血脉之力。诸药合用，滋而不腻，温而不燥，使阴血足而血脉充，阳气复而心脉通，气血充沛，血脉畅通，阴阳调和，

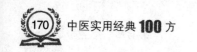

则心动悸、脉结代，皆得其平。

【禁忌】本方能润燥通便，胃肠虚弱或腹泻下痢者不宜用。

【案例】

（1）罗谦甫医案：一人年五十余，中气本弱。至元庚辰，六月中病伤寒八九日。医见其热甚，以凉剂下之，又食梨三四枚，痛伤脾胃，四肢冷，时昏愦。罗诊之，其脉动而中止，有时自还，乃结脉也。心亦悸动，吃噫不绝，色变青黄，精神减少，目不欲开，独卧恶人语，以炙甘草汤治之。成无己云：补可去弱，人参大枣之甘，以补不足之气；桂枝生姜之辛，以益正气；五脏痿弱，荣卫涸流，湿剂所以润之，故用麻仁、阿胶、麦门冬、地黄之甘，润经养血，复脉通心是也。加桂枝、人参急扶正气，生地黄减半，恐伤阳气。服之，不效。罗再思脉病对，莫非药陈腐而不效乎？再于市铺选尝气味厚者，再煎服之，其病减半，再服而愈。

按：第以中气素亏，又误用泻剂，"痛伤脾胃"，后天乏源，无阳以宣其气，更无阴以养其心，此脉结代，心动悸所由来也。方用人参、大枣之甘，以补不足之气；桂枝、生姜之辛，以行不及之阳；麻、胶、麦、地之润，已养已亏之阴，尤重在炙草一味，主持胃气以资心脉之本源。方得补土生火，滋阴复脉之功，切中本案，力宏效卓。

（2）谢映庐医案：吴某某，20岁。咳嗽多痰，微有寒热，缠绵数月，形体日羸，举动气促、似疟非疟，似损非损。温凉补散杂投，渐至潮热，时忽畏寒，咳嗽食少，卧难熟睡。因见形神衰夺，知为内损，脉得缓中一止，直以结代之脉而取法焉。此阳衰阴凝之象，营卫虚弱之证。谛思结代之脉，仲景原有复脉汤法，方中地黄、阿胶、麦冬正滋肾之阴以保全；人参、桂枝、大枣、生姜、清酒，正益心之阳以复脉。用以治之，数月沉疴，一月而愈。

按：久病痰嗽，耗气伤阴，又温凉杂投，夺气衰形。痰疾不去，又加新恙，渐成虚劳。潮热、畏寒、少寐、痰嗽、脉象结代，诸症迭现，此心之阴阳两虚之候。惟宜炙甘草汤滋阴和阳，以复脉气。世人惟知仲景为治伤寒之祖，抑知更为治虚劳之祖乎？

（3）雷样发医案：韩某某、男，46岁，农民，1983年4月8日初诊。主诉：胸前区闷痛、气短乏力已三月余。症见面色不华，精神疲乏，胸闷作痛，虚烦多汗，心悸失眠，舌淡红，脉结代（期前收缩）。据证分析：患者致富心切，除务农外，又兼养鱼、酿酒等业，操劳过度，气血虚损而致胸痹，治宜益气通阳，补血养阴，方用炙甘草汤。处方：党参30 g，大枣15 g，炙甘草10 g，生地黄、麦冬、阿胶各20 g，生姜、桂枝各5 g，火麻仁6 g，3剂，日1剂。取38度白酒40 mL与水同煎，阿胶烊化。6日后复诊，精神尚好，心胸舒展，脉无结代，拟红参30 g，分3次用冰糖与水炖服。随访未复发。

按：脉证合参，本案为气血两虚之胸痹，治用炙甘草汤益气养血而通脉。方中以炙甘草、党参、麦冬、大枣为君，生地黄、阿胶为臣。气为血帅，血为气母，是取炙甘草汤复脉之功矣。

（4）蒋序学医案：陈某，女，55岁。平日身体素虚，外出后夜里忽大汗不止，面苍，手足不温，心跳气短，精神萎靡，小便清长，夜难入寐，舌淡、苔薄白，脉细弱。脉症合参，此乃阳气虚极，不能温养心阳，致汗出、心跳不安；阳损及阴，心失所濡，故夜难入寐，给予温阳固卫、滋阴益气为治。处方：炙甘草20 g，桂枝10 g，制附子10 g，麦冬12 g，阿胶10 g，火麻仁12 g，生地黄15 g，党参10 g，大枣5枚，生姜3片，3剂。药后，汗出止，手足转温，但仍心悸不安。上方进退，继服5剂之后，心悸减轻，但体质较弱。嘱其常服补中益气丸及归脾丸，气血双补而愈。

按：汗出于心，心阳不足，可致汗出。汗为心之液，大汗不止，复伤心阴，形成心之阴阳两虚之证，符合炙甘草汤证之病机，用之果效。

【方论】

（1）明代吴昆《医方考》：心动悸者，动而不自安也，亦由真气内虚所致。补虚可以去弱，故用人参、甘草、大枣；温可以生阳，故用生姜、桂枝；润可以滋阴，故用阿胶、麻仁；而生地、麦冬者，又所以清心而宁悸也。

（2）清代汪昂《医方集解》：此手足太阴药也。人参、麦冬、甘草、大枣益中气而复脉；生地、阿胶助营血而宁心；麻仁润滑以缓脾胃；姜、桂辛温以散余邪；加清酒以助药力也。

（3）清代王子接《绛雪园古方选注》：人参、麻仁之甘以润脾津；生地、阿胶之咸苦，以滋肝液；重用地、冬浊味，恐其不能上升，故君以炙甘草之气厚、桂枝之轻扬，载引地、冬上承肺燥，佐以清酒芳香入血，引领地、冬归心复脉；仍使以姜、枣和营卫，则津液悉上供于心肺矣。脉络之病，取重心经，故又名复脉。

（4）清代唐宗海《血证论》：此方为补血之大剂。姜、枣、参、草中焦取汁，桂枝入心化气，变化而赤；然桂性辛烈能伤血，故重使生地、麦冬、芝麻以清润之，使桂枝雄烈之气变为柔和，生血而不伤血；又得阿胶潜伏血脉，使输于血海，下藏于肝。合观此方，生血之源，导血之流，真补血之第一方，未可轻议加减也。

（5）清代张秉成《成方便读》：方中生地、阿胶、麦冬补心之阴；人参、甘草益心之阳；桂枝、生姜、清酒以散外来寒邪；麻仁、大枣以润内腑之枯槁。

【方歌】炙甘草汤参姜桂，麦冬生地大麻仁，大枣阿胶加酒服，虚劳肺痿效如神。

47. 六味地黄丸

【方源】《小儿药证直诀》

【组成】熟地黄_{八钱}（24 g） 山药_{四钱}（12 g） 山茱萸_{四钱}（12 g） 泽泻_{三钱}（9 g） 茯苓_{去皮,三钱}（9 g） 丹皮_{三钱}（9 g）

【用法】上为末，炼蜜为丸，如梧桐子大，空心温水化下三圆（丸）。可以用作汤剂。

【功用】滋补肝肾。

【主治】肝肾阴虚证。

【证候】腰膝酸软，头晕目眩，耳鸣耳聋，盗汗，遗精，骨蒸潮热，手足心热，口燥咽干，牙齿动摇，足跟作痛，小便淋沥，以及小儿囟门不合，舌红少苔，脉沉细数。

【病机】肝肾阴虚。

【方解】本方为补阴主要方剂，功效以滋补肝肾为主，并能补脾阴，为三阴并补之方。方中以熟地黄滋肾填精，为君药；辅以山茱萸养肝涩精，山药补脾固精，这是补的一面。又用泽泻清泄肾火，并防熟地黄之滋腻；牡丹皮清泄肝火，并制山茱萸之温；茯苓淡渗脾湿，以助山药之健运，共为佐使药，这是泻的一面。六药互相配合，补中有泻，寓泻于补，相辅相成，是通补开合之剂，滋补肝肾之良药，常治肝肾不足、虚火上炎之证。

【禁忌】忌辛辣食物。

【案例】

(1) 沈自尹医案：赵某，男，13岁。1995年11月2日初诊。主诉：尿蛋白12年，服强的松10年。现病史：患者因反复尿蛋白12年，肾穿刺病理提示微小病变型肾炎，持续服强的松达10年，用量30 mg/日时尿蛋白消失，减服至5～10 mg/日时，因感冒又现尿蛋白，只得重新加大强的松用量，进行新一轮的递减，如此反复发作共5次，5年前开始每遇5月末或6月初哮喘发作后亦有尿蛋白增多现象。临诊时，见满月脸、多毛、形体矮小、身高1.5 m，易感冒，纳寐二便可，服强的松20 mg/日，苔薄质淡红，脉细。肝、肾功能正常，尿蛋白（－）。辨证分析：肾气虚损，卫表不固。中医诊断：虚劳、劳淋、肾气虚。西医诊断：激素依赖性肾病综合征（微小病变型肾小球肾炎）。治则治法：补肾益气固表。方名：六味地黄丸合玉屏风散加减。方药：生黄芪30 g，生地15 g，山茱萸肉10 g，山药10 g，牡丹皮10 g，白术10 g，防风6 g，茯苓10 g，甘草4 g，益母草30 g，牡蛎30 g。医嘱：低盐饮食，注意休息。12月13日复诊。上方合度，无不适，苔薄质淡红，脉细。尿蛋白（－）。仍以补肾益气固表调之。原方改黄芪40 g，加牡蛎30 g。强的松20 mg/日。1996年5月30日复诊。服上方一月半，一般情况尚可，苔薄，脉细。尿蛋白持续（－）。按原方之意加减。上方去牡蛎30 g，加骨碎补15 g，仙灵脾10～15 g。改服强的松40 mg/隔日，每隔2周递减5 mg，按上方法递减至10 mg/隔日时，改为1/4剂量递减，如7.5 mg/隔日递减至1.25 mg/隔日，每2～3周递减一次，逐步停服。在服30 mg/隔日时（相当于每日15 mg），仙灵脾用量为10 g；5～10 mg/隔日时，仙灵脾增至15 g。1996年12月1日第3次复诊。服药期间偶有感冒、哮喘发生，但症状较以往明显减轻，且未见尿蛋白重现。于1996年6月激素戒除，无不适，苔薄，脉细。继续服上方。1年后随访未见尿蛋白，哮喘未作，满月脸消退，身高由原1.5 m增高至1.68 m。

按：本例患者自幼（1岁）因肾病综合征服激素长达10年之久，虽对激素较敏感（服强的松40 mg/日尿蛋白消失），但多次减服强的松至5～10 mg/日时均因症状反复而告失败。沈老师说："该病多见小儿，小儿脏腑娇嫩，肾气未充，易受外邪侵袭，肾为封藏之脏，肾气受损，封藏失司，使精微物质渗漏泄下，屡见尿蛋白。又因长期服用激素干扰下丘脑－垂体－肾上腺（HPA）轴功能致免疫功能低下，反复感冒，使外邪与体虚交会进入恶性循环，应从体质调理。"常用六味地黄丸合玉屏风散方随证加减。为提高自身激素分泌加用仙灵脾，并逐步增量至15 g，激素戒除成功后，1 年随访中偶尔有轻微感冒，但再未见尿蛋白，且满月脸消退，身高亦恢复正常，说明长期用激素导致自身肾上腺萎缩废用，由此对激素依赖而不能撤除，现用补肾益气固表既使自身肾上腺皮质功能恢复而激素亦得以撤除。

(2) 王炯医案：尚某，女，50 岁。2001 年 9 月 7 日初诊。头晕目眩，阵发性烘热汗出，烦躁易怒，心悸少寐，腰膝酸软，月经先期量少已 2 年余。西医诊断为围绝经期综合征，曾用雌激素治疗，疗效不显，故前来寻求中医治疗。舌质红、苔薄白，脉细弦而数。中医诊断为绝经前后诸症。证属肝肾阴虚，虚阳内扰，心血不足。治宜滋肾平肝，养心安神。方用六味地黄丸加味。处方：熟地、女贞子、旱莲草各12 g，夜交藤、桑寄生、炒酸枣仁、生龙骨、生牡蛎各15 g，山药、山茱萸、牡丹皮、茯苓、泽泻、钩藤各12 g，6 剂。服上方 6 剂后，烘热汗出、烦躁减轻，夜能安寐，守上方加减调理月余，诸症消失。嘱服用六味地黄丸巩固疗效。半年后随访，月经已断绝，无明显不适症状。

按：妇女年届七七，由于肾气渐衰，天癸竭绝，冲任二脉亏损，精血日趋不足。肾为先天之本，主藏精，肝体阴而用阳，主藏血。若肝肾精血不足，阴不制阳则阴虚阳亢，脏腑功能紊乱而出现如阵发性烘热、烦躁汗出、头晕目眩、心悸少寐等症状。王老师在治疗本病时，针对其发病原因，常用六味地黄丸合二至丸、桑寄生补肝肾，调冲任，加生龙牡、钩藤平肝潜阳，夜交藤、酸枣仁养心安神。证之临床，屡获效验。

(3) 肖碧跃医案：江某某，女，51 岁。2006 年 10 月初诊。咽中似有痰堵，咳之不出，咽之不下半年余，经中西医治疗无效。患者诉半年前觉咽中似有痰堵，但吐之不出，吞之不下，心烦不安，伴头昏，目眩，腰膝酸软，耳鸣如蝉，少寐，口干，口苦，大便不爽，舌红、苔薄黄，脉细数。检查：血、尿、肾功能未见异常。喉镜检查，未见异常。证属肾阴亏虚，水不涵木，肝郁气滞化火，气、火、痰三者凝结于咽部而成。治宜滋肾阴为本，清肝郁，豁痰结为辅。方以六味地黄丸加减。处方：生地黄 15 g，怀山药 15 g，牡丹皮 10 g，泽泻 10 g，茯苓 10 g，山茱萸 10 g，山栀 10 g，柴胡 10 g，郁金 10 g，全瓜蒌 15 g，蛤壳 10 g，浮海石 10 g，浙贝 10 g。10 剂，每日 1 剂，水煎，分 2 次饭后温服。二诊：药后咽中似有痰堵症状明显减轻，其余症状均有所好转，原方再进 10 剂。诸症消失，嘱再服半个月成药六味地黄丸，保持心情愉快。随访 1 年未发。

按：本例梅核气患者以肾阴虚为本。肝肾同源，肾阴不足，水不涵木，肝郁气滞，郁久化火，火炼津成痰，气、火、痰结于咽部，则出现咽中似有痰堵，吐之不出，吞之不下。肾主骨、主髓、通于脑，肾阴不足，津液运行不利，则脑失所养，故头昏、少寐、腰膝酸软。肾开窍于耳，则耳鸣如蝉。水不涵木，肝阳上亢，则目眩。肝火郁滞，则口干口苦，大便不爽，舌红苔黄。细数脉是阴虚阳亢之症。方以六味地黄丸滋肾阴为本，柴胡、郁金疏肝解郁，山栀泻火，蛤壳消痰利气，瓜蒌、浙贝、浮海石清热化痰。全方共奏滋补肾阴，疏肝解郁，清热化痰之功，肾水充足，肝气疏泄，热降痰化则病除。

【方论】

(1) 明代吴昆《医方考》：肾非独不也，命门之火并焉。肾不虚则水足以制火，虚则火无所制，而热证生矣，名之曰"阴虚火动"。河间氏所谓肾虚则热是也。今人足心热，阴股热，腰脊痛，率是此证。老人得之为顺，少年得之为逆，乃咳血之渐也。熟地黄、山茱萸，味厚者也，经曰"味厚为阴中之阴"，故能滋少阴，补肾水；泽泻味甘咸寒，甘从湿化，咸从水化，寒从阴化，故能入水脏而泻水中之火；牡丹皮气寒味苦辛，寒能胜热，苦能入血，辛能生水，故能益少阴，平虚热；山药、茯苓，味甘者也，甘从土化，土能防水，故用之以制水脏之邪，且益脾胃而培万物之母也。

(2) 明代李中梓《删补颐生微论》：肾者水脏也，水衰则龙雷之火无畏而亢上，故启玄曰"壮水之主，以制阳光"。地黄味厚，为阴中之阴，主补肾填精，故以为君。山茱萸味酸归肝，乙癸同治之义，且肾主闭藏，而酸敛之性与之宜也。山药味甘归脾，安水之仇，故用为臣。牡丹皮亦入肝，其用主宣通，所以佐茱萸之涩也。茯苓亦入脾，其用主通利，所以佐山药之滞也。且色白属金能培肺部，又有虚则补母之义。至于泽泻有三功焉。一曰利小便以清之火；

二曰行地黄之滞，引诸药速达肾经；三曰有补有泻，无喜补增气之虞，故用为使。此方为益肾之圣药，而昧者薄其功缓，盖用药者有四失也：一则地黄非怀庆则力浅；一则地黄非九蒸则不熟；一则疑地黄之滞而减之，则君主弱；一则恶泽泻之渗而减之，则使者缓，蹈是四失，而顾咎药之无功，毋乃愚乎。

（3）明代赵献可《医贯》：熟地黄、山茱萸，味厚者也，经曰味厚为阴中之阴，故能滋少阴、补肾水。泽泻味咸，咸先入肾。地黄、山药、泽泻，皆润物也，肾恶燥，须此润之。此方所补之水，无形之水，物之润者亦无形，故用之。丹皮者，牡丹之根皮也。丹者，南方之火色，牡而非牝，属阳，味苦辛，故入肾而敛阴火，益少阴，平虚热。茯苓味甘而淡者也，甘从土化，土能防水，淡能渗泄，故用之以制水脏之邪，且益脾胃而培万物之母。壮水之主，以镇阳光，即此药也。

（4）明代龚居中《红炉点雪》：六味丸，古人制以统治痰火诸证，又谓已病、未病并宜服之，此盖深得病之奥者也。何则？痰火之作，始于水亏火炽金伤，绝其生化之源乃尔。观方中君地黄，佐山药、山茱，使以茯苓、牡丹皮、泽泻者，则主益水、清金、敦土之意可知矣。盖地黄一味，为补肾之专品，益水之主味，孰胜此乎？夫所谓益水者，即所以清金也，惟水足则火自平而金自清，有子令母实之义也；所谓清金者，即所以敦土也，惟金气清肃，则木有所畏，而土自实，有了受母荫之义也。而山药者，则补脾之要品，以脾气实则能运化水谷之精微，输转肾脏而充精气，故有补土益水之功也。而其山茱、茯苓、牡丹皮，皆肾经之药，助地黄之能。其泽泻一味，虽曰"接引诸品归肾"，然方意实非此也，盖茯苓、泽泻，皆取其泻膀胱之邪。古从用补药，必兼泻邪，邪祛则补药得力。一辟一阖，此乃玄妙。后世不知此理，专一于补，所以久服必致偏胜之害，六味之设，何其神哉！经有"亢则害、承乃制"之论，正此谓也。

（5）明代洪基《摄生秘剖》：肾者，水脏也。水衰则龙雷之火无畏而亢上，故王启玄曰：壮水之主，以制阳光。即经所谓"求其属而衰之"也。地黄味厚，为阴中之阴，专主补肾填精，故以为君。山茱萸酸味归肝，乙癸同治之义，且肾主闭藏，而酸敛之性正与之宜也；山药味甘归脾，安水之仇，故用二味为臣。丹皮亦入肝，其用主宣通，所以佐茱萸之涩；茯苓亦入脾，其主通利，所以佐山药之滞也，且色白属金，能培肺部，又有虚则补母之义。至于泽泻，有三功焉：一曰利小便，以清相火；二曰行地黄之滞，引诸药速达肾经；三曰有补有泻，诸药无喜补增气之虞，故用以为使。此丸为益肾之圣药，而昧者薄其功缓。盖用药者有四失也：一则地黄非怀庆则力浅；一则地黄非自制则不熟，且有犯铁之弊；一则疑地黄之滞而减之，则君主弱；一则恶泽泻之渗而减之，则使者缓。蹈是四失，而顾咎药之无功，毋乃愚乎！

（6）清代罗美《古今名医方论》：肾虚不能藏精，坎宫之火无所附而妄行，下无以奉春生之令，上绝肺金之化源。地黄禀甘寒之性，制熟味更厚，是精不足者补之以味也，用以大滋肾阴，填精补髓，壮水之主。以泽泻为使，世或恶其泻肾去之，不知一阴一阳者，天地之道；一开一阖者，动静之机。精者，属癸，阴水也，静而不走，为肾之体；溺者，属壬，阳水也，动而不居，为肾之用。是以肾主五液，若阴水不守，则真水不足；阳水不流，则邪火逆行，故君地黄以护封蛰之本，即佐泽泻以疏水道之滞也。然肾虚不补其母，不导其上源，亦无以固封蛰之用。山药凉补，以培癸水之上源；茯苓淡渗，以导壬水之上源；加以茱萸之酸温，藉以收少阳之火，以滋厥阴之液；牡丹皮辛寒，以清少阴之火，还以奉少阳之气也。滋化源，奉生气，天癸居其所矣。壮水制火，特此一端耳。

（7）清代汪昂《医方集解》：此足少阴、厥阴药也。熟地滋阴补肾，生血生精；山茱温肝逐风，涩精秘气；牡丹泻君、相之伏火，凉血退蒸；山药清虚热于肺脾，补脾固肾；茯苓渗脾中湿热，而通肾交心；泽泻泻膀胱水邪，而聪耳明目。六经备治，而功专肾肝，寒燥不偏，而补兼气血。苟能常服，其功未易殚述也。

（8）清代王子接《绛雪园古方选注》：六味者，苦、酸、甘、咸、辛、淡也。《阴阳应象论》曰：精不足者，补之以味。五脏之精，皆赖肾气闭藏，故以地黄名其丸。地黄味苦入肾，固封蛰之本；泽泻味咸入膀胱，开气化之源，二者补少阴、太阳之精也。萸肉味酸入肝，补罢极之劳；丹皮味辛入胆，清中正之气，二者补厥阴、少阳之精也。山药味甘入脾，健消运之机；茯苓味淡入胃，利入出之器，二者补太阴、阳明之精也。足经道远，故制以大；足经在下，故治以偶。钱仲阳以肾气丸裁去桂、附，治小儿纯阳之体，始名六味。后世以六味加桂，名七味；再加附子，名八味，方义昧矣。

（9）清代沈金鳌《杂病源流犀烛》：肾之蛰藏，必藉土封之力，《内经》

所以谓肾合精，其主脾，不曰克，而反曰主也。罗淡生亦云：水藏土中。此前
人补肾用六味，当知其入茯苓、山药之妙是已。但脾药甚多，而必用此二味
者，实因补水故补土，水本湿土，又易生湿，故必须此二味能渗土中之湿，则
土既无湿淫之患，而水之藏土中者，亦自若其性，而不至湿与湿并，多溃溢之
病矣。此六味不用其他脾药，而必用茯苓、山药者，其旨更自深微，不可不
知也。

（10）清代沈香岩《吴医汇讲》：此为补阴之主方，补五脏之阴以纳于肾
也。脏阴亏损，以熟地大滋肾阴，壮水之主以为君。用山萸肉之色赤入心，味
酸入肝者，从左以纳于肾；山药之色白入肺，味甘入脾者，从右以纳于肾。又
用三味通腑者，恐腑气不宣，则气郁生热，以致消烁脏阴，故以泽泻清膀胱，
而后肾精不为相火所摇；又以丹皮清血分中热，则主血之心，藏血之肝，俱不
为火所烁矣；又以茯苓清气分之热，则饮食之精，由脾输肺以下降者，亦不为
火所烁矣，夫然后四脏之真阴无所耗损，得以摄纳精液，归入肾脏，肾受诸脏
之精液而藏之矣。从来囫囵看过，未识此方之元妙，至于此极。今将萸肉、山
药二味分看，一入心肝，一入肺脾，既极分明，而气味又融洽。将熟地、萸
肉、山药三味总看，既能五脏兼入，不致偏倚，又能将诸脏之气，尽行纳入肾
脏，以为统摄脏阴之主，而不致两歧。至泽泻、茯苓、丹皮与三补对看，其配
合之妙，亦与三补同法。制方妙义，周备如此，非臻于神化者，其孰能之？惟
其兼补五脏，故久服无虞偏胜，而为万世不易之祖方也。

（11）清代费伯雄《医方论》：此方非但治肝肾不足，实三阴并治之剂。有
熟地之腻补肾水，即有泽泻之宣泄肾浊以济之；有萸肉之温涩肝经，即有丹皮
之清泻肝火以佐之；有山药收摄脾经，即有茯苓之淡渗脾湿以和之。药止六
味，而大开大合，三阴并治，洵补方之正鹄也。

（12）清代张秉成《成方便读》：此方大补肝脾肾三脏，真阴不足，精血亏
损等证。古人用补，必兼泻邪，邪祛则补乃得力。故以熟地之大补肾脏之精血
为君，必以泽泻分导肾与膀胱之邪浊为佐；山萸之补肝固精，即以丹皮能清汇
厥阴、少阳血分相火者继之；山药养脾阴，茯苓渗脾湿，相和相济，不燥不
寒，乃王道之方也。

（13）秦伯未《谦斋医学讲稿》：六味地黄丸主要是治肾阴亏损引起的瘦弱
腰痛等证。虽然书上说治肝肾不足，也有说三阴并治，并谓自汗盗汗，水泛为

痰，遗精便血，喉痛，牙痛，……都能治疗，毕竟要认清主因、主脏、主证，根据具体病情而加减。假如认为阴虚证都能通治，对所有阴虚证都用六味地黄丸，肯定是疗效不高的。

【方歌】六味地黄益肾肝，茱薯丹泽地苓专，更加知柏成八味，阴虚火旺自可煎。

48. 大补阴丸

【方源】《丹溪心法》

【组成】熟地黄_{酒蒸}　龟板_{酥炙,各六两}（各180 g）　黄柏_{炒褐色}　知母_{酒浸,炒,各四两}（各120 g）

【用法】上为细末，猪脊髓蒸熟，炼蜜为丸。每服七十丸（6~9 g），空心盐白汤送下。

【功用】滋阴降火。

【主治】阴虚火旺证。

【证候】骨蒸潮热，盗汗遗精，咳嗽咯血，心烦易怒，足膝疼痛，手足心热。

【病机】肝肾阴亏，真阴不足，虚火上炎。本方证是由肝肾亏虚，真阴不足、虚火上炎所致。肾为水火之脏，本应既济以并存，真阴亏虚，则相火亢盛而生虚火、虚热之证，故骨蒸潮热、盗汗遗精、足膝疼热；虚火上炎，灼伤肺金，损伤肺络，故咳嗽咯血；虚火上扰心神，则心烦易怒。治宜大补真阴以治本，佐以降火以治标，标本兼治。

【方解】方中熟地黄益髓填精；龟板为血肉有情之品，擅补精血，又可潜阳，二药重用，意在大补真阴，壮水制火以培其本，共为君药。黄柏、知母清热泻火，滋阴凉金，相须为用，泻火保阴以治其标，并助君药滋润之功，同为臣药。再以猪脊髓、蜂蜜为丸，取其血肉甘润之质，助君药滋补精髓，兼制黄柏之苦燥，用为佐药。诸药合用，使水充而亢阳有制，火降则阴液渐复，共收

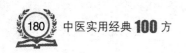

滋阴填精、清热降火之功。

【禁忌】若脾胃虚弱、食少便溏，以及火热属于实证者不宜使用。

【案例】

（1）沈自尹医案：张某，女，44岁，已婚。1996年11月7日初诊。主诉：颈部肿痛8个月，服强的松5个月。现病史：患者因颈部肿痛6个月，曾住华山医院内分泌科诊治，B超提示：甲状腺两叶炎症（慢性），右叶小结节形成。扫描提示：甲状腺多发性冷结节，左叶功能低下。CT提示：甲状腺左叶稍大，内有低密度结节影。诊断"亚急性甲状腺炎"。曾用强的松治疗5个月，初服剂量30 mg及10 mg隔日交替，共服2个多月，症状及体征未控制，后改服30 mg/d加消炎痛50 mg/d，2个月后症状及体征有所改善，来本科中药治疗。临诊时正服强的松30 mg/d，右颈仍痛，口干，大便干结，脉率80次/min，苔薄，舌色略暗，脉细。辨证分析：痰火久郁，损及肾阴，阴虚内热。中医诊断：瘿瘤病，阴虚火旺。西医诊断：亚急性甲状腺炎。治则治法：滋阴泻火，软坚化痰。方名：大补阴丸加减。方药：生黄芪60 g，生地黄30 g，知母10 g，黄精15 g，夏枯草30 g，蒲公英30 g，白花蛇舌草30 g，丹参15 g，山慈菇15 g，青皮、陈皮各6 g。医嘱：忌辛辣之品，保持良好情志。12月5日复诊。药后患者大便见好，颈痛缓解，阴虚火旺症状明显改善。苔薄、舌色略暗，脉细。前法见效，按原方守之。12月20日第2次复诊。近来感乏力，夜寐安，纳可，大便日解，苔薄质淡红，脉细。气阴二虚，当拟益气养阴，佐以软坚化痰。方药：生黄芪60 g，生地黄15 g，仙灵脾10 g，夏枯草30 g，蒲公英30 g，白花蛇舌草30 g，枳实10 g，广藿香20 g，莪术10 g，青皮、陈皮（各）6 g，桔梗4 g，生甘草4 g，象贝母15 g。每2周递减强的松5 mg。1997年4月13日第3次复诊。当强的松改至10 mg/日～10 mg/隔日时，颈痛消失，但仍感乏力，且怕冷，似有甲状腺功能低下。苔薄，脉细。原方加减。上方去知母10 g，加附子6 g，仙灵脾改为15 g，放慢递减激素剂量由5 mg/隔日～2.5 mg/隔日～1.25 mg/隔日。1998年4月10日第4次复诊。于1997年4月14日始停服激素，继续服中药2个月。1年后随访，患者主诉略乏力，余无不适。

按：本案病程不长，仅6个月，但连续服激素已5个月，症状及体征虽有所改善，但仍未能得到有效控制，且出现五心烦热、口干等激素不良反应症状。沈老师先采用滋阴泻火、软坚化痰方法，在治病同时缓解激素的不良反应。在递减激素过程中，出现甲状腺功能减退征象，由此加用温肾的仙灵脾与附子，使患者激素戒除，病情得到有效控制，随访1年未见复发。

（2）周仲瑛医案：①隋某，男，58岁。2002年12月17日初诊。失眠史约20年，近年加重，遂各处就诊，服中药百余剂，西药舒乐安定辅助安睡，收效甚微。刻下：入睡困难，神思纷杂，烦躁不安，右足心热，右腿胀，腰痛，尿黄，口干，苔薄黄腻质黯，舌体稍胖，脉细滑。证属君相火旺，阴不涵阳。药用：生地12g，炙龟板（先煎）、黄柏各10g，知母9g，黄连5g，白芍、阿胶（冲）各10g，熟枣仁（打）30g，黑山栀10g，炒延胡索15g，法半夏10g，丹参12g，麦冬、莲子心各10g，珍珠母（先煎）30g。二诊：服药14剂，寐眠明显改善，烦躁减，右足心发热，时有痒感，但入睡仍有困难，口干不重，尿不黄，苔黄质黯紫，脉细弦。初诊方加玄参10g，改生地15g。三诊：睡眠安好，平稳入睡，证治相符，原方继进。

按：本案年近六旬，病久及肾，阴亏津少，水不济火，心阳独亢，心扰神明。正如《景岳全书·不寐》所云："真阴精血不足，阴阳不交，而神有不安其室耳。"本案为顽固性失眠，失眠史长达20载，查及病历，多以清肝、安神之治，难以奏效。周师从足心热、尿黄、腰痛、口干等症结合病史，断其为君相火旺，阴不涵阳。治选大补阴丸为主方，以炙龟板、白芍育阴潜阳；知母、黄柏、生地、玄参滋阴泻火；阿胶、丹参、熟枣仁养血安神；炒延胡索、黑山栀清泻心肝之火；莲子心、珍珠母镇心安神。仅服药14剂，宿疾已有明显改善。1周后随诊，症情稳定改善。

②金某，女，27岁。2002年10月25日初诊。崩漏功血起于1997年，治疗半年，一度痊愈。2002年4月，再度发，月经常迁延20～30天不净。此次月经，自2002年8月30日来潮，先崩后漏，用大量中药及西药黄体酮治疗至今仍迁延约2个月难净。某医院诊刮示：宫内膜间质蜕膜化，腺化有分泌。刻下：月经漏下难净，呈咖啡色，疲劳乏力，左乳房隐痛，面色萎黄，苔黄质红，脉细滑。辨证为肾虚肝热，冲脉失约。药用：生地15g，山萸肉、丹皮、黑山栀、制香附各10g，炙乌贼骨、茜根炭、血余炭各15g，炒蒲黄（包）、陈棕炭、益母子（包）各10g，旱莲草、仙鹤草各15g，另，青黛散10g，每次0.16g，每日2次。二诊：漏下于服药8天后全净，近来带下有时如水，有时混浊，如咖啡色，头痛，腰不酸，左腹偶有隐痛下坠，腿酸，舌苔薄黄质红

紫黯，脉细。加阿胶珠（烊冲）10 g。三诊：月经来潮五六天，近2天量多，当天减少，血色鲜红，有血块，开始腹部隐痛，大便偏干，苔黄质红，脉细。肝肾阴虚，冲脉失约。药用：生地15 g，炙龟板（先煎）、黄柏、知母、炙女贞子各10 g，旱莲草、炙乌贼骨、茜根炭、陈棕炭各15 g，炒阿胶珠10 g，仙鹤草15 g，血余炭、茺蔚子（包）各10 g。另，青黛散10 g，每次0.16 g，每日2次。四诊：月经干净，先后8天，中途量多，色鲜有块，腰不痛，寐差，苔黄质红，脉细。肝肾亏虚，冲任不调。药用：生地、山萸肉、丹皮各10 g，黄柏、知母、炙龟板（先煎）各6 g，旱莲草12 g，当归、炒白芍、炒阿胶珠各10 g，仙鹤草15 g，茺蔚子（包）、制香附、枸杞子各10 g，合欢皮15 g。在辨证施治基础上，结合经前疏肝活血，经后养血，月经周期已正常。目前，经量适中，崩漏未作。

按：《兰室秘藏》曰："妇人血崩，是肾水阴虚，不能镇守胞络相火，故走而崩也。"本案为反复发作性崩漏，此次发作尤难控制，先崩后漏迁延约2个月，属肾虚肝热，冲脉失约。急则治标，首诊用多味化瘀止血药涩漏止崩，配合生地、山萸肉滋肾阴；丹皮、黑山栀清肝火。此后每逢经期，选大补阴丸为主方；以炙龟板先育阴阳，调补冲任；生地、女贞子、旱莲草、炒阿胶珠、仙鹤草凉血养血止血；黄柏、知母清热止血；炙乌贼骨、茜根炭、陈棕炭、血余炭、茺蔚子化瘀止血防宿疾再作。调治有效，月经周期、色、质、量正常。

【方论】

(1) 清代汪昂《医方集解》：此足少阴药也。四者皆滋阴补肾之药，补水即所以降火，所谓壮水之主，以制阳光是也。加脊髓者，取其能通肾命，以骨入骨，以髓补髓也。

(2) 清代王子接《绛雪园古方选注》：丹溪补阴立法，义专重于黄柏，主治肾虚劳热，水亏火炎；以之治虚火呃逆，亦为至当。《难经》言：逆气而里急，冲之为病也。以冲为阴脉之海，并足少阴之脉，行乎幽门通谷夹巨阙而上，故丹溪谓呃逆属于肝肾之虚者，其气必从脐下直冲上出于口，断续作声。第肝肾之气，在下相凌，左肾属水，不能自逆，而右肾为相火所寓，相火炎上，挟其冲气，乃能逆上为呃。主之以黄柏，从其性以折右肾之相火，知母滋肾水之化源，熟地固肾中之元气，龟板潜通奇脉，伏藏冲任之气，使水不妄动。治虚呃用参术汤下之者，人之阴气，依胃为养，胃土损伤，则相火直冲清道而上，此土败于相火之贼，当崇土以制龙雷火也。

（3）清代吴谦《医宗金鉴·删补名医方论》：朱震亨云：阴常不足，阳常有余，宜常养其阴，阴与阳齐，则水能制火，斯无病矣。今时之人，过欲者多，精血既亏，相火必旺，真阴愈竭，孤阳妄行，而痨瘵、潮热、盗汗、骨蒸、咳嗽、咯血、吐血等证悉作。所以世人火旺致此病者十居八九，火衰成此疾者百无二三。震亨发明先圣千载未发之旨，其功伟哉！是方能聚补真阴，承制相火，较之六味功效尤捷，盖因此时以六味补水，水不能遽生；以生脉保金，金不免犹燥；惟急以黄柏之苦以坚肾，则能制龙家之火，继以知母之清以凉肺，则能全破伤之金。若不顾其本，既使病去，犹恐复来，故又以熟地、龟板大补其阴，是谓培其本、清其源矣。虽有是证，若食少便溏，则为胃虚，不可轻用。

（4）清代陈念祖《时方歌括》：知、柏寒能除热，苦能降火，苦者必燥，故用猪脊髓以润之，熟地以滋之，此治阴虚发热之恒法也。然除热只用凉药，犹非探源之治。方中以龟板为主，是介以潜阳法。丹溪此方，较之六味地黄丸之力更优。李土材、薛立斋、张景岳辈以苦寒而置之，犹未参透造化阴阳之妙也。

（5）清代唐宗海《血证论》：苦寒之品，能大伐生气，亦能大培生气。盖阴虚火旺者，非此不足以泻火滋阴。夫人之生气，根于肾中，此气全赖水阴含之。若水阴不足，则阳气亢烈，烦逆痿热。方用知、柏折其亢，龟板潜其阳，熟地滋其阴，阴足阳秘，而生气不泄矣。

（6）清代张秉成《成方便读》：夫相火之有余，皆由肾水之不足，故以熟地大滋肾水为君。然火有余则少火化为壮火，壮火食气，若仅以滋水配阳之法，何足以杀其猖獗之势？故必须黄柏、知母之苦寒入肾，能直清下焦之火者以折服之。龟为北方之神，其性善藏，取其甘寒益肾，介类潜阳之意，则龙雷之火，自能潜藏勿用。猪为水畜，用骨髓者，取其能通肾命，以有形之精髓而补之也。和蜜为丸者，欲其入下焦，缓以奏功也。

（7）冉雪峰《八法效方举隅》：如虚劳阴渐竭，燥火燔灼，烦躁身热，汗出不止，阴愈伤而热愈炽，热愈炽而阴愈伤，病理生理，适得其反。不至津竭髓枯，以至于死亡不止。此际用六味等补水，水不能遽生；以生脉等保津，津不能终保。惟以此方，黄柏、知母大苦大寒，又益之以地黄之滋育，龟板之镇

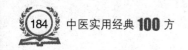

降，以急平其火，急敛其火，急镇其火，急摄其火。去一分火热，即保一分阴液；留一分阴液，即保一分元气。此关不通，虚劳遇此等证，不可救药。本方妙在猪脊髓和炼蜜为丸，既合脏器疗法，又苦而回甘。

【方歌】大补阴丸知柏黄，龟板脊髓蜜丸方，咳嗽咯血骨蒸热，阴虚火旺制亢阳。

49. 一贯煎

【方源】《续名医类案》

【组成】北沙参 麦冬 当归身各三钱（各9g） 生地黄六钱至一两五钱（18～30g） 枸杞子三至六钱（9～18g） 川楝子一钱半（5g）

【用法】水煎服。

【功用】滋阴疏肝。

【主治】肝肾阴虚，肝气郁滞证。

【证候】胸脘胁痛，吞酸吐苦，咽干口燥，舌红少津，脉细弱或细弦。

【病机】肝脏体阴而用阳，其性喜条达而恶抑郁。肝肾阴亏，肝失所养，疏泄失常，气郁停滞，进而横逆犯胃，致胸脘胁痛，吞酸吐苦。阴虚液耗，津不上承，故咽干、舌红少津。肝气不舒，肝脉郁滞，时间久后则结为疝气瘕聚。治疗宜滋养肝肾阴血为主，配伍疏达肝气之品。

【方解】方中重用生地黄为君，滋阴养血，补益肝肾。北沙参、麦冬、当归、枸杞子为臣，益阴养血柔肝，配合君药以补肝体，育阴而涵阳。并佐以少量川楝子，疏肝泄热，理气止痛，遂肝木条达之性，该药性苦寒，但与大量甘寒滋阴养血药配伍，则无苦燥伤阴之弊。诸药合用，使肝体得以濡养，肝气得以条畅，胸脘胁痛等症可以解除。

【禁忌】兼有停痰积饮者禁用。

【案例】

（1）赵和平医案：柴某，女，48岁。2008年7月13日初诊。患者胃痛3

年，每于生气或劳累后加重。近2个月疼痛加重，胃脘灼痛，痛连胸胁；伴嘈杂吞酸，性情急躁；夜寐多梦，形体消瘦；舌红、苔薄少，脉弦细而数。胃镜检查提示：慢性萎缩性胃炎。辨证：肝郁气滞，化火伤阴。治法：滋阴疏肝，理气止痛。方以一贯煎加减。处方：生地黄30 g，枸杞子20 g，北沙参15 g，麦冬15 g，当归10 g，川楝子10 g，炒白芍30 g，百合30 g，乌药6 g，石斛15 g，牡丹皮10 g，延胡索10 g，炙甘草5 g，海螵蛸10 g，蒲公英30 g。每日1剂，水煎服。患者服药10剂后，胃痛大减，但胸胁仍感不适。上方加佛手10 g，合欢皮15 g。续服30剂后，疼痛消失，饮食睡眠均有明显好转。随访1年，疼痛未再发作。1年后复查胃镜示：浅表性胃炎。

按：肝体阴而用阳，肝阴不足，则肝阳易亢，肝郁化火，横逆犯胃，灼伤胃阴，则见胃脘灼痛、吞酸等症；肝火上扰，阳不入阴，则夜寐不安。叶天士谓："肝为起病之源，胃为传病之所。"本病病本在肝，当以治肝为主，肝胃同治。故赵师处以一贯煎加减，方中枸杞子、生地黄、沙参、麦冬、石斛、百合滋肝润胃，阴血足则能涵阳；牡丹皮清肝火；川楝子、延胡索、佛手、合欢皮疏肝解郁、活血止痛；白芍、甘草酸甘化阴，缓急止痛；蒲公英清热消炎；海螵蛸制酸止痛。肝阴足，肝火清，肝气舒则自不犯胃。药证合拍，故获佳效。

(2) 赵和平医案：钱某，男，57岁。2008年5月10日初诊。患者诉3个月前无明显诱因出现右胁疼痛连及背部，痛如针刺，服中西药物后，疼痛略有好转。5天前因生气而疼痛加重，遂来赵师门诊求治。症见：面黄而暗，右胁有刺痛，连及右背部；口燥咽干，两目干涩；大便干硬，小便赤；舌暗红、苔薄黄而少津，脉弦细数。患者素有乙肝病史5年。诊断：胁痛（病毒性肝炎）。辨证：肝肾不足，瘀血阻络。治法：滋养肝肾，活血通络。方以一贯煎加减。处方：枸杞子30 g，川楝子10 g，麦冬30 g，生地黄30 g，当归20 g，北沙参15 g，女贞子20 g，旱莲草30 g，蒲公英30 g，土鳖虫10 g，鸡血藤30 g，丝瓜络15 g。每日1剂，水煎服。药后疼痛减轻，效不更方。继服20剂后，诸症消失。

按：本案患者观其脉证，均为一派阴血不足，干燥失润之象，故用枸杞子、麦冬、生地黄、北沙参、女贞子、旱莲草养阴清热；川楝子疏肝理气；当归、土鳖虫、鸡血藤、丝瓜络活血化瘀通络；蒲公英凉血解毒。肝炎患者以湿热者居多，但此患者燥象突出，湿象反不明显，故以滋阴润燥为主而取效。

(3) 邵朝弟医案：王某，女，46岁。2013年3月6日初诊。主诉：反复尿频、尿急伴大便干结4余年。4余年前因工作劳累而出现尿频、尿急，入院检查未发现明显异常，诊断为"尿路综合征"，多方治疗效果不佳，反复发作。发病不久即出现大便干结难解，需用开塞露方能排出。现症见：尿频、尿急，无尿痛，口干，大便干结，每天需用开塞露以助排便，纳眠尚可。舌红，苔少，脉弦细微数。辨证：肝肾阴虚。肝主疏泄，肾主封藏，夫肝之疏泄原以济肾之封藏。女性患者，年近七七，肝阴已亏，肝之疏泄不及，导致肾之封藏失司，膀胱气化不利，而出现尿频、尿急；肝阴亏虚则肝之疏泄功能受限，木不疏土，则脾失健运，脾气不升，津不上承而口干；脾失健运导致津液不能上归于肺，则肺无津液肃降至大肠而出现大便干结难解。舌脉佐证。故治当滋养肝肾之阴，方选一贯煎加味：生地黄30 g，当归15 g，枸杞子15 g，北沙参12 g，麦冬12 g，川楝子8 g，石斛15 g，生首乌15 g，火麻仁10 g，醋香附10 g。5剂，水煎服，日1剂分2次温服。2013年3月11日二诊，诉口干好转，大便可自行解出，仍有尿频、尿急，舌红苔少，脉细微数。守上方加覆盆子10 g、金樱子12 g以固肾缩尿，7剂。2013年3月18日三诊，诉口干已不明显，大便通畅，日一行，尿频、尿急好转，舌红苔薄白，脉细。继用上方7剂以资巩固。

【方论】

清代张山雷《中风斠诠》：胁肋胀痛，脘腹撑撑，多是肝气不疏，刚水恣肆为病。治标之法，每用香燥破气，轻病得之，往往有效。然燥必伤阴，液愈虚而气愈滞，势必渐发渐剧，而香药、气药不足恃矣。若脉虚舌燥，津液已伤者，则行气之药尤为鸩毒。柳洲此方，虽是从固本丸、集灵膏二方脱化而来，独加一味川楝，以调肝气之横逆，顺其条达之性，是为涵养肝阴第一良药，凡血液不充，络脉窒滞，肝胆不驯，而变生诸病者，皆可用之。

【方歌】一贯煎中生地黄，沙参归杞麦冬藏，少佐川楝泄肝气，肝肾阴虚胁痛尝。

50. 肾气丸

【方源】《金匮要略》

【组成】干地黄_{八两}（24 g） 薯蓣（即山药）_{四两}（12 g） 山茱萸_{四两}（12 g）泽泻_{三两}（9 g） 茯苓_{三两}（9 g） 牡丹皮_{三两}（9 g） 桂枝_{一两}（3 g） 附子_{炮，一两}（3 g）

【用法】上为细末，炼蜜和丸，加梧桐子大，酒下十五丸（6 g），日再服。

【功用】补肾助阳。

【主治】肾阳不足证。

【证候】腰痛脚软，下半身常有冷感，少腹拘急，小便不利，或小便反多，入夜尤甚，阳痿早泄，舌质淡而胖，脉虚弱，尺部沉细。

【病机】本方证由肾阳不足所致。腰为肾府，肾为先天之本，中寓命门之火。命门真阳即肾间动气，《难经·八难》曰："此五脏六腑之本，十二经脉之根，呼吸之门，三焦之原。"肾阳不足，不能温养下焦，故腰痛脚软，身半以下常有冷感；肾阳虚弱，不能化气利水，水停于内，故小便不利，少腹拘急不舒；若肾虚不能约束水液，则小便反多，或消渴、水肿、痰饮、脚气，以及转胞等。治宜补肾助阳为法。

【方解】本方治肾阳不足所致诸证。王冰所谓"益火之源，以消阴翳"。《景岳全书·新方八阵》曰："善补阳者，必于阴中求阳，则阳得阴助，而生化无穷。"方中重用干地黄滋阴补肾为君药，辅以山萸肉养肝涩精，山药补脾而益精血。又用泽泻清泻肾火，并防熟地黄之滋腻；丹皮清泄肝火，并制山萸肉之温；茯苓淡渗脾湿，以助山药之健运，共为佐使药。六药互相配合，补中有泻，寓泻于补，相辅相成，是通补开合之剂六味地黄丸。方中加以附子、桂枝之辛热，助命门以温化阳气。诸药相伍，补肾填精，温肾助阳，为阴中求阳之治。方中的用药剂量，补肾药居多，温阳药较轻，其立方之旨，又在微微生火，鼓舞肾气，取少火生气之意，而非峻补。清代伤寒学家柯琴谓："此肾气丸纳桂、附于滋阴剂中十倍之一，意不在补火，而在微微生火，即生肾气也。"
诸药合用，补而不腻，温而不燥，为温补肾阳之良方。

【禁忌】忌食生冷油腻之物。如有咽干、口燥、舌红、少苔等肾阴不足、
肾火上炎症状者不宜用。

【案例】

（1）陈某，男，72岁。1982年5月7日初诊。患者有高血压病史10年，
血压（160～190）/（100～110）mmHg，长期用硝苯地平、复方降压片、利舍
平等药治疗，血压始终无明显下降。近半年来，病人觉精神萎靡不振，头晕眼
花欲仆，倦怠乏力，形冷肢冷，夏日仍穿棉袄，口渴喜热饮，饮水未几，口淡
无味，不思饮食，心悸、怔忡，小便短少，夜尿频。舌体胖大、苔白而润，脉
沉而细。中医辨证：肾气亏虚，冲气上逆。治法：补肾益气，平冲降逆。处
方：《金匮》肾气丸合苓桂术甘汤加味，制附片30 g，桂枝15 g，茯苓30 g，泽
泻15 g，牡丹皮15 g，熟地黄15 g，怀山药30 g，山茱萸15 g，炒白术30 g，
怀牛膝15 g，炙甘草10 g。水煎服。患者服药5剂后，诸症明显减轻，尤其是
畏冷肢冷几乎消失，如凡人穿衣，又服药10剂后，改用复方降压片每次1片，
1日3次，维持血压在140/80 mmHg左右。

按：原发性高血压多为肝肾阴虚、肝阳偏亢所致，治疗上多以滋水涵木、
平肝熄风为法，但要留意阳虚高血压也偶然可见，因温药可助阳升压，故必须
慎于辨证，须把握阳虚的辨证要点，病人常有全身性虚冷，兼有眩晕便溏、浮
肿等症，舌质青淡，舌苔白滑，脉沉细，而辨证确属阳虚，则非温降莫效。温
降高血压，可加用怀牛膝引药下行，桂枝易肉桂，可起平冲降逆之功。

（2）瞿某，女，45岁，工人。1993年11月20日初诊。患者有慢性肾功
能不全病史3年，继发肾性贫血，血红蛋白（HB）6～8 g/dL。肾性高血压，
服用卡托普和25 mg，1日3次；哌唑嗪1 mg，1日3次。血压（140～160）/
（90～100）mmHg，相对较为稳定。血清尿素氮（BUN）15～18 mmol/L，血清
Cr 300～400 μmol/L，也较为稳定，院外服中药治疗。2周前因受凉而致肺部感
染，致血压升至200/120 mmHg，无尿，血清BUN 32 mmol/L，血清Cr 800～
1000 μmol/L。住院抗炎治疗，静脉滴注苄胺唑啉降压及其他对症治疗2周，肺
部感染已痊愈，但血压须靠静脉滴注苄胺唑啉才能维持在150/90 mmHg，少
尿，逐日400 mL左右，血清BUN 20 mmol/L，血清Cr不低于800 μmol/L。主

管医生劝其透析治疗，因经济原因拒之，而找笔者求治，就诊时症见神情萎靡，颜面苍白、面目水肿，畏冷肢厥，裹以衣被，心悸，短气，动则难续，口淡无味，呕恶、净水，口涎，不喜饮，饮食少思，腹胀、食进则甚，大便稀溏，小便色白短少，下肢水肿、按之如泥。舌质青淡、苔白厚腻，脉沉而细。中医辨证：脾肾阳虚，水湿内停。治法：温补脾肾，引水下行。处方：金匮肾气丸公道中汤化裁，制附片 30 g，桂枝 15 g，茯苓 30 g，泽泻 30 g，牡丹皮 15 g，生地黄 30 g，怀山药 30 g，山茱萸 15 g，党参 30 g，炒白术 30 g，干姜 15 g，怀牛膝 15 g，车前草 30 g。服药 1 剂后，尿量开始明显增多，逐日 1000～1500 mL，血压立即下降，停用苄胺唑啉，以心痛定 10 mg，1 日 3 次，哌唑嗪 1 mg，1 日 2 次，可使血压控制在（120～140）/（70～80）mmHg。服药 5 剂后，全身水肿消退，饮食基本正常，血清 BUN 降至 10 mmol/L，血清 Cr 降至 180 μmol/L，停止输液。再服 15 剂，血清 BUN、血清 Cr 降至正常，HB 升至 9.2 g/dL，好转出院。出院后每月服此方 10～15 剂，直至 2001 年因急性肾盂肾炎致肾功能严重损害，血清 Cr 1200 μmol/L，服中药无效，而转为腹透治疗。

按：肾衰一病，既重又危，而其证往往虚实难辨，水火难分，阴阳难判，正如《医家必读》所说："大实有羸状，误补益疾；至虚有盛候，反泻含冤。"因此，辨证十分重要，而肾衰一疾以大虚为主，更有虚实夹杂之证，治则当大补不足，损有余，治本为主，兼以治标。如该病人一派脾肾阳虚之证，必宜温补脾肾为主，又有水湿内停之标实证，故加怀牛膝、车前草、茯苓、泽泻以利水下行，而获显效。

【方论】

（1）元代王履《医经溯洄集》：八味丸以地黄为君，而以余药佐之，非止为补血之剂，盖兼补气也。气者，血之母，东垣所谓阳旺则能生阴血者此也。夫其用地黄为君者，大补血虚不足与补肾也；用诸药佐之者，山药之强阴益气；山茱萸之强阴益精而壮元气；白茯苓之补阳长阴而益气；牡丹皮之泻阴火，而治神志不足；泽泻之养五脏，益气力，起阴气，而补虚损五劳，桂、附立补下焦火也。由此观之，则余之所谓兼补气者，非臆说也。

（2）明代吴昆《医方考》：渴而未消者，此方主之。此为心肾不交，水不足以济火，故令亡液口干，乃是阴无阳而不升，阳无阴而不降，水下火上，不相既济耳！故用肉桂、附子之辛热壮其少火，用六味地黄丸益其真阴。真阴益，则阳可降；少火壮，则阴自生。肾间水火俱虚，小便不调者，此方主之。肾间之水竭则火独治，能合而不能开，令人病小便不出；肾间之火熄则水独治，能开而不能合，令人小便不禁。是方也，以附子、肉桂之温热益其火；以熟地、山萸之濡润壮其水；火欲实，则丹皮、泽泻之酸咸者可以收而泻之；水欲实，则茯苓、山药之甘淡者可以制而渗之。水火既济，则开阖治矣。

（3）清代张璐《千金方衍义》：本方为治虚劳不足，水火不交，下元亏损之首方。专用附、桂蒸发津气于上，地黄滋培阴血于下，萸肉涩肝肾之精，山药补黄庭之气，丹皮散不归经之血，茯苓守五脏之气，泽泻通膀胱之气化。

（4）《医宗金鉴》引柯琴：火少则生气，火壮则食气，故火不可亢，亦不可衰，所云火生土者，即肾家之少火游行其间，以息相吹耳，若命门火衰，少火见于熄矣。欲暖脾胃之阳，必先温命门之火，此肾气丸纳桂、附于滋阴剂中十倍之一，意不在补火，而在微微生火，即生肾气也。故不曰温肾，而名肾气，斯知肾以气为主，肾得气而土自生也。且形不足者，温之以气，则脾胃因虚寒而致病者固瘳，即虚火不归其原者，亦纳之而归封蛰之本矣。

（5）清代王子接《绛雪园古方选注》：肾气丸者，纳气归肾也。地黄、萸肉、山药补足三阴经，泽泻、丹皮、茯苓补足三阳经。脏者，藏经气而不泄，以填塞浊阴为补；腑者，如府库之出入，以通利清阳为补。复以肉桂从少阳纳气归肝，复以附子从太阳纳气归肾。

（6）清代唐宗海《血证论》：肾为水脏，而其中一点真阳便是呼吸之母，水足阳秘，则呼吸细而津液调。如真阳不秘，水泛火逆，则用苓、泽以行水饮，用地、萸以滋水阴，用淮药入脾，以输水于肾，用丹皮入心，以清火安肾，得六味以滋肾，而肾水足矣。然水中一点真阳，又恐其不能生化也，故用附子、肉桂以补之。

（7）清代张寿颐《小儿药证真诀笺正》：仲师八味，全为肾气不充，不能鼓舞真阳，而小水不利者设法。故以桂、附温煦肾阳，地黄滋养阴液，萸肉收摄耗散，而即以丹皮泄导湿热，茯苓、泽泻渗利膀胱，其用山药者，实脾以堤水也。立方大旨，无一味不从利水着想。方名肾气，所重者在一气字。故桂、附极轻，不过借其和熙，吹嘘肾中真阳，使溺道得以畅遂。

【方歌】金匮肾气治肾虚，熟地淮药及山萸，丹皮苓泽加桂附，引火归原热下趋。

第八章 固 涩 方

51. 牡蛎散

【方源】《太平惠民和剂局方》

【组成】黄芪_{去苗土}（30 g） 麻黄根_洗（9 g） 牡蛎_{米泔浸,刷去土,火烧通赤,各一两}（30 g）

【用法】三味为粗散，每服三钱（9 g），水一盏半，小麦百余粒，同煎至八分，去渣热服，日二服，不拘时候。

【功用】益气固表，敛阴止汗。

【主治】气阴两虚证。

【证候】身常自汗出，夜卧尤甚（盗汗），日久不止，心悸惊惕，短气疲倦，舌淡，脉细弱。

【病机】正气虚弱，腠理失固，阴液外泄所致。《素问·阴阳应象大论》曰："阴在内，阳之守也；阳在外，阴之使也。"阳气虚不能卫外固密，则表虚而阴液外泄，故常自汗出。夜属阴，汗出过多，心阴不足，阳不潜藏，虚热内生，故汗出夜卧更甚。汗出过多，不但心阴受损，亦使心气耗伤，故心悸惊惕，短气烦倦。治宜益气固表，敛阴止汗。

【方解】方中煅牡蛎咸涩微寒，敛阴潜阳，固涩止汗，为君药。生黄芪味甘微温，益气实卫，固表止汗，为臣药。麻黄根甘平，功专止汗，为佐药。小麦甘凉，专入心经，养心气，退虚热，为使药。合而成方，益气固表，敛阴止汗，使气阴得复，自汗可止。

【禁忌】本方适于体虚卫外不固、心阳不潜所致自汗、盗汗等症，不宜用于阴虚火旺或湿热所致的盗汗。

【案例】仝示雨《悬壶集》：席某，女，42 岁，安阳市某厂工人。1977 年 11 月 12 日初诊。1976 年 9 月人工流产后，自汗恶风，偶尔怕冷，形体逐渐消瘦，周身乏力，纳食尚可，颜面萎黄，月经量少，色泽淡黄，经多方治疗效不明显，在家人扶持下前来我院延余诊治。脉沉细，舌质红、苔薄白略腻。辨证为气血俱虚，卫阳不固。治以益气健脾，固表敛汗。以牡蛎散加味，用煅牡蛎 30 g，麻黄根 9 g，黄芪 30 g，防风、白术各 9 g，丹参 15 g，当归 12 g，陈皮 9 g，甘草 3 g，浮小麦 30 g。水煎服。1977 年 11 月 17 日二诊：服上药 5 剂，上述各症均明显减轻，舌质红、苔薄白，脉细。守前方继服。1977 年 11 月 22 日三诊：服上药 5 剂，诸证均愈，精神转佳，停药观察，并嘱其加强营养，巩固疗效。

【方论】

(1) 清代汪昂《医方集解》：此手太阴、少阴药也。陈来章曰："汗为心之液，心有火则汗不止。"牡蛎、浮小麦之咸凉，去烦热而止汗。阳为阴之卫、阳气虚则卫不固，黄芪、麻黄根之甘温，走肌表而固卫。

(2) 清代张秉成《成方便读》：夫自汗、盗汗两端，昔人皆谓自汗属阳虚，盗汗属阴虚立论。然汗为心液，心主血，故在内则为血，在外则为汗。不过自汗、盗汗，虽有阳虚、阴虚之分，而所以致汗者，无不皆由郁蒸之火，逼之使然。故人之汗，以天地之雨名之，天地亦必郁蒸而后有雨，但火有在阴在阳之分，属虚属实之异。然二证虽有阴阳，其为卫虚不固则一也。此方用黄芪固卫益气，以麻黄根领之达表而止汗；牡蛎咸寒，潜其虚阳，敛其津液，麦为心谷，其麸则凉，用以入心，退其虚热耳。此治卫阳不固，心有虚热之自汗者也。

(3) 清代费伯雄《医方论》：固表清烦，即以止汗，此法是也。

【方歌】牡蛎散内用黄芪，小麦麻根合用宜，卫虚自汗或盗汗，固表收敛见效奇。

52. 四神丸

【方源】《证治准绳》

【组成】肉豆蔻_{二两}（6 g） 补骨脂_{四两}（12 g） 吴茱萸_{浸,炒,一两}（3 g） 五味子_{二两}（6 g）

【用法】上为末，用水一碗，煮生姜四两，红枣五十枚，水干，取枣肉为丸，如梧桐子大。每服五七十丸，空心，食前服。

【功用】温补脾胃，涩肠止泻。

【主治】脾肾虚寒泄泻。

【证候】脾肾阳虚证。症见五更泄泻，不思饮食，食不消化，或久泻不愈，肠鸣腹痛，腰酸肢冷，神疲乏力，舌淡、苔薄白，脉沉迟无力。

【病机】肾泄，又称五更泄、鸡鸣泻，多由命门火衰，火不暖土，脾失健运所致。《素问·金匮真言论》曰："鸡鸣至平旦，天之阴，阴中之阳也，故人亦应之。"五更正是阴气极盛，阳气萌发之际，命门火衰者应于此时，因阴寒内盛，命门之火不能上温脾土，脾阳不升而水谷下趋，故令五更泄泻。正如《医方集解》所云："久泻皆由肾命火衰，不能专责脾胃。"脾失健运，故不思饮食、食不消化；脾肾阳虚，阴寒凝聚，则腹痛、腰酸肢冷。《素问·生气通天论》曰："阳气者，精则养神。"脾肾阳虚，阳气不能化精微以养神，以致神疲乏力。治宜温肾暖脾，固涩止泻。

【方解】方中重用补骨脂辛苦性温，补命门之火以温养脾土，《本草纲目》谓其"治肾泄"，故为君药。臣以肉豆蔻温中涩肠，与补骨脂相伍，既可增温肾暖脾之力，又能涩肠止泻。吴茱萸温脾暖胃以散阴寒；五味子酸温，固肾涩肠，合吴茱萸以助君、臣药温涩止泻之力，为佐药。用法中姜、枣同煮，枣肉为丸，意在温补脾胃，鼓舞运化。诸药合用，俾火旺土强，肾泄自愈。方名"四神"，正如《绛雪园古方选注》所说："四种之药，治肾泄有神功也。"该方由《普济本事方》的二神丸与五味子散两方组合而成。二神丸（肉豆蔻、补骨脂）主治"脾肾虚弱，全不进食"；五味子散（五味子、吴茱萸）专治"肾泄"。两方相合，则温补脾肾、固涩止泻之功益佳。

【禁忌】实热泄泻、腹痛者禁用。忌食生冷、油腻。

【案例】赵绍琴医案：刘某，男，43岁。患五更泄3年余，服四神丸、金匮肾气丸、附子理中丸等不效，1990年10月求治于师。其证每日清晨起床后必直奔厕所，泻势甚急，有刻不容缓之感，早起则早泻，晚起则晚泻，不起则不泻，泻后甚感舒适。伴见心烦急躁，夜寐梦多，脉象弦滑且数，舌红边赤、苔黄而干。合参脉证，辨为肝胆郁热，下迫阳明，治以疏调木土之法，用痛泻要方加减。药用陈皮10 g、防风6 g、白术10 g、白芍10 g、葛根10 g、黄芩10 g、黄连3 g、荆芥炭10 g、灶心土30 g，7剂，水煎服。初诊后患者未复诊。1994年2月患者因其他疾病前来就诊，告知上药服3剂后晨泻即止，迄今未复发。

按：五更泄，又称肾泄，按惯例常作肾虚辨治，当用四神丸之类。赵氏不循旧说，独有创见，指出五更泄必发于清晨木旺之时，症见泻下急骤，犹如暴注，《黄帝内经》所谓"暴注下迫，皆属于热"是也。其脉象弦数、舌质红赤、烦急梦多，皆属肝热之象，故辨为肝胆郁热下迫阳明，选用痛泻要方以泄木扶土，合葛根芩连汤苦坚止利。药中病机，故能应手而效。赵氏临床治疗五更泄多用此法，效果满意。

【方论】

(1) 明代洪基《摄生秘剖》：脾主水谷，又主上升，虚则不能消磨水谷，而反行下降。肾主二便，又主闭藏，虚则不能禁固二便，而反为渗泄。夫肾水受时于子，弱土不能禁制，故子后每泻也。肉豆蔻之涩温，可固滑而补脾；吴茱萸之辛温，可散邪而补土；五味子酸咸，可入肾而收敛；破故纸辛温，可固本而益元。土受温补，则燥能制水；水受温补，则功能闭藏，子后之泻从可瘳矣。

(2) 清代罗美《古今名医方论》：命门无火，不能为中宫腐熟水谷，藏寒在肾，谁复司其闭藏？故木气才萌，不疏泄而亦疏泄，虽是木邪行土，实肾之脾胃虚也。此际补脾不如补肾，补骨脂有温中暖下之能，五味子有酸收固涩之性，吴茱萸散邪补土，肉豆蔻涩滑益脾，暖肾而使气蒸，破滞而使气壮，补肾仍是补脾矣。

(3) 清代罗美《古今名医方论》: 泻利为腹疾, 而腹为三阴之都会, 一脏不调, 便能泻利。故三阴下利, 仲景各为立方以主之。太阴有理中、四逆, 厥阴有乌梅、白头翁, 少阴有桃花、真武、猪苓、猪肤、四逆汤散、白通、通脉等剂, 可谓曲尽病情, 诸法备美。然祗为一脏立法, 若三脏相关, 久留不痊, 如子后作泻一症, 犹未之及也。夫鸡鸣至平旦, 天之阴, 阴中之阳也, 因阳气当至而不至, 虚邪得以留而不去, 故作泻于黎明。其由有四: 一为脾虚不能制水, 一为肾虚不能行水, 故二神丸君补骨脂之辛燥者, 入肾以制水, 佐肉豆蔻之辛温者, 入脾以暖土, 丸以枣肉, 又辛甘发散为阳也。一为命门火衰不能生土, 一为少阳气虚无以发陈, 故五味子散君五味子之酸温, 以收坎宫耗散之火, 少火生气以培土也, 佐吴茱萸之辛温, 以顺肝木欲散之势为水气开滋生之路, 以奉春生也。此四者, 病因虽异, 而见症则同, 皆水亢为害。二神丸是承制之剂, 五味子散是化生之剂也; 二方理不同而用则同, 故可互用以助效, 亦可合用以建功。合为四神丸, 是制生之剂也, 制生则化, 久泄自瘳矣。称曰四神, 比理中、八味二丸较速欤!

(4) 清代汪昂《医方集解》: 此足少阴药也。破故纸辛苦大温, 能补相火以通君火, 火旺乃能生土, 故以为君; 肉蔻辛温, 能行气消食, 暖胃固肠; 五味咸能补肾, 酸能涩精; 吴茱辛热, 除湿燥脾, 能入少阴、厥阴气分而补火; 生姜暖胃, 大枣补土, 所以防水。盖久泻皆由肾命火衰, 不能专责脾胃, 故大补下焦元阳, 使火旺土强, 则能制水而不复妄行矣。

(5) 清代王子接《绛雪园古方选注》: 四神者, 四种之药, 治肾泄有神功也。补骨脂通癸水之真阳, 肉豆蔻保戊土之真气, 俾戊癸化火以运谷气; 吴茱萸远肝邪而散虚寒, 五味子摄肾气而固真阴, 姜、枣和营卫。辛酸相辅, 助阳强阴, 则肾关自健固矣。

(6) 清代张锡钝《医学衷中参西录》: 人禀天地之气而生, 人身一小天地也。天地之一阳生于子, 故人至夜半之时, 肾系命门之处, 有气息息萌动, 即人身之阳气也。至黎明寅时, 为三阳之候, 人身之阳气亦应候上升, 自下焦而将达中焦, 其人或元阳之根柢素虚, 当脐之处, 或兼有凝寒遮蔽, 即互相薄激, 至少腹作疼, 久之阳气不胜凝寒, 上升之机转为下降, 大便亦即溏下, 此黎明作泻之所由来也。夫下焦之阳气, 少火也, 即相火也, 其火生于命门, 而寄于肝胆。故四神方中用补骨脂以补命门, 吴茱萸以补肝胆, 此培火之基也。

然泻者关乎下焦，实由关乎中焦，故又用肉豆蔻之辛温者以暖补脾胃，且其味辛而涩，协同五味之酸收者，又能固涩大肠，摄下焦气化。且姜、枣同煎，而丸以枣肉，使辛甘化合，自能引下焦之阳以达于中焦也。

（7）李畴人《医方概要》：故纸之辛燥，入肾以制水，补肾命之火而壮阳且涩；茱萸之辛温，以顺肝木欲散之势，为水气开滋生之路；肉蔻之辛温，入脾以暖土，温肾健脾；佐以五味之酸温，收坎宫耗散之火，敛肾关而固脱，使少阴闭而太阳开，则便溺有节矣。丸以姜、枣，又辛甘发生诸阳之义。或用木香代五味，但阴虚恶燥者忌之。更助以大枣之甘温和脾，使四味不致燥太过也。治五更寅卯泄泻，确有奇效。

【方歌】四神故纸与吴萸，肉蔻五味四般须，大枣生姜为丸服，五更肾泄最相宜。

53. 固冲汤

【方源】《医学衷中参西录》

【组成】白术_{炒，一两}（30 g）　生黄芪_{六钱}（18 g）　龙骨_{煅，捣细，八钱}（24 g）　牡蛎_{煅，捣细，八钱}（24 g）　山萸肉_{去净核，八钱}（24 g）　生白芍_{四钱}（12 g）　海螵蛸_{捣细，四钱}（12 g）　茜草_{三钱}（9 g）　棕边炭_{二钱}（6 g）　五倍子_{轧细，药汁送服，五分}（1.5 g）

【用法】水煎服。

【功用】固冲摄血，益气健脾。

【主治】脾肾亏虚，冲脉不固证。

【证候】然血崩或月经过多，或漏下不止，色淡质稀，面色不荣，心悸气短，神疲乏力，腰膝酸软，舌淡，脉微弱。

【病机】本方为治肾虚不固，脾虚不摄，冲脉滑脱所致崩漏而设。脾为后天之本，脾气健旺，气血生化有源，则冲脉盛，血海盈；肾为先天之本，肾气健固，封藏有司，则月事能按期而来，适度而止。若脾虚而不摄，肾虚而不固，以致冲脉滑脱，则血下如崩，或漏下难止。气血既虚，故见头晕肢冷、心悸气短、神疲腰酸诸症。舌淡脉弱，亦为气血不足之象。张锡纯说"然当其血大下之后，血脱而气亦随之下脱……此证诚至危急之病也"（《医学衷中参西录》上册），当急治其标，固冲摄血为主，辅以健脾益气。

【方解】山萸肉甘酸而温，既能补益肝肾，又能收敛固涩，故重用以为君药。龙骨味甘涩，牡蛎咸涩收敛，合用以"收敛元气，固涩滑脱"，"治女子崩带"（《医学衷中参西录》中册），龙、牡煅用，收涩之力更强，共助君药固涩滑脱，均为臣药。张锡纯每以此三药同用，成为收敛止血，或为救元气欲脱的常用配伍组合；脾主统血，气随血脱，又当益气摄血，白术补气健脾，以助健运统摄；黄芪既善补气，又善升举，尤善治流产崩漏，二药合用，令脾气旺而统摄有权，亦为臣药。生白芍味酸收敛，功能补益肝肾，养血敛阴；棕榈炭、五倍子味涩收敛，善收敛止血；海螵蛸、茜草固摄下焦，既能止血，又能化瘀，使血止而无留瘀之弊，以上共为佐药。诸药合用，共奏固冲摄血、益气健脾之功。本方的配伍特点有二：一是用众多敛涩药固涩滑脱为主，配伍补气药以助固摄为辅，意在急则治标；二是用大量收涩止血药配伍小量化瘀止血之品，使血止而不留瘀。

【禁忌】血热妄行崩漏者忌用。

【案例】

（1）冀汝文医案：刘某某，女，51岁，工人，2001年3月12日初诊。自述平素月经规律，近因儿子婚姻大事操劳过度，而致月经淋漓不断3个月。曾在多家医院检查治疗无效。刻诊：面色白，口唇淡白，月经色淡质稀，四肢乏力，脉虚弱。证属脾虚气弱，统摄失司，气不摄血。予固冲汤加味。药用：炒白术15 g，炙黄芪、煅龙骨、煅牡蛎各30 g，白芍18 g，山萸肉、茜草、海螵蛸、棕榈炭、升麻、柴胡各10 g，党参20 g，五倍子（分冲）2 g。3剂，每日1剂，水煎分服。2001年3月16日二诊：服上药3剂血止。又予补中益气汤7剂痊愈。

按：固冲汤乃清代名医张锡纯所创，原方由白术、黄芪、龙骨、牡蛎、棕榈炭、山萸肉、白芍、海螵蛸、茜草、五倍子组成，主治妇女血崩。临床上治疗妇女之崩漏，从病机论之，不外乎气虚、血热、血瘀、阳虚4类，以固冲汤为基本方，随症加减，均能取得良好效果。实践证明，固冲汤诚乃治崩漏之要方。

（2）张晓春医案：杨某，女，23 岁，学生。2010 年 5 月 21 日初诊。主诉：月经紊乱 2 年，阴道流血 15 天。病史：患者 13 岁月经初潮，近 2 年周期紊乱，20 天至 3 个月一行，阴道淋漓下血常达 7～20 天，量较多，色暗红，夹较多血凝块。患者 2010 年 5 月 6 日始阴道出血至今未净，前 4 天，量多，每天换卫生巾约 6～7 张，经色暗红，第 5 天始量渐减少，每天换卫生巾约 3 张，感头昏、乏力、腰酸，无明显下腹疼痛等。2010 年 5 月 15 日在院外予静脉用药治疗（具体不详），病情无明显缓解，遂来本院就诊。精神稍差，食纳尚可，颜面苍白，二便调。舌质淡见瘀斑、苔薄白，脉沉细无力。未婚，否认性生活史。证属气虚血瘀型。以益气固冲、化瘀止崩为法。处方：党参、煅龙骨、煅牡蛎、益母草各 20 g，黄芪、炒白术各 30 g，杜仲 12 g，山茱萸、续断、海螵蛸、棕榈炭各 15 g，升麻、五倍子、三七各 10 g，甘草 6 g。每天 1 剂，水煎，分 2 次服，连服 5 剂。2010 年 5 月 26 日二诊：诉服上药 3 剂后，阴道出血明显减少，现阴道点滴出血，每天只需换护垫即可，血色鲜红，无血凝块；头昏乏力较前稍有减轻，仍感腰酸，无腹痛，觉四肢欠温。精神尚可，纳可，二便调，舌质淡偏胖、苔薄白，脉沉细。用药后胞宫瘀滞已除，但气血仍虚而未复，因病日久，已伤及阳，现兼见阳虚，予上方去三七、升麻，加肉桂 6 g，巴戟天 10 g，菟丝子 15 g，连服 7 剂。2010 年 7 月 1 日三诊：诉服上方 3 剂后，阴道出血止，因血止故服完上药未予复诊，现因月经逾期未潮而就诊。诊见：四肢手足冷感，无明显头昏乏力，偶感腰酸，无腹痛，带下量中。精神、食纳尚可，大小便正常。颜面微水肿，眼眶暗，舌质淡暗偏胖、苔润，脉沉细。属脾虚血亏，脾虚则水无以化，遂阻滞胞宫，使胞宫经血受阻。治疗予以健脾养血。处方：白术、黄芪、党参各 20 g，当归、芍药、茯苓、泽泻各 15 g，川芎 6 g。7 剂，每天 1 剂，水煎分 2 次服。2010 年 7 月 10 日四诊：服药 6 剂后，7 月 7 日经血来潮，量偏多，每天换卫生巾 4～5 张，经色鲜红，无血凝块，无下腹疼痛；精神、食纳尚可，大小便正常；舌质淡、苔薄白，脉细。正值经期，予中成药四物合剂调理，月经第 4 天，经血未见渐少之意，遂予固冲汤加味调理，血止后在辨证论治指导下予左归丸合当归芍药散加减调理规律月经周期，如此反复调理 3 个月经周期，患者月经周期、经期恢复正常。随访 1 年，未见复发。

【方论】清代张锡纯《医学衷中参西录》：血崩之证，多有因其人暴怒，

肝气郁结，不能上达，而转下冲肾关，致经血随之下注者，故其病俗亦名之曰
"气冲"。兹方中多用涩补之品，独不虑于肝气郁者有妨碍乎？答曰：此证虽有因
暴怒气冲而得者，然其血大下之后，血脱而气亦随之下脱，则肝气之郁者，转可
因之而开。且病急则治其标，此证诚至危急之病也。若其证初得，且不甚剧，又
实系肝气下冲者，亦可用升肝理气之药为主，而以收补下元之药辅之也。

【方歌】固冲汤中用术芪，龙牡芍萸茜草施，倍子海蛸棕榈炭，崩中漏下
总能医。

54. 固经丸

【方源】《丹溪心法》

【组成】黄柏_{炒，三钱}（9 g） 黄芩_{炒，一两}（30 g） 椿根皮_{七钱半}（23 g） 白
芍_{炒，一两}（30 g） 龟板_{炙，一两}（30 g） 香附_{二钱半}（8 g）

【用法】为末，酒糊丸，空心服，酒或白汤下五十丸（9 g）。

【功用】清热滋阴，固经止血。

【主治】阴虚血热之崩漏。

【证候】阴虚血热证。症见月经过多，或崩中漏下，血色深红或紫黑黏稠，
手足心热，腰膝酸软，舌红少苔，脉细数。

【病机】固经丸所治崩中漏下，系由阴虚血热所致。肝肾阴虚，相火炽盛，
损伤冲任，迫血妄行，以致经水过期不止或下血量多。正如《素问·阴阳别
论》所说："阴虚阳搏谓之崩。"阴虚火旺，故手足心热，腰膝酸软。

【方解】本方证病因是方中龟板益肾滋阴；白芍补血敛阴；黄芩清热止血；
黄柏泻火坚阴；椿根皮固经止血；香附调气活血，防止留瘀。

【禁忌】忌食寒凉、生冷食物；脾胃虚寒，食欲减退，畏寒肢冷者不宜服
用本药；感冒时不宜服用本药。

【案例】

（1）程海山医案：吕某，女，43 岁。1972 年 1 月初诊。患者 8 年来子宫

经常不规则出血，时间长短不一，长时达15～20天，短时1～2天即止，出血量时多时少。妇科诊断为功能性子宫出血。曾服多种中、西药无效。此次月经淋漓不断已十余天，出血量多、颜色鲜红，腹微痛，五心烦热，睡眠差，头晕眼花，时有耳鸣，入夜口干甚，两胁稍胀，大便干，舌质红，脉弦细而稍数。证属肾阴不足，水不涵木，肝阳偏亢，肝不藏血之崩漏，用上方4剂。二诊：服药后月经仍淋漓不断，但血量已明显减少，余症减轻。是药已对证，仍守原方再服5剂。三诊，出血已停止，诸症已解，考虑其病情时间较长，又较顽固，为预防再发，嘱原方继服15剂，以善其后。几年来随访并无复发。

（2）夏桂成医案：陈某，女，51岁。患者阴道不规则流血月余，于1994年3月14日由门诊以崩漏（围绝经期功能失调性子宫出血）收治入院。末次月经1994年1月27日，量较多，夹血块，至1994年2月1日干净，1994年2月12日起阴道又流血，量不多，淋漓20余天，至1994年3月5日阴道流血量骤增，深红色，夹大血块，即来门诊求治，给服化瘀固经剂，肌注催产素10U，每日2次，经治疗阴道流血量略减。刻下：阴道流血，阵作冲下，量较多，夹血块，小腹不痛，腰酸，心烦寐差，纳谷不香，面微水肿，二便尚调，舌质暗、苔薄白腻，脉细。妇检：外阴经产式，阴道畅，较多血液，宫颈肥大，光滑，宫体中位，正常大，质中等，活动一般，双侧附件未及异常，B超盆腔示：子宫附件未见明显异常。

按：患者年逾知命，肾气渐衰，天癸将竭，冲任子宫亦渐虚衰，全赖后天脾胃水谷之滋养，今面浮神疲，纳谷欠佳，脾胃虚弱，以致气虚冲任不固，所以血下如注；但阵发性出血，夹有血块者，良由瘀结占据血室所致。治疗宜健脾益气，宁心安神，心脾合治，兼以化瘀止血，归脾汤合加味失笑散进退。药用黄芪15g、党参20g、白术10g、茯苓10g、炒枣仁9g、炒当归10g、炒五灵脂10g、炒蒲黄（包）10g、制香附10g、大小蓟（各）10g、炒川断10g、鹿含草30g，每日1剂，水煎服，日服2次。服药4剂后阴道流血量明显减少，服药7剂后阴道流血干净。此后，中药则从健脾益肾着手，以后天养先天，患者痊愈出院，以后崩漏未再复发。

【方论】

（1）明代吴昆《医方考》：月来过多不止者，此方主之。月来过多不止，是阴血不足以镇守胞络之火，故血走失而越常度也。是方也，黄芩、黄柏、芍药、龟板，皆滋阴制火之品，所谓壮水之主，以镇阳光也；椿皮之涩，所以固脱，香附子之辛，所以开其郁热尔。

（2）清代汪昂《医方集解》：此足少阴、厥阴药也。经多不止者，阴虚不足以制包络之火，故越其常度也。崩中漏下者，虚而挟热也。紫黑成块者，火极似水也。黄芩清上焦之火，黄柏泻下焦之火，龟板、芍药滋阴而养血，皆壮水以制阳光也。香附辛以散郁，椿皮涩以止脱。

（3）清代汪绂《医林纂要探源》：《金匮》胶艾汤为冲任受伤，致虚寒而不能主持经血者之治。此方为二火交郁，逼于冲任，致相搏而血以妄行者之治。心肾不交，水不能以济火，故龟以通之；火逼而血妄行，白芍以敛之；火炎而气不下降，黄芩以泄之；火逼居下极，黄柏以清之；香附以破其郁，椿皮以涩其脱。郁开于上，脱止于下，上下可交安也。

（4）清代张秉成《成方便读》：夫崩中一证，有因气虚、血不固而下陷者；有因热盛，血为热逼而妄行者；有因损伤肝脾冲任之络，而血骤下者，当各因所病而治之。如此方之治火盛而崩者，则以黄芩清上，黄柏清下，龟板之潜阳，芍药之敛阴，椿皮之固脱。用香附者，以顺其气，气顺则血亦顺耳。

（5）盛心如《实用方剂学》：《内经》曰：天地温和，则经水安静；天寒地冻，则经水凝滞；天暑地热，则经水沸溢；卒风暴起，则经水波涌而垄起。冲任为经脉之海，故凡崩漏等症无非由于血热之故。其因劳动过度，则五志内燔，或郁怒伤肝，则郁而生火，皆足以入于冲任而不能约制经血。经云：阴虚阳搏谓之崩。且紫黑成块，终因火盛煎熬之所致。本方用黄柏入下焦，所以泻胞宫之火；黄芩走中上，所以清冲任之热，则血海安静，血无沸腾泛滥之虑。然崩下之后，则血脉空虚，龟板大补其真阴，白芍安养其营血者为臣，则阴血内充而火自不炎，既足以滋水以济火，复足以养阴而潜阳。香附调气散郁以为佐。椿皮止脱固涩以为使。阴阳调而气血和，风平浪静，海晏河清，与养营、归脾等剂并用，诚标本兼治之良方也。

【方歌】固经龟板芍药芩，黄柏椿根香附应，阴虚血热经量多，滋阴清热能固经。

第九章　安神方

55. 朱砂安神丸

【方源】《内外伤辨惑论》

【组成】朱砂半两（15 g）　黄连六钱（18 g）　炙甘草五钱半（17 g）　当归二钱半（8 g）　生地黄二钱半（8 g）

【用法】上四味为细末，另研朱砂，水飞如尘，阴干，为衣，汤浸蒸饼为丸，如黍米大，每服十五丸（3 g），津唾咽之，食后。

【功用】镇心安神，清热养血。

【主治】心火亢盛，阴血不足证。

【证候】心烦，失眠多梦，惊悸怔忡，舌红，脉细数。

【病机】心火亢盛，灼伤阴血，心失所养。

【方解】方中用朱砂重镇以安心神。朱砂体阳而性阴，寒能胜热，以制浮越之火；黄连苦寒，清热除烦；两药配合，共具泻火清热除烦，重镇以安神之功，是为主药。当归养血，生地滋阴，补其耗伤的阴血，为辅助药。甘草调和诸药。合而成方，一泻偏盛之火，一补不足之阴血，达到心火下降，阴血上承，是为重镇安神、标本兼顾之方。

【禁忌】孕妇，心气不足、心神不安、怔忡不眠者禁用；禁食辛辣油腻、烟酒及刺激性食物；方中朱砂含硫化汞，不宜多服、久服，以防汞中毒；阴虚或脾弱者不宜服。

【案例】

（1）陈建明医案：韩某某，男，57岁，营销人员。2011年6月2日初诊。心慌半年。患者有多年高血压病史，长期口服缬沙坦80 mg/天、硝苯地平控释片30 mg/d，血压控制尚可。半年来反复心慌、胸闷而收住他院。查三大常规、肝肾功能、血脂、血糖、甲状腺功能、肿瘤标志物、心脏彩超均未见异常。24 h动态心电图：窦性心动过缓，室性期前收缩5440次，房性期前收缩15次，部分ST－T改变。心率40～103次/min，平均心率57次/min。加服万爽力、血塞通，10天后出院。患者自觉心慌未能缓解，转来我院门诊。刻下：心悸不宁，心烦少寐，或有胸闷，叹息为舒，口干口苦，舌红少苔，脉缓结代。辨证属心火亢盛，灼伤阴血，心神不宁。治法：清心泻火，滋阴宁心。选方：朱砂安神丸。处方：黄连5 g，生地黄15 g，炒当归10 g，生甘草6 g，郁金10 g，丹参15 g，佛手片10 g，珍珠母（先煎）30 g，生龙齿（先煎）30 g，酸枣仁20 g，炙远志10 g，夜交藤30 g。7剂。服药后心悸减，心烦少寐、口干等症亦减，唯大便偏干，睡眠不实，加柏子仁15 g，改当归10 g继服。前后调治月余而症状不显，嘱其择期行冠状动脉造影明确诊断。

按：患者患高血压病、室性期前收缩，属中医"眩晕""心悸"范畴。外院住院资料显示：患者基础心率偏慢且有室性期前收缩，自觉症状明显，住院中为明确心律失常原因，建议患者行冠脉造影检查，患者拒绝，外院医生考虑抗心律失常药物治疗的安全性，未予抗心律失常治疗，患者心悸不适、胸闷等症明显，转而求诊中医。就诊时患者表现为心火内扰，心神不宁。治疗选用朱砂安神丸为基本方，重用黄连清心泻火，并在原方基础上加珍珠母、生龙齿以重镇宁心，更加丹参、酸枣仁、炙远志、夜交藤、柏子仁以养心安神，郁金、佛手片以疏理气机，心悸、胸闷等症缓解。

（2）李天杰医案：郑某，女，15岁，学生。1982年12月24日初诊。5个月前在烈日下劳动，恰遇月经初潮，归后经断。以后每于经前数天感发热，失眠，口干口苦，时鼻出血，行经时心烦躁扰，摔盆砸碗，兴奋多言，辱骂家人。经净后突然如常人。就诊时正值经期，症见：形瘦面红，手心灼热，头发蓬乱，目光逼人，言多好怒，坐立不安，唇红额汗。舌红苔黄，脉数。书以黄连20 g，生地30 g，生甘草10 g，当归12 g，栀子18 g，朱砂2 g（1日冲服1 g）。4剂后，上方稍加增减改为每月经前服4剂，连服3月，共服16剂，狂病得安。

按：妇女行经前后，阴血下注，阳气偏亢。该少女于夏暑劳动中月经初潮，血室正开，暑热乘虚而入，两阳相传，上攻心窍，扰乱神明，则病经期发狂。余用上方经前用药，泻其血中邪热，制其导火之源，神明得宁，狂病自安。

【方论】

(1) 元代李杲《医学发明》：热淫所胜，治以甘寒，以苦泻之。以黄连之苦寒，去心烦，除湿热为君；以甘草、生地黄之甘寒泻火补气，滋生阴血为臣；以当归补其血不足，朱砂纳浮溜之火，而安神明也。

(2) 明代吴昆《医方考》：忧愁思虑，则火起于心，心伤则神不安，故苦惊；心主血，心伤则血不足，故喜忘；心愈伤则忧愁思虑愈不能去，故夜不能寐。苦可以泻火，故用黄连；重可以镇心，故用朱砂。生地凉心，当归养血。炙甘草者，所以益脾，脾是心之子，用之欲其不食气于母故尔。梦中惊悸者，心血虚而火袭之也。是方也，朱砂之重，可使安神；黄连之苦，可使泻火；生地黄之凉，可使清热；当归之辛，可使养血，乃甘草者，一可以缓其炎炎之焰，一可以养气而生神也。

(3) 清代罗美《古今名医方论》：经曰：神气舍心，精神毕具。又曰：心者，生之本，神之舍也。且心为君主之官，主不明则精气乱，神太劳则魂魄散，所以寤寐不安，淫邪发梦，轻则惊悸怔忡，重则痴妄癫狂耳。朱砂具光明之体，赤色通心，重能镇怯，寒能胜热，甘以生津，抑阴火浮游，以养上焦之元气，为安神之第一品。心苦热，配黄连之苦寒，泻心热也，更佐甘草之甘以泻之。心主血，用当归之甘温，归心血也，更佐地黄之寒以补之。心血足，则肝得所藏而魂自安。心热解，则肺得其职而形自正也。

(4) 清代张璐《张氏医通》：凡言心经药，都属心包。惟朱砂外禀离明，内含真汞，故能交合水火，直入心脏。但其性徐缓，无迅扫阳焰之速效，是以更需黄连之苦寒以直折其势。甘草之甘缓以款启其微，俾膈上之实火虚火，悉从小肠而降泄之。允为劳心伤神，动作伤气，扰乱虚阳之的方，岂特治热伤心包而已哉？然其奥又在当归之辛温走血，地黄之濡润滋阴，以杜火气复炽之路。其动静之机，多寡之制，各有至理，良工调剂之苦心，岂可忽诸！

(5) 清代陈念祖《时方歌括》：此方用朱砂之重以镇怯，黄连之苦以清热，当归之辛以嘘血，更取甘草之甘以制黄连之太过，地黄之润以助当归所不及。方意颇纯，亦堪节取。

(6) 时逸人《时氏处方学》：血热内扰，发为心神烦乱。朱砂、黄连、生地清热凉血，以安心神，当归补血，甘草和中。此为清热、安神之剂。如失眠者，加熟枣仁、知母以安神清热，更为有效。

【方歌】朱砂安神东垣方，归连甘草合地黄，怔忡不寐心烦乱，养阴清热可复康。

56. 酸枣仁汤

【方源】《金匮要略》

【组成】酸枣仁_{二升,炒}（15 g）　甘草_{一两}（3 g）　知母_{二两}（6 g）　茯苓_{二两}（6 g）　川芎_{二两}（6 g）

【用法】上五味，以水八升，煮酸枣仁，得六升，内诸药，煮取三升。

【功用】养心安神，清热除烦。

【主治】虚烦不眠证。

【证候】症见失眠心悸，虚烦盗汗，头目眩晕，咽干口燥，舌红，脉细弦。

【病机】肝血不足，虚热内扰，心神失养。肝藏血，血舍魂，心主神，肝藏魂。人卧则血归于肝。故肝病病人强调卧床休息。尤怡谓"人寤则魂寓于目，寐则归于肝"。肝血充足，魂能守舍，则夜寐安宁；肝血不足，则魂不守舍。加之肝为刚脏，内寄相火，阴血虚而生内热，虚热内扰，则心神不宁，故见夜卧不安之"虚烦不得眠"。从母子关系来讲，肝、心为母子关系，肝血不足，母令子虚，心失所养，则见心悸不安；肝阴不足，阴不敛阳，则肝阳上亢，阳升风动，清空被扰，故见头目眩晕；阴虚生内热，虚火上炎，故咽干口燥。

【方解】方中酸枣仁养血安神为主；茯苓宁心安神，川芎调血养肝，知母清热除烦，甘草泻火缓急，俱为辅。用于上述诸证，可使肝血足，烦热平，心神定而安眠。

【禁忌】凡有实邪郁火及患有滑泄症者慎服。

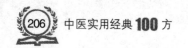
【案例】

(1) 赖良蒲医案：某女，32 岁。1936 年仲冬，因久患失眠，诸药不效。形容消瘦，神气衰减，心烦不寐，多梦纷纭，神魂不安，忽忽如有所失，头晕目眩，食欲减退，舌绛，脉象弦细，两颧微赤。此乃素禀阴虚，营血不足，营虚无以养心，血虚无以养肝，心虚神不内守，肝虚魂失依附，更加虚阳上升，热扰清宫所致。议用养心宁神法，以酸枣仁汤加人参、珍珠母、百合花、白芍、夜交藤，水煎。另用老虎目睛 1.5 g，研末冲服。连服 13 剂便能酣卧，精神内守，诸证豁然。

按：此乃虚烦不得眠证。由营阴素亏，内热躁扰所致。故方用酸枣仁汤加珍珠母之潜以安魂，老虎目睛之静以定魄，百合花朝开暮合，具昼夜之机宜，夜交藤左右相交，取阴阳之交感，白芍可敛戢肝阳，人参能补益心气。俾木平火降，神魂不扰，则梦寐安宁。

(2) 蒲辅周医案：某女，48 岁。1960 年 9 月 24 日初诊。患者素有头晕、目眩、多汗，一个星期前突然昏倒，不省人事，当时血压 80/20 mmHg。经医务所大夫急救，很快即醒，后仍有心慌，气短，头晕，目眩，嗜睡，汗多，夜间汗出更甚，食欲尚可，二便及月经正常。曾经针灸治疗两月余，并服过归脾汤加续断、巴戟天、牡蛎、浮小麦、枸杞子、小茴香等，未见显效。诊脉两尺沉细有力，两关弦数，舌质正常无苔。此属肝热阴虚，肝阳不潜，兼心血不足所致，治宜滋阴潜阳，兼养血宁心。酸枣仁汤加味：酸枣仁、白蒺藜、女贞子各 9 g，珍珠母（打）、石决明、龟甲（打）各 12 g，知母、川芎、炙甘草各 3 g，怀牛膝、地骨皮、茯神各 6 g。药后诸症见好，汗出大减，尚有心慌及疲乏感，饮食及二便正常。改为丸剂，以滋阴养血为主而缓治之，柏子仁（炒）、熟地黄各 60 g，麦冬 24 g，枸杞子、玄参、地骨皮、炒枣仁各 30 g，当归、石菖蒲、茯神、炙甘草各 18 g，共研细末，炼蜜为丸，每重 9 g，每日早晚各 1 丸。以后渐愈，恢复正常。

按：患者乃素体阴虚，故头晕目眩，甚则昏仆。汗多，以夜间更甚，亦由阴虚而营阴不固所致。肝阴既虚，肝阳则不潜，加之心血不足，而汗为心之液，今肝热、心虚而汗出，故用酸枣仁汤养血安神，又加重镇潜阳之品，以成滋阴潜阳、养心安神之剂，使阴虚得养，阳亢得潜，汗泄得敛，故而收功。

(3) 王廷富医案：某女，49 岁，干部。1982 年 10 月因患湿热病后，出现心烦不安，夜间入睡困难，心中烦热甚，口干咽燥，夜间尤甚，身体消瘦，纳差，但白昼精神尚可。舌红苔根薄黄乏津，脉象弦细而数。此为心肝阴虚之失眠，用滋养心肝之阴的酸枣仁汤加减：酸枣仁 15 g（去渣壳，干炒研细，晚上睡前冲服）、百合 30 g、知母 12 g、茯苓 12 g、甘草 1.5 g、北沙参 15 g、麦门冬 20 g、丹参 20 g、生谷芽 20 g。嘱服 2~6 剂。一周后复诊：病人服上方 2 剂后，已能入眠，但易惊醒，醒后难入睡。服 6 剂后，睡眠饮食正常，夜间烦热亦消失，仅大便略干燥，舌脉同前。继将上方加柏子仁 20 g，再服 4 剂，以巩固疗效。

按：素体阴虚，加之用脑过度，暗耗心肝之阴，又因患湿热证，前医用苦温化湿之藿香正气散加减，服 2 剂后，湿邪虽解，而阴虚内热更甚。肝阴耗而魂不敛，肺阴伤而魄不藏，心阴损而神不宁，故用酸枣仁汤滋养心肝阴血。方中川芎虽可理血，但有升阳燥血之弊，在此心肝阴虚，虚热扰动心神之失眠证则去之，又加百合、丹参、麦冬等以滋阴凉血，以助滋养心肺之阴。诸药合用则肝心肺阴得养，而使魂敛、神安、魄藏，药中病机而疗效更佳。

【方论】

(1) 清代喻昌《医门法律》：虚劳虚烦，为心肾不交之病，肾水不上交心火，心火无制，故烦而不得眠，不独夏月为然矣。方用酸枣仁为君，而兼知母之滋肾为佐，茯苓、甘草调和其间，芎入血分，而解心火之躁烦也。

(2) 清代徐彬《金匮要略论注》：虚劳虚矣，兼烦是挟火，不得眠是因火而气亦不顺也，其过当责心。然心火之盛，实由肝气郁而魂不安，则木能生火。故以酸枣仁之入肝安神最多为君；川芎以通肝气之郁为臣；知母凉肺胃之气，甘草泻心气之实，茯苓导气归下焦为佐。虽曰虚烦，实未尝补心也。

(3) 清代罗美《古今名医方论》：经曰：肝藏魂，人卧则血归于肝。又曰：肝者，罢极之本。又曰：阳气者，烦劳则张，精绝。故罢极必伤肝，烦劳则精绝，肝伤、精绝则虚劳虚烦不得卧明矣。枣仁酸平，应少阳木化，而治肝极者，宜收宜补，用枣仁至二升，以生心血，养肝血，所谓以酸收之，以酸补之是也。顾肝郁欲散，散以川芎之辛散，使辅枣仁通肝调营，所谓以辛补之。肝急欲缓，缓以甘草之甘缓，防川芎之疏肝泄气，所谓以土葆之。然终恐劳极，则火发于肾，上行至肺，则卫不合而仍不得眠，故以知母崇水，茯苓通阴，将水壮、金清而魂自宁，斯神凝、魂藏而魄且静矣。此治虚劳肝极之神

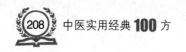

方也。

（4）清代张璐《张氏医通》：虚烦者，肝虚而火气乘之也，故特取酸枣仁以安肝胆为主，略加芎调血以养肝，茯苓、甘草培土以荣木，知母降火以除烦，此平调土木之剂也。

（5）清代尤怡《金匮要略心典》：人寤则魂寓于目，寐则魂藏于肝。虚劳之人，肝气不荣，则魂不得藏，魂不得藏故不得眠。酸枣仁补肝敛气，宜以为君。而魂既不归，容必有浊痰燥火乘间而袭其舍者，烦之所由作也。故以知母、甘草清热滋燥；茯苓、川芎行气除痰，皆所以求肝之治，而宅其魂也。

（6）清代王子接《绛雪园古方选注》：虚烦、胃不和、胆液不足，三者之不寐，是皆虚阳混扰中宫，心火炎而神不定也。故用补母泻子之法，以调平之。川芎补胆之用，甘草缓胆之体，补心之母气也；知母清胃热，茯苓泄胃阳，泻心之子气也。独用枣仁至二升者，取酸以入心，大遂其欲而收其缓，则神自凝而寐矣。

（7）清代张秉成《成方便读》：夫肝藏魂，有相火内寄。烦自心生，心火动则相火随之，于是内火扰乱，则魂无所归。故凡有夜卧魂梦不安之证，无不皆以治肝为主。欲藏其魂，则必先去其邪。方中以知母之清相火，茯苓之渗湿邪，川芎独入肝家，行气走血，流而不滞，带引知、茯搜剔而无余。然后枣仁可敛其耗散之魂，甘草以缓其急悍之性也。虽曰虚劳，观其治法，较之一于呆补者不同也。

（8）曹颖甫《金匮发微》：酸枣仁汤之治虚烦不寐，予既屡试而亲验之矣。特其所以然，正未易明也。胃不和者寐不安，故用甘草、知母以清胃热。藏血之脏不足，肝阴虚而浊气不能归心，心阳为之不敛，故用酸枣仁以为君。夫少年血气盛，则早眠而晏起；老年血气衰，则晚眠而晨兴。酸枣仁能养肝阴，即所以安神魂而使不外驰也。此其易知者也。惟茯苓、川芎二味，殊难解说。盖虚劳之证，每兼失精、亡血，失精者留湿，亡血者留瘀。湿不甚，故仅用茯苓；瘀不甚，故仅用川芎。此病后调摄之方治也。

【方歌】酸枣二升先煮汤，茯知二两用之良，芎二甘一相调剂，服后安然入梦乡。

第十章 开窍方

57. 安宫牛黄丸

【方源】《温病条辨》

【组成】牛黄 郁金 黄连 朱砂 栀子 雄黄 黄芩各一两（各30 g） 犀角水牛角代,浓缩粉一两（30 g） 冰片 麝香各二钱五分（7 g） 珍珠五钱（15 g） 金箔衣

【用法】上为极细末，炼老蜜为丸，每丸一钱（3 g），金箔为衣，蜡护。脉虚者人参汤下，脉实者银花、薄荷汤下，每服一丸。兼治飞尸卒厥，五痫中恶，大人小儿惊厥之因于热者。大人病重体实者，日再服，甚至日三服；小儿服半丸，不知，再服半丸。

【功用】清热开窍，豁痰解毒。

【主治】热闭（痰热内陷心包）证。

【证候】高热烦躁，神昏谵语，痰涎壅盛，口干舌燥，舌红或绛苔腻，脉滑或数；中风昏迷，小儿惊厥，属邪热内闭者。

【病机】温热之邪内陷心包，痰热蒙蔽清窍。温病邪热炽盛，逆传心包（温邪上受，首先犯肺，逆传心包），扰及神明，心主失其轻灵之常。故高热烦躁，神昏谵语。里热炽盛，灼津炼液为痰，故见口干舌燥，喉中痰鸣。张秉成"温邪内陷之证，必有黏腻秽浊之气留恋于膈间"。痰浊上蒙清窍，势必加重神昏。

【方解】热毒内陷，必以清解心包热毒为主，但痰热相搏，痰浊不除，热邪难清，故欲清心包之热邪，则开泄痰浊之闭塞，方中牛黄清心解毒，熄风定悸，豁痰开窍，一药三用，犀角清热凉血，解毒定惊，共为君药；珍珠、朱砂助犀角善清心热，定惊镇心，冰片芳香开窍，雄黄劫痰解毒，麝香开窍辟秽，

郁金清热凉血，四药均有芳香之性，使包络邪热温毒一齐由内到外，豁痰开窍，则秽浊自消，神明可复；黄连、黄芩、山栀清热解毒，使邪热一齐俱散，以上均为臣药；金箔入心经，镇心坠痰，蜂蜜调和诸药，共为佐药。诸药配伍，有清热解毒、豁痰开窍之功。心包乃心之宫城，《灵枢·邪客篇》曰："心者，五藏六府之大主也，精神之所舍也，其藏坚固，邪弗能容也。容之则心伤，心伤则神去，神去则死矣。故诸邪之在于心者，皆在于心之包络。"本方能清心包之热，又因以牛黄为主药，制成此药丸，故名"安宫牛黄丸"。

【禁忌】中风脱证神昏者（包括舌苔白腻、寒痰阻窍者）不宜用；孕妇慎用；安宫牛黄丸含朱砂等有毒之物，不可久服或过服，即神志清醒后当停用。另外，因安宫牛黄丸中含有雄黄，与亚硝盐类、亚铁盐类同服可生成硫代砷酸盐，可使疗效下降。同理，与硝酸盐、硫酸盐类同服，可使雄黄所含的硫化砷氧化，增加毒性。因此，也不宜与硝酸盐、硫酸盐类同服。

【案例】

(1) 熊曼琪医案：文某某，男，29岁，1986年10月16日入院。代诉：反应迟钝，记忆力减退，四肢阵发性震颤7年，加重半年。患者于1979年患"急性脑膜炎"，经治疗后遗下手足震颤，反应迟钝，记忆力减退等症，生活不能自理。在香港多家医院治疗，用过中西药无效。近半年来，上述症状加重而来本院就诊。初诊时除上述症状外，尚有大便干结，口臭，舌淡红、苔白厚，脉弦滑。诊断：痰瘀、郁证（脑膜炎后遗症）。属肝郁脾虚，虚风内动，痰凝络阻，清窍不通。治疗：以疏肝解郁，化痰熄风为主。方用四逆散、大定风珠加味，针刺手足厥阴经等经络穴位，治疗一周，效果不显。后加用安宫牛黄丸，每日一丸，分两次服，开水送服。服药5天后出现疗效，震颤减少，反应稍好转，记忆力有所恢复；10天后，诸症皆显著减轻；30天后，精神良好，反应灵敏，记忆力恢复，四肢震颤消失。睡眠好，胃纳佳，二便如常，痊愈出院。

(2) 陈继明医案：患者，男，41岁。春月患温，得病之始，寒战高热，头痛身痛。医投荆防败毒散加减，药后得汗，寒战已罢而高热持续，以为邪热伤阴，给予滋阴退热之剂，服后口渴已止，神情由躁转静，继之昏沉不语。身灼热而四肢厥冷，神识昏迷，脉细而数，舌绛无苔，一派邪陷入营，内闭心包之象。拟清营开窍为治，药用：犀角、鲜生地、玄参、连翘心、银花、麦冬、木通、竹叶心、安宫牛黄丸。一日连服 2 剂。翌日复诊，昏谵之象略有好转，时时呻吟，神识仍然模糊不清，肢厥转温，肌肤灼热如故。细察舌色紫黯，扪之湿润，乃缘瘀热相搏胸膈，蒙蔽心窍，予原法中参以散血化瘀之品，方用：鲜生地 60 g（绞汁和服），犀角尖 3 g（磨冲），粉丹皮 6 g，紫丹参 12 g，赤芍 6 g，软白薇 12 g，天花粉 12 g，桃仁 9 g，真血珀（冲）1 g，藕汁（冲）1 盅，紫雪丹 3 g（调服）。药后窍开神苏，身热亦减，自诉胸膈痞塞，心烦不寐，苔转黄腻，舌质殷红。改投涤痰泄热，宣肃肺胃之剂，证情递减，调治 2 周，身热全退，服食俱安，终以和中养胃收功。

按：此证误施辛温解表，强责其汗，非惟不能退热，抑且伤津耗液。盖温病之发汗与风寒外感之发汗迥然不同。风寒外感，理宜辛温，而温热之邪，只需辛凉宣透，开通上焦，若初起里热已炽，又宜两和表里，通其郁闭，鼓邪化汗外达。此证妄投辛温于前，再误滋阴于后，以致邪热内陷，神志昏沉，药用清营汤和安宫牛黄丸，本为凉开之正法，但服后神志仍然模糊，身热未见挫降，其故安在？再细察舌色紫黯，扪之湿润，患者平时劳力嗜酒，必有宿瘀，正如叶天士所言："热传营血，其人宿有瘀伤宿血在胸膈中，挟热而搏，其舌色必紫而黯，扪之湿，当加入散血之品。"故遵叶氏法获立竿见影之效。可见热陷心包，清心开窍，固属常法，而必辨其兼夹，对证治之，始能中的。

【方论】

(1) 清代吴瑭《温病条辨》：此芳香化秽浊而利诸窍，咸寒保肾水而安心体，苦寒通火腑而泻心用之方也。牛黄得日月之精，通心主之神。犀角主治百毒，邪鬼瘴气。真珠得太阴之精，而通神明，合犀角补水救火。郁金草之香，梅片木之香，雄黄石之香，麝香乃精血之香，合四香以为用，使闭锢之邪热温毒深在厥阴之分者，一齐从内透出，而邪秽自清，神明可复也。黄连泻心火，栀子泻心与三焦之火，黄芩泻胆、肺之火，使邪火随诸香一齐俱散也。朱砂补心体，泻心用，合金箔坠痰而镇固，再合真珠、犀角为督战之主帅也。

(2) 清代张秉成《成方便读》：热邪内陷，不传阳明胃腑，则传入心包。若邪入心包。则见神昏谵语诸证，其势最虑内闭。牛黄芳香气清之品，轻灵之物，直入心包，僻邪而解秽；然温邪内陷之证，必有黏腻秽浊之气留恋于膈间，故以郁金芳香辛苦，散气行血，直达病所，为之先声，而后芩连苦寒性燥者，祛逐上焦之湿热；黑栀清上而导下，以除不尽之邪；辰砂色赤气寒，内含

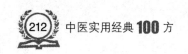

真汞，清心热，护心阴，安神明，镇君主，僻邪解毒。

（3）清代何廉臣《重订通俗伤寒论》：此方芳香化秽浊而利诸窍，咸寒保肾水而安心体，苦寒通火腑而泻心用，专治热陷包络，神昏谵语，兼治飞尸猝厥，五痫中恶，及大人、小儿痉厥之因于热者，多效。

（4）李畴人《医方概要》：安宫者，比万氏增进一层，较《局方》虽多羚羊角，而少珠粉、梅片。此方可兼治痰蒙，化秽利窍，保肾安心；治温暑、时邪挟痰浊内闭，口噤神昏，飞尸卒厥，五痫中恶，及痉厥之因于热者。……黄芩、黄连、黑栀苦降肝热，清理三焦。犀角、雄黄、郁金、梅片清营解热毒，开郁结。珍珠豁痰蒙，加辰砂、金箔安神魂，牛黄、麝香芳得开窍。温病热邪锢结一齐从内达外，邪秽自消，神明可复。

【方歌】安宫牛黄开窍方，芩连栀郁朱雄黄，牛角珍珠冰麝箔，热闭心包功效良。

58. 苏合香丸

【方源】《广济方》，录自《外台秘要》

【组成】白术砂研 麝香 诃梨勒皮 香附 沉香 青木香 丁香 安息香 白檀香 荜茇 犀角水牛角代,各一两（各30 g） 乳香 苏合香 冰片各半两（各15 g）

【用法】上为极细末，炼蜜为丸，如梧桐子大。腊月合之，藏于密器中，勿令泄气。每朝用四丸，取井华水于净器中研破服。老小每碎一丸服之，另取一丸如弹丸，蜡纸裹，绯袋盛，当心带之。冷水暖水，临时斟量。

【功用】芳香开窍，行气止痛。

【主治】寒闭证。

【证候】突然昏倒，牙关紧闭，不省人事，苔白，脉迟。亦治心腹卒痛，甚则昏厥，属寒凝气滞者。

【病机】寒闭。寒痰秽浊，阻滞气机，蒙蔽清窍，故突然昏倒，牙关紧闭，不省人事；阴寒内盛，苔白脉迟；若寒凝胸中，气血瘀滞，则心胸疼痛；邪壅中焦，气滞不通，脘腹胀痛难忍。

【方解】方中集中十种"香"药（苏合香、沉香、麝香、檀香、丁香、乳香、安息香、青木香、香附、冰片），取其芳香开窍，行气解郁，散寒化浊，并以解除脏腑气血之郁滞，荜茇配合诸香，增强散寒、开郁的作用，犀角清心解毒，朱砂镇心安神，白术健脾和中以化浊，诃子温涩敛气与诸香药配伍，可以防止辛香过多，耗散正气。本方用大量辛香开窍之药配伍救治"闭证"，属寒邪、痰浊为患的常用方剂。

【禁忌】孕妇禁用；肝肾两虚、阴虚火旺、热病、脾胃虚弱者禁用。

【案例】陆与放病案：张某，男，48 岁，农民。1987 年 4 月 25 日初诊。患者 2 天前摇船外出，途中遭雨淋且又饥渴，回家后即喝生水，入夜腹痛渐剧，解稀便 1 次。次日早晨经某医诊治，予止痛片及氟哌酸片，服后痛势不减，即来我院就诊，病人面色苍白，身倦呻吟，腹部疼痛，四肢不暖，苔白腻，脉沉弦。此因劳累后复受雨淋又食生冷，致寒邪凝滞腹痛，治拟温中散寒、行气止痛，投以大号苏合香丸 1 粒。嘱立即研碎吞服，半小时后腹痛开始缓解，4 小时后患者腹痛已消，精神亦爽，又处以良附丸加味 2 剂，患者痊愈而回。

【方论】

（1）清代吴昆《医方考》：病人初中风，喉中痰塞，水饮难通，非香窜不能开窍，故集诸香以利窍；非辛热不能通塞，故用诸辛为佐使。犀角虽凉，凉而不滞；诃黎虽涩，涩而生津。世人用此方于初中之时，每每取效。丹溪谓辛香走散真气，又谓脑、麝能引风入骨，如油入面，不可解也。医者但可用之以救急，填毋令人多服也。

（2）清代王子接《绛雪园古方选注》：苏合香能通十二经络、三百六十五窍，故君之以名其方；与安息香相须，能内通脏腑。龙脑辛散轻浮，走窜经络，与麝香相须，能内入骨髓。犀角入心，沉香入肾，木香入脾，香附入肝，熏陆香入肺。复以丁香入胃者，以胃亦为一脏也。用白术健脾者，欲令诸香留顿于脾，使脾转输于各脏也。诸脏皆用辛香阳药以通之，独心经用朱砂寒以通之者，以心为火脏，不受辛热散气之品，当反佐之，以治其寒阻关窍，乃寒因寒用也。

（3）清代徐大椿《医略六书·杂病证治》：苏合香丸诸香凑合，白术健中，功专温中通窍，善开寒闭厥晕，为中风斩关夺门之将。独用犀角一味，为热因寒用之向导。白蜜润燥，朱砂安神，菖蒲通窍，酒以行其药力也。洵为祟乘诸中窍闭厥晕之方。

（4）清代张秉成《成方便读》：此方汇集诸香以开其闭，而以犀角解其毒，白术、白蜜匡其正，朱砂辟其邪，性偏于香，似乎治邪中气闭者为宜耳。

（5）李畴人《医方概要》：苏合香丸用诸香合成。苏合香出自外国。安息香出自安息国，并能透窍开闭，犀角、脑、麝幽香凉心肺，香附、木香、丁香、沉香，宣气通窍化痰，以白术一味，坐镇中宫，朱砂宁心安神。而后诸香彻上彻下，无所不通，亦无所不开，斯气厥、痰秘、尸厥、一切不正之邪，无所不祛矣。此方专治气分闭结，不入血分。一方加檀、荜、勒，则燥涩太过，不相宜矣。

（6）谢观《中国医学大辞典》：此方取诸香以开寒闭，与牛黄丸皆为中风门中夺门开关之将。然牛黄丸开热阻关窍，此则开寒阻关窍。方中用犀角为寒因寒用之响导，与至宝中用龙脑、桂心无异……一方去檀香、荜茇、诃黎勒三味，以其太涩燥之故。又方中冰、麝分量太重，用时宜减大半。

【方歌】苏合香丸麝息香，木丁朱乳荜檀襄，牛冰术沉诃香附，中恶急救莫彷徨。

第十一章 理气方

59. 越鞠丸

【方源】《丹溪心法》

【组成】香附　川芎　苍术　神曲　栀子各等分（各12 g）

【用法】为末，水丸如绿豆大，每服6~9 g。

【功用】行气解郁，调理脾胃。

【主治】脾胃气郁证。

【证候】脘腹胀满或疼痛，或胸膈满闷，嗳腐吞酸，恶心呕吐，饮食不消，舌苔薄黄，脉弦。

【病机】肝气郁滞化火，脾胃气滞，停食蕴湿生痰。

【方解】方中香附行气解郁，以治气郁；川芎活血行气，以治血郁；苍术燥湿健脾，以治湿郁；栀子清热除烦，以治火郁；神曲消食和中，以治食郁。此方虽无治痰郁之品，然痰郁多由脾湿引起，并与气、火、食郁有关，所以方中不另设治痰药，亦治病求本之意。

【禁忌】忌生冷及油腻。

【案例】

（1）方德高医案：李某某，女，43岁，工人。因心慌、胸闷年余，阵发性心前区绞痛7个月入院。心电图检查：T波倒置，ST段下移。实验室检查：总胆固醇7.3 mmol/L。确诊为冠心病。经服西药和活血祛瘀中成药治疗罔效，痛时口含硝酸甘油片可暂时缓解。且呈渐进性加剧。诊见：左胸闷痛，心慌，纳呆，食后腹胀，神疲乏力，表情抑郁。舌质瘀紫、苔微黄而滑腻，脉弦滑。证属气滞血瘀，痰浊痹阻，胸阳不宣之胸痹。治宜理气解郁，涤痰活络，通痹止痛。方拟越鞠丸加味：香附12 g，苍术10 g，川芎12 g，神曲12 g，栀子10 g，五灵脂20 g，生蒲黄20 g，山楂60 g。二诊：进药10剂，心绞痛、胸闷、气短症状自觉减轻大半。守原方15剂后临床症状基本缓解，但气虚未复，继原方加黄芪20 g，服药月余，心电图检查：基本正常。总胆固醇4.7 mmol/L。出院后追访3个月，患者康复，恢复工作。

(2) 高辉远医案：丁某，男，52岁。1991年10月18日初诊。因情绪不稳定，近5个月来常有头晕头痛，且日渐加重，伴胸闷胁胀，脘堵纳少，惊悸烦躁，重则坐立不安，或时有心前区闷痛，少寐多梦，曾在北京某医院检查未发现异常，查心电图正常范围，血压不高。经服安定、柏子养心丸等药物，未见明显改善，特就诊于中医治疗，观舌质淡红、苔白稍厚，脉沉弦。高师四诊合参，辨析为肝郁气滞，肝阳上亢之证，治拟行气解郁，平肝潜阳之法，用越鞠丸加味：苍术10 g，川芎8 g，香附10 g，栀子8 g，建曲10 g，菊花10 g，白蒺藜10 g，天麻10 g，白薇10 g，豆豉10 g，每日1剂水煎分服。连服12剂药后，头晕头痛，胸闷胁胀，脘闷纳少，惊悸烦躁等症减轻，但心前区闷痛，少寐多梦无明显变化，且又见脉律不整。再予上方去白薇、豆豉，加菖蒲10 g、远志10 g、夜交藤15 g，又进12剂，上述症状基本消失。1年后随访，患者心律稳定，精神爽利，身体健康。

(3) 马绍飞医案：王某某，男，40岁，职员。1980年9月16日初诊。患者平素易怒，常感胸闷、胁痛。1周前，突然右上腹疼痛，并向右肩胛下区放射。经某医院诊断为急性胆囊炎。近日阵发性疼痛，怒后加重，胃脘部不舒，食少纳呆，口苦，便秘，脉弦数，舌苔白腻。白细胞14000/mm^3，分叶核粒细胞80%，淋巴细胞18%，单核细胞3%。证属肝胆郁热，宜疏肝清热，通腑之法治之。处方：香附25 g，川芎10 g，炒山栀15 g，苍术15 g，炒神曲20 g，茵陈40 g，大黄7 g（后下）。连服6剂，服后便通痛减，舌苔白微腻。仍按上方去大黄加川楝子15 g，再进8剂而愈。

按：方为通治气、血、火、湿、痰、食六郁之剂，重在行气解郁。气机不畅，升降失常，而为六郁之证，临床依其偏重而化裁，成方活用：气郁偏重，香附为主，加郁金、乌药、川楝子；血瘀偏重，川芎为主，加桃仁、红花、丹参；湿郁偏重，苍术为主，加茯苓、泽泻、白芷；食郁偏重，神曲为主，加麦芽、山楂；痰郁偏重，加南星、瓜蒌；火郁偏重，栀子为主，加黄芩、青黛、夏枯草；证兼寒者，去栀子，加干姜，吴萸，小茴香。但本方所治诸郁终属实证，若为虚证郁滞，则当扶正为主，理气解郁佐之可也。

【方论】

(1) 元代朱丹溪《丹溪心法》：郁为燥淫，燥乃阳明秋金之位，肺属金主气，主分布阴阳，伤则失职，不能升降。故经曰：诸气膹郁，皆属于肺。又郁病多在中焦。中焦脾胃也，水谷之海，五脏六腑之主，四脏一有不平，则中气不得其和而先郁矣。此方药兼升降者，将欲升之，必先降之；将欲降之，必先升之。苍术辛烈雄壮，固胃强脾，能径入诸经，疏泄阳明之湿，通行敛涩；香附阴中快气之药，下气最速，一升一降，故郁散而平；杭芎足厥阴药，直达三焦，上行头目，下行血海，为通阴阳血气之使，不但开中焦而已；胃主行气于三阳，脾主行气于三阴，脾胃既布，水谷之气得行，则阴阳脏腑，不受燥金之郁，皆由胃气而得通利矣。气血冲和，万病不生，一有怫郁，诸病生焉。故人身诸病，多生于郁。苍术、抚芎总解诸郁，随证加入诸药。凡郁皆在中焦，以苍术、抚芎开提其气以升之。假如食在气上，提其气则食自降矣，余皆仿此。

(2) 明代吴昆《医方考》：诸郁者此方主之。越鞠者，发越鞠郁之谓也。香附理气郁，苍术开湿郁，杭芎调血郁，栀子治火郁，神曲疗食郁，此以理气为主乃不易之品也。若主湿郁加白芷、茯苓；主热郁加青黛；主痰郁加南星、海石、瓜蒌；主血郁加桃仁、红花；主食郁加山楂、砂仁，此因病而变通也。如春加防风，夏加苦参，秋冬加吴茱萸，乃经所谓升降浮沉则顺之，寒热温凉则逆之耳。

(3) 清代罗美《古今名医方论》：《内经》论木郁达之五句，前圣治郁之法最详。所谓郁者，清气不升，浊气不降也。然清浊升降，皆出肺气，使太阳失治节之令，不惟生气不升，收气亦不降，上下不交而郁成矣。故《经》云：太阴不收，肺气焦满；又云：诸气膹郁，皆属于肺。然肺气之布，必由胃气之输；胃气之运，必本三焦之化；甚至为痛，为呕，为胀，为利，莫非胃气不宣、三焦失职所致。方中君以香附快气，调肺之怫郁；臣以苍术开发，强胃而资生；神曲佐化水谷，栀子清郁导火，于以达肺，腾胃而清三焦；尤妙抚芎之辛，直入肝胆以助妙用，则少阳之生气上朝而营卫和，太阴之收气下肃而精气化。此丹溪因五郁之法而变通者也。然五郁之中，金木尤甚。前人用逍遥散调肝之郁，兼清火滋阴；泻白散清肺之郁，兼润燥降逆。要以木郁上冲，即为火；金郁敛涩，即为燥也。如阴虚不知滋水，气虚不知化液，是又不善用越鞠矣。

（4）清代吴谦《医宗金鉴·删补名医方论》：夫人以气为本，气和则上下不失其度，运行不停其机，病从何生？若饮食不节，寒温不适，喜怒无常，忧思无度，使冲和之气升降失常，以致胃郁不思饮食，脾郁不消水谷，气郁胸腹胀满，血郁胸膈刺痛，湿郁痰饮，火郁为热，及呕吐恶心，吞酸吐酸，嘈杂嗳气，百病丛生。故用香附以开气郁，苍术以除湿郁，抚芎以行血郁，山栀以清火郁，神曲以消食郁。此朱震亨因五郁之法而变通者也。五药相须，共收五郁之效。然当问何郁病甚，便当以何药为主。至若气虚加人参，气痛加木香，郁甚加郁金，懒食加谷蘖，胀加厚朴，痞加枳实，呕痰加姜、夏，火盛加萸、连，则又存乎临证者之详审也。

（5）清代费伯雄《医方论》：凡郁病必先气病，气得流通，郁于何有？此方注云统治六郁，岂有一时而六郁并集者乎？须知古人立方，不过昭示大法。气郁者，香附为君；湿郁者，苍术为君；血郁者，川芎为君；食郁者，神曲为君；火郁者，栀子为君。相其病在何处，酌量加减，方能得古人之意而不泥古人之方。读一切方书，皆当如是观。

（6）清代张秉成《成方便读》：越鞠者，发越郁鞠之意也。郁者，抑郁不伸之谓也。《内经》本有五郁之治，此特以五运而言。然五运六气之郁，皆属无形之邪，故虽郁而易愈。若夫湿痰、瘀血、食积等物有形者，一有郁遏，则为患多矣。而治郁者，必先理气，以气行则郁行，气阻则郁结耳。故首以香附流行气分之品为君，而以苍术燥湿郁，川芎行血郁，神曲消食郁。三者皆能调有形之郁，而以苍术燥湿郁，川芎行血郁，神曲消食郁。三者皆能调有形之郁，而致平和。但郁则必热，所谓痞坚之处，必有伏阳，故以山栀之降火，化阴中之伏热，使之屈曲下行，而合之香附开气郁，山栀降火郁，亦仿《内经》五郁之治。此丹溪之大法，学者尤当临证变通，观病之所在，加减可也。

（7）盛心如《实用方剂学》：是方也，丹溪本《内经》五郁之法而变通以治气血痰食湿火诸郁也。气统于肺，血藏于肝，痰湿与食则并属于太阴阳明，火则并司于少阴少阳。香附长于行气，所以开气之郁也；苍术苦燥，所以泄湿与痰之郁也；川芎上升，所以开气之郁也；苍术苦燥，所以泄湿与痰之郁也；川芎上升，所以调血之郁也；栀子苦寒，所以清火之郁也；神曲消食郁，更所以发越其郁遏之气也。气郁则血与痰食湿火靡不因之而俱郁，故以香附为君。方后更备随症加减之法，用治一切郁症，无余蕴矣。

（8）蒲辅周《蒲辅周医疗经验》：郁之为病，人多忽视，多以郁为虚，惟丹溪首创五郁、六郁之治，越鞠丸最好。郁证主要抓气郁、肝胃不和。

（9）秦伯未《谦斋医学讲稿》：本方系一般行气解郁的主方，不是肝气的主方。方内用苍术解湿郁，香附解气郁，川芎解血郁，山栀解火郁，神曲解食郁，并因气行湿去，痰亦不化自解。故药仅五种，总治六郁之病。六郁之病，多由气滞为先，然后湿、食、痰、火、血相因而郁，但并非一郁而六者皆郁；又六郁的出现各有轻重，不能同样看待。故用药应分主次，对本方亦当加减。如气郁偏重加木香，湿郁偏重加茯苓，血郁偏重加红花，火郁偏重加青黛，食郁偏重加砂仁，又痰多可加半夏，挟寒可加吴萸等。凡研究和使用成方，须从前人的理论和实践去认识它。朱丹溪对于本方明白指出，诸气膹郁，皆属于肺。又认为郁病多在中焦，脾胃失其升降，如果误为解郁便是疏肝气，先失其本意了。

（10）程门雪《书种室歌诀二种》：凡经行腹痛，其宗旨总不出肝郁气滞也。气滞则胀，血滞则痛，然血随气行，气为血之帅，气滞血亦滞，气行血亦行也。气生于郁，郁主于肝，故行气解郁疏肝，乃一定不易之法也。行气之药多偏于辛温香燥一路，非血虚之质所宜，当选血中气药，如柴胡、川芎、香附、乌药、金铃子、延胡索、郁金之类是也。越鞠丸、抑气散、逍遥散乃解郁调肝理气祖方，最当熟记。金铃子为泄肝气实证之要药也。

【方歌】越鞠丸治六般郁，气血湿痰食火因，香附苍芎兼栀曲，气畅郁舒痛闷伸。

60. 枳实薤白桂枝汤

【方源】《伤寒杂病论》

【组成】枳实四枚（4 g）　厚朴四两（12 g）　薤白半斤（24 g）　桂枝一两（3 g）　瓜蒌实捣,一枚（15 g）

【用法】上五味，以水五升，先煮枳实、厚朴，取二升，去滓。内诸药，煮数沸，分温三服。

【功用】通阳行气，化瘀化痰。

【主治】胸痹。

【证候】胸满而痛，甚或胸痛彻背，喘息咳唾，短气，气从胁下冲逆，上攻心胸，舌苔白腻，脉沉弦或紧。

【病机】胸阳不振，痰气互结。本方证因胸阳不振，痰浊中阻，气结于胸所致。胸阳不振，津液不布，聚而成痰，痰为阴邪，易阻气机，结于胸中，则胸满而痛，甚或胸痛彻背；痰浊阻滞，肺失宣降，故见咳唾喘息、短气；胸阳不振则阴寒之气上逆，故有气从胁下冲逆，上攻心胸之候。治当通阳散结，祛痰下气。

【方解】方中瓜蒌味甘性寒入肺，涤痰散结，开胸通痹；薤白辛温，通阳散结，化痰散寒，能散胸中凝滞之阴寒、化上焦结聚之痰浊、宣胸中阳气以宽胸，乃治疗胸痹之要药，共为君药。枳实下气破结，消痞除满；厚朴燥湿化痰，下气除满，二者同用，共助君药宽胸散结、下气除满、通阳化痰之效，均为臣药。佐以桂枝通阳散寒，降逆平冲。诸药配伍，使胸阳振，痰浊降，阴寒消，气机畅，则胸痹而气逆上冲诸症可除。

【禁忌】心气虚证、心阴血虚证者，慎用本方。

【案例】

(1) 刘永生医案：李某，男，44 岁。因心悸气短，胸闷痛 3 个月，曾诊断为慢性心包炎。刻诊见：心胸痞闷如窒，偶有刺痛，心悸气短，苔白腻，舌胖嫩有瘀斑，脉滑微涩。胸片示：心影略呈烧瓶形，双肺野清晰。心电图示：T 波低平倒置。辨证为痰浊痹阻兼血瘀，治当通阳散结，化痰下气，活血化瘀。方以枳实薤白桂枝汤加味：枳实 10 g，薤白 10 g，桂枝 10 g，厚朴 10 g，瓜蒌 20 g，川芎 10 g，五灵脂 10 g，元胡 15 g，茯苓 20 g。每日 1 剂，水煎 2 次，服药 7 剂，症状明显好转，继予原方调治两月余，诸症消失，痊愈。

按：本证为痰浊壅塞，胸阳痹阻，心脉阻滞所致。用枳实薤白桂枝汤通阳散结，祛痰下气，川芎、五灵脂、元胡活血化瘀，行气止痛。茯苓化痰利水，健脾宁心，故病愈。

(2) 王付医案：庞某，男，56 岁。近 3 年来经常胸闷，胸满，心痛，经检查确诊为冠心病、心肌缺血，近因心痛加重而前来诊治。刻诊：胸闷，胸满，心痛牵引肩部及右上胸，气短，怕冷，咽喉不利似有痰阻，舌淡边略暗、苔薄腻，脉细沉。辨证为心气郁痰阻证，给予枳实薤白桂枝汤加味：枳实4 g，厚朴12 g，薤白24 g，桂枝3 g，瓜蒌实15 g，川芎15 g，红参12 g，生姜6 g，干姜10 g，炙甘草10 g。6剂，每日1剂，水煎2次合并分3服。二诊：诸症有好转，又以前方治疗20余剂，诸症悉除。为了巩固疗效，复以前方变汤剂为散剂，每次6 g，每日分2服，治疗3个月。随访半年，一切正常。

　　按：根据冠心病、心肌缺血之胸闷、胸满、心痛牵引肩部及右上胸，再根据咽喉不利似有痰阻，苔薄腻辨为痰，以此辨为心气郁痰阻证，方中枳实薤白桂枝汤行气解郁，宽胸理血，加川芎活血行气通脉，红参益气生血，生姜、干姜温阳通脉逐寒，甘草益气和中。方药相互为用，以奏其效。

【方论】

（1）明代徐彬《金匮要略论注》：胸痹而加以心中痞，胸满，似痞与结胸之象，乃上焦阳微，而客气动膈也。经云：留气结在胸，即客气也。更胁下逆抢心，是无独上焦虚而中焦亦虚，阴邪得以据之，为逆为抢。故于薤白、瓜蒌，又加枳、朴以开其结，桂枝行阳以疏其肝。人参汤亦主之者，病由中虚，去其太甚，即可补正，以化邪也。

（2）清代魏念庭《金匮要略方论本义》：心中痞气，气结在胸，正胸痹之病状也，再连胁下之气俱逆而抢心，则痰饮水气，俱乘阴塞之邪，动而上逆，胸胃之阳气，全难支拒矣。故以枳实、厚朴开郁温中，薤白、桂枝升阳益胃，微用瓜蒌实而不用根，以甘代苦，使作先驱，引阳入阴。犹必先后煮治，以融和其气味，俾缓缓除其结聚之邪。

（3）清代吴谦《医宗金鉴·订正金匮要略注》：心中，即心下也。胸痹病，心下痞气，闷而不通者虚也。若不在心下，而气结在胸，胸满连胁下，气逆撞心者实也。实者用枳实薤白桂枝汤主之，倍用枳、朴者，是以破气降逆为主也。虚者用人参汤主之，是以温中补气为主也。由此可知痛有补法，塞因塞用之义也。

（4）清代黄元御《金匮悬解》：胸痹心中痞塞，浊气留结在胸，胸膈壅闷，胁下气逆上抢于心，是皆胆胃逆升，浊阴不降之故也。枳实薤白桂枝汤，枳实、薤白破壅塞而消痹结，瓜蒌、桂枝涤浊瘀而冲气也。

（5）清代陈元犀《金匮方歌括》：枳实、厚朴泄其痞满，行其留结，降其抢逆；得桂枝化太阳之气而胸中之滞塞自开；以此三药与薤白、瓜蒌之专疗胸痹者而同用之，亦去痰莫如尽之旨也。

（6）清代唐宗海《金匮要略浅注补正》：用药之法，全凭乎证，添一证则添一药，易一证亦易一药。观仲景此节用药，便知义例严密，不得含糊也。……故但解胸痛，则用瓜蒌薤白白酒；下节添出不得卧，是添出水饮上冲也，则添用半夏一味以降水饮；再下一节又添出胸痞满，则加枳实以泄胸中之气，胁下之气亦逆抢心，则加厚朴以泄胁下之气。仲景凡胸满均加枳实，凡腹满均加厚朴，此条有胸满胁下逆抢心证，故加此二味，与上两方又不同矣。……读者细心考求，则仲景用药之通例，乃可识矣。

（7）蔡陆仙《中国医药汇海·方剂部》：瓜蒌薤白桂枝汤不但多枳、朴，且增一桂枝，只此一味，当非泛泛加入，因此条有痞气，胁下逆抢心症，则系心气被阻，不得下交，故用桂枝以下气，导心火下交太阳，以成其气化斡旋之功用。即理中加桂，亦是因脾气不运，水气滞逆，亦用桂枝，其义可思矣。

【方歌】枳实薤白桂枝汤，厚朴瓜蒌组良方，胸痹寒凝心脉证，通阳散结痰气挡。

61. 半夏厚朴汤

【方源】《伤寒杂病论》

【组成】半夏一升（24 g）　厚朴三两（9 g）　茯苓四两（12 g）　生姜五两（15 g）　干苏叶二两（6 g）

【用法】上五味，以水七升，煮取四升。分温四服，日三夜一服。

【功用】行气散结，降逆化痰。

【主治】痰阻气郁证（梅核气）。

【证候】喉中如有物梗阻，咯之不出，吞之不下，每因情绪精神因素而诱发或加重，胸闷，胁痛，或咳，或呕，舌淡苔薄，脉弦。

【病机】该方证多因痰气郁结于咽喉所致。情志不遂，肝气郁结，肺胃失于宣降，津液不布，聚而为痰，痰气相搏，结于咽喉，故见咽中如有物阻，咯吐不出，吞咽不下；肺胃失于宣降，还可致胸中气机不畅，而见胸胁满闷，或咳嗽喘急，或恶心呕吐等。气不行则郁不解，痰不化则结难散，故宜行气散结、化痰降逆之法。

【方解】方中半夏辛温入肺胃，化痰散结，降逆和胃，为君药。厚朴苦辛性温，下气除满，助半夏散结降逆，为臣药。茯苓甘淡渗湿健脾，以助半夏化痰；生姜辛温散结，和胃止呕，且制半夏之毒；苏叶芳香行气，理肺疏肝，助厚朴行气宽胸、宣通郁结之气，共为佐药。全方辛苦合用，辛以行气散结，苦以燥湿降逆，使郁气得疏，痰涎得化，则痰气郁结之梅核气自除。

【禁忌】方中多辛温苦燥之品，仅适宜于痰气互结而无热者。若见颧红口苦、舌红少苔属于气郁化火，阴伤津少者，虽具梅核气之特征，亦不宜使用该方。

【案例】丁德正医案：曹某，男，43岁。愁郁焦虑，惶恐不安，胸闷气急，眩晕呕吐，卧床不起，自谓"病危""顷刻即死"。故昼夜呻吟，唉叫连天。近日益剧，每于人嘈杂及闭户掩窗时，则觉心悸憋闷，喉头似堵，呼吸极度困难，顷之，喘促声粗，痰声漉漉，窒息昏厥。病起于暴怒气逆之后，始则愁虑少寐，后则渐觉胸闷痰多，焦虑遂起。曾诊为气机怫郁，心神不宁，屡服疏郁宁神药罔效。诊见：面容愁悴而苦楚，目光呆凝而疑虑。苔白腻，脉沉滑。证属痰气交阻，予半夏厚朴汤加香附、郁金各20 g，枳实、远志各15 g。二诊：服15剂，喘促憋闷、悸厥得止；且焦虑愁悴及惶恐大减；又稍增损服35剂，焦虑惶恐等消失。惟胸闷痰多，夜寐欠佳，予六君子汤加酸枣仁等以善后。

【方论】

(1) 明代吴昆《医方考》：三因者，内因、外因、不内外因也。七气者，寒气、热气、怒气、恚气、喜气、忧气、愁气也。以三因而郁，七气升降有妨，则攻冲而痛。是方也，紫苏之辛芳，可使散七气；厚朴之苦温，可使下七气；半夏之辛温，茯苓之淡渗，可使平水谷相干之七气。

(2) 明代徐彬《金匮要略论注》：气为积寒所伤，不与血和，血中之气溢而浮于咽中，得水湿之气而凝结难移。妇人血分受寒，多积冷结气，最易得此病，而男子间有之。药用半夏厚朴汤，乃二陈汤去陈皮、甘草，加厚朴、紫苏、生姜也。半夏降逆气，厚朴兼散结，故主之；姜、苓宣至高之滞而下其湿；苏叶味辛气香，色紫性温，能入阴和血而兼归气于血，故诸失血以赤小豆和丸服，能使血不妄行，夏天暑伤心阴，能下暑郁，而炙脔者用之，则气与血和，不复上浮也。

(3) 清代尤怡《金匮要略心典》：此凝痰结气，阻塞咽嗌之间。半夏、厚朴、生姜，辛以散结，苦以降逆。茯苓佐半夏利痰气。紫苏芳香，入肺以宣其气也。

(4) 清代吴谦《医宗金鉴·订正金匮要略注》：咽中如有炙脔，谓咽中有痰涎，如同炙肉，咯之不出，咽之不下者，即今之梅核气病也。此病得于七情郁气，凝涎而生。故用半夏、厚朴、生姜，辛以散结，苦以降逆；茯苓佐半夏，以利饮行涎；紫苏芳香，以宣通郁气，俾气舒涎去，病自愈矣。此证男子亦有，不独妇人也。

(5) 清代黄元御《金匮悬解》：土湿埋塞，浊气上逆，血肉凝涩，结而不消，则咽中如有炙脔。半夏厚朴汤茯苓泄湿而消瘀；朴、半、姜、苏降逆而散滞也。

(6) 清代高学山《高注金匮要略》：妇人心境逼窄，凡忧思愤闷，则气郁于胸分而不散。故咽中如有炙脔，嗳之不得出，咽之不得不者，留气之上塞横据而不降不散之候也。故以降逆之半夏为君，佐以开郁之厚朴、宣郁之生姜。加渗湿之茯苓，以去郁气之依辅；散邪之苏叶，以去郁气之勾结。则下降旁散，而留气无所容矣。

(7) 清代陈元犀《金匮方歌括》：盖妇人气服居多，或偶感客邪，依痰凝结，窒塞咽中，如有炙脔状，即《千多》所谓咽中贴贴状，吞之不下，吐之不出者，今人名曰梅核气是出。主以半夏厚朴汤者，方中以半夏降逆气，厚朴解结气，茯苓消痰，成妙以生姜通神明，助正祛邪；以紫苏之辛香散其郁气，郁散气调，而凝结焉有不化者哉？后人以此汤变其分两，治胸腹满闷呕逆等症，名七气汤，以治七情之病。

(8) 清代张秉成《成方便读》：半夏、茯苓化痰散结，厚朴入脾以行胸腹之气，紫苏达肺以行肌表之气，气顺则痰除。故陈无择《三因方》以此四味而治七情郁结之证。《金匮》加生姜者，亦取其散逆宣中，通彻表里，痰可行而郁可解也。

（9）谢观《中国医学大辞典》：此方以半夏降逆气，厚朴解结气，茯苓消痰，尤妙以生姜通神明，助正祛邪，从紫苏之辛香，散其郁气。郁散气调，而凝结自化。后人之七气汤，盖取法于此。

（10）曹颖甫《金匮发微》：湿痰阻滞，咽中气机不利，如有物梗塞，……即俗称梅核气也。方用姜、夏以去痰，厚朴以宽胸膈，苏叶以升肺，茯苓以泄湿。务令上膈气宽，湿浊下降，则咽中出纳地阻矣。

（11）程门雪《书种室歌诀二种》：自觉喉中有物梗塞，吐之不得，吞之不下，视之却无形踪，后人名之为梅核气也。仲景治此有奇方，即半夏厚朴汤是也。其方苦辛开泄，疏通气分，降气散结，最佳也。后人四七汤，即此方也。以治一切气郁之症，极有功用，不可不知。若是阴虚火旺之人，气火结成梅核气者，则半夏厚朴汤温辛太过，非其所宜。当以乌梅、黄连、黛蛤散、瓜蒌皮、贝母、海浮石、杏仁、桑白皮、绿萼梅、枇杷叶等味，酸苦泄热，肃肺涤痰。

【方歌】半夏厚朴痰气疏，茯苓生姜共紫苏，加枣同煎名四七，痰凝气滞皆能除。

62. 苏子降气汤

【方源】《太平惠民和剂局方》

【组成】紫苏子　半夏_{汤洗七次,每二两半}（各75 g）　前胡_{去芦}　厚朴_{去粗皮,姜汁拌炒,各一两}（各30 g）　川当归_{去芦,一两半}（45 g）　甘草_{炙,二两}（60 g）　肉桂_{去皮,一两半}（45 g）　陈皮_{二两}（60 g）

【用法】上为细末，每服二大钱（9 g），水一盏半，入生姜二片，枣子一个，苏叶五片，同煮至八分，去滓热服，不拘时候。

【功用】降气平喘，祛痰止咳。

【主治】上实下虚喘咳证。

【证候】咳喘痰多，胸膈满闷，喘咳短气，呼多吸少，或腰疼脚弱，或肢

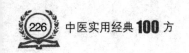

体水肿，舌淡、苔白滑或腻，脉弦滑。

【病机】上实下虚或上盛下虚。本方证由痰涎壅肺，肾阳不足所致。其病机特点是"上实下虚"。"上实"，是指痰涎上壅于肺，使肺气不得宣畅，而见胸膈满闷、喘咳痰多；"下虚"，是指肾阳虚衰于下，一见腰疼脚弱，二见肾不纳气、呼多吸少、喘逆短气，三见水不化气而致水泛为痰、外溢为水肿等。本方证虽属上实下虚，但以上实为主。治法重在降气平喘，祛痰止咳，兼顾下元。

【方解】本方是治疗上实下虚之喘咳的常用方剂。方中紫苏子降气平喘，祛痰止咳，为君药。半夏燥湿化痰降逆，厚朴下气宽胸除满，前胡下气祛痰止咳，三药助紫苏子降气祛痰平喘，共为臣药。君臣相配，以治上实。肉桂温补下元，纳气平喘，以治下虚；当归既治咳逆上气，又养血补肝润燥，同肉桂以增温补下虚之效；略加生姜、苏叶以散寒宣肺，共为佐药。甘草、大枣和中调药，是为使药。诸药合用，使气降痰消，则喘咳自平。本方原书注"一方有陈皮去白一两半"，则理气燥湿祛痰之力增强。《医方集解》载"一方无桂，有沉香"，则温肾之力减，纳气平喘之效增。

【禁忌】若中虚痰多，或肺肾两虚者，不宜使用。

【案例】

(1) 何任医案：徐某，男，40岁。1974年1月25日初诊。咳嗽气喘，痰涎壅盛，胸膈满闷，倚息难卧，苔润脉滑。以温降平喘为主。姜半夏9 g、橘红4.5 g、前胡9 g、炒苏子9 g、炙甘草4.5 g、当归9 g、沉香粉（吞）1 g、川朴6 g、生姜二片、肉桂（分两次吞）1.5 g，3剂。1974年1月27日复诊。前方只服两剂，能睡卧，虽有咳嗽，而气喘渐平，痰壅胸满之感已显松舒，原方加减。姜半夏9 g、苏子9 g、前胡6 g、橘红4.5 g、杏仁9 g、浙贝母9 g、炙甘草4.5 g、生姜2片、肉桂1.5 g、川朴4.5 g，4剂。

按：《景岳全书》载："肺为气之主，肾为气之根。"肺被痰涎阻塞，失于宣降，则气机上逆而为咳；肾虚于下，气不下纳，则为喘；此案痰涎壅盛，咳嗽气喘，倚息难卧，病及肺肾，证属上实下虚，故以温降平喘之法为主，用苏子降气汤加减，温降肺气，化痰平喘，应手而效。方中苏子、姜半夏、前胡、橘红、厚朴皆能降上逆之气，兼能化痰，为手太阴之要药，加以沉香、肉桂并用温肾纳气，肺肾并治，虚实兼顾，切合病机，故效果显著。

(2) 吴少怀医案：董某，女，52岁。1965年4月20日初诊。咳嗽，喘息，鼻干，痰生拽锯，彻夜不眠，倚息难卧。病已十数日，最怕油烟刺激，胃不思纳，二便尚调。舌苔淡黄腻，脉滑数。热哮气逆。治以清热化痰，肃肺。拟苏子降气汤加减。方药：炒苏子 1.5 g、橘红 4.5 g、炙前胡 4.5 g、姜川朴4.5 g、杏仁 9 g、炒山栀 4.5 g、炒枳壳 4.5 g、葶苈子 3 g、桑白皮 6 g、桔梗4.5 g。水煎服。服药 5 剂，喘哮大减，安卧如常。

按：哮喘的发生，为宿疾伏肺，遇感引触而发。苏子降气汤化痰降气平喘，故可用于哮喘属痰涎壅盛者，但若偏寒偏热，则须随证加减。本案痰多，声如拽锯，倚息难卧，并见舌苔淡黄腻，脉滑数，证为"热哮气逆"，无下虚（肾虚）之兼证，故用本方去肉桂、当归等，加桑白皮、葶苈子、山栀子等清热泻肺平喘，故能达"喘哮大减，安卧如常"的效果。

【方论】

（1）清代汪昂《医方集解》：此手太阴药也。苏子、前胡、厚朴、橘红、半夏，皆能降逆上之气，兼能除痰，气行则痰行也；数药亦能发表，既以疏内壅，兼以散外寒也。当归润以和血，甘草甘以缓中，下虚上盛，故又用肉桂引火归元也。

（2）清代张璐《千金方衍义》：脚气患在浊气上攻。故以苏子、橘皮、前胡、厚朴辛温降气，半夏、生姜涤除痰湿，桂心、当归温散滞血，甘草、大枣调和中气。全以降泄逆气为主，故《局方》更名苏子降气汤。后世取治虚阳上攻，痰涎壅盛，肺气喘满，服之气降即安。可见用方但取合宜，不必拘执何病主治也。

（3）清代唐宗海《血证论》：气即水也，水凝则为痰，水泛则为饮。痰饮留滞，则气阻而为喘咳。苏子、生姜、半夏、前胡、陈皮，宣除痰饮，痰饮去而气自顺矣。然气以血为家，喘则流荡而忘返，故用当归以补血；喘则气急，故用甘草以缓其急。出气者肺也，纳气者肾也，故用沉香之纳气入肾，或肉桂之引火归元为引导。

（4）清代张秉成《成方便读》：夫风邪外来，必先犯肺，于是肺中之气壅而不行，肺中之津液郁而为痰，故喘嗽不宁。肺与大肠相表里，肺津虚则大肠不润，故大便不利，甚则引动下焦虚阳上逆，而为呕血等证。先哲有见痰休治痰、见血休治血之论，虽证见痰血，仍必究其受病之源。方中苏子、前胡、厚朴，皆降气之品，有疏邪之能，半夏、橘红化其痰；火载血上，故以肉桂引火归元，当归导血归经；上下交病者治其中，故以甘草培中补土；加姜煎者，病因风邪而来，仍不离辛散之意耳。

（5）岳美中《岳美中医案集》：本方以苏子为主，其主要作用有三：一为除寒温中，一为降逆定喘，一为消痰润肠。苏子得前胡，能降气祛痰，驱风散积；得厚朴、陈皮、生姜能内疏痰饮，外解风寒；得当归，能止咳和血，润肠通便；得肉桂，能温中散寒。加沉香纳气入肾，同肉桂相伍，治上盛下虚，更为有力。此方有行有补，有润有燥，治上不遗下，标本兼顾，为豁痰降气，平喘理嗽，利胸快膈，通秘和中，纳气归元之方剂。

【方歌】苏子降气橘半归，前胡桂朴草姜随；或加沉香去肉桂，化痰平喘此方推。

63. 定喘汤

【方源】《摄生众妙方》

【组成】白果_{去壳,砸碎炒黄,二十一枚}（10 g）　麻黄_{三钱}（9 g）　苏子_{二钱}（6 g）　甘草_{一钱}（3 g）　款冬花_{三钱}（9 g）　杏仁_{一钱五分}（5 g）　桑白皮_{三钱}（9 g）　黄芩_{一钱五分}（5 g）　半夏_{三钱}（9 g）

【用法】水三盅，煎二盅，作二服，每服一盅，不用姜，不拘时，徐徐服。

【功用】宣肺降气，清热化痰。

【主治】风寒外束，痰热内蕴。

【证候】咳喘痰多气急，质稠色黄，或微恶风寒，舌苔黄腻，脉滑数。

【病机】本方治证为风寒外束，痰热内蕴所致。由于素有痰热，复感风寒，肺气壅闭，肺失宣降，故哮喘咳嗽，痰多气急，痰稠而黄，苔黄腻，脉滑数。治宜宣肺降气，清热化痰。

【方解】本方所治为风寒外束，痰热内蕴所致。方中用麻黄辛温，宣肺平喘，解表散邪；白果甘涩，敛肺定喘，祛痰止咳，两药合用，一散一收，既能增强平喘之功，又可防麻黄辛散太过耗伤肺气，共为君药。杏仁、苏子、款冬花、半夏皆能降气平喘，化痰止咳，协助君药加强平喘祛痰之功，共为臣药，用甘寒之桑白皮，苦寒之黄芩，清泄肺热，止咳平喘，为佐药。臣佐相配，以解内蕴之痰热。甘草和中而调药，为使药之用。诸药相合，共奏宣降肺气，止咳平喘，清热化痰之功。使痰热清，外寒解，肺气降，则咳嗽痰喘诸症自除。

【禁忌】新感风寒，无汗而喘，内无痰热者不宜用；哮喘日久，气虚脉弱者不宜用。

【案例】李晓丹医案：徐某，女，32岁，工人。2011年5月17日初诊。患者间断咳喘一月余，加重伴喉间哮鸣有声半个月。既往过敏性鼻炎病史10年。患者1个月前外感着凉后引起咳嗽，鼻塞不通，自服阿奇霉素1周后未见明显好转，甚则咳声加重，咯黄白色黏痰，并于半个月前咳嗽夜间加重，喉间哮鸣有声，纳食可，大便略干，小便调，夜寐安，舌红、苔黄厚腻，脉弦滑数。体格检查：双肺呼气相干鸣音。诊为哮病，证属热哮。治疗：以清热宣肺，化痰定喘。用定喘汤加减：炙麻黄6g、杏仁10g、桑白皮20g、黄芩16g、鱼腥草20g、前胡10g、桔梗10g、射干10g、浙贝母10g、蝉蜕10g、僵蚕10g、地龙20g、百部20g、紫菀20g、款冬花20g、苍耳子10g、辛夷10g、甘草6g，水煎服，日1剂，分2次温服。服7剂中药后，患者病情稳定，已无明显症状。

按：患者既往有过敏性鼻炎病史，素体易感，此次外感风寒后，未能及时消散，邪蕴于肺，壅阻肺气，气不布津，聚液生痰，肺气郁闭，郁而化热，形成热哮，正如《症因脉治·哮病》曰："哮病之因，痰饮留伏，外有时令之风寒束其肌表，则哮喘之症作矣。"故治疗以"既发以攻邪气为急"的原则，化痰以平喘，清热以宣肺。

【方论】

(1) 明代吴昆《医方考》：肺虚感寒，气逆膈热，作哮喘者，此方主之。声粗者为哮，外感有余之疾也，宜用表药；气促者为喘，肺虚不足之证也，宜用里药。寒束于表，阳气不得泄越，故上逆。气并于膈，为阳中之阳，故令热。是方也，麻黄、杏仁、甘草，辛甘发散之物也，可以疏表而定哮；白果、款花、桑皮，清金保肺之物也，可以安里而定喘；苏子能降气，半夏能散逆，黄芩能去热。

(2) 清代汪昂《医方集解》：此手太阴药也。表寒宜散，麻黄、杏仁、桑

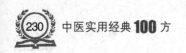

皮、甘草，辛甘发散，泻肺而解表；里虚宜敛，款冬温润，白果收涩，定喘而清金；苏子降肺气，黄芩清肺热，半夏燥湿痰，相助为理，以成散寒疏壅之功。

（3）清代王泰林《王旭高医书六种·退思集类方歌注》：此定喘之主方也。凡病哮喘，多由寒束于表，而气并于膈中，不得泄越，故膈间必有痰热胶固，斯气逆声粗而喘作矣。治之之法，表寒宜散，膈热宜清，气宜降，痰宜消，肺宜润，此方最为合度。白果收涩，二十一枚恐太多，宜减之。

（4）清代费伯雄《医方论》：治痰先理气，不为疏泄则胶固不通，此定喘用麻黄之意也。

（5）清代张秉成《成方便读》：夫肺为娇脏，畏热畏寒，其间毫发不容，其性亦以下行为顺，上行为逆。若为风寒外束，则肺气壅闭，失其下行之令，久则郁热内生，于是肺中津液，郁而为痰，哮嗽等疾所由来也。然寒不去则郁不开，郁不开则热不解，热不解则痰亦不遽除，哮咳等疾，何由而止？故必以麻黄、杏仁、生姜，开肺疏邪，半夏、白果、苏子，化痰降浊；黄芩、桑皮之苦寒，除郁热而降肺；款冬、甘草之甘润，养且燥而益金。数者相助为理，以成其功。宜乎喘哮痼疾，皆可愈也。

【方歌】定喘白果与麻黄，款冬半夏白皮桑，苏杏黄芩兼甘草，外寒痰热喘哮尝。

64. 旋覆代赭汤

【方源】《伤寒论》

【组成】旋覆花三两（9 g） 代赭石一两（3 g） 人参二两（6 g） 生姜五两（15 g） 甘草炙,三两（9 g） 半夏洗,半升（12 g） 大枣擘,十二枚

【用法】上七味，以水一斗，煮取六升，去滓。再煎取三升。温服一升，日三服。

【功用】降逆化痰，益气和胃。

【主治】胃虚痰阻气逆证。

【证候】胃脘痞闷或胀满，按之不痛，频频嗳气，或见纳差、呃逆、恶心，甚或呕吐，舌淡、苔白腻，脉缓或滑。

【病机】旋覆代赭汤证为伤寒误治，病机关键在于中阳虚寒，痰饮内聚，胃气上逆。此证之"噫气"为胃虚气逆，属于虚证，正如清代医家邵仙根在评吴坤安《伤寒指掌卷三·伤寒变症》中所谓："中阳虚弱，寒气入胃，寒挟胃气上逆，升而不降，气从喉出有声，为噫气也。"

【方解】本方证因胃气虚弱，痰浊内阻所致。治宜降逆化痰为主，兼以益气补虚。方中旋覆花下气消痰，降逆止嗳，是为君药。代赭石质重而沉降，善镇冲逆，但味苦气寒，故用量稍小为臣药；生姜用量独重，一为和胃降逆以增止呕之效，二为宣散水气以助祛痰之功，三可制约代赭石的寒凉之性，使其镇降气逆而不伐胃；半夏祛痰散结，降逆和胃，并为臣药。人参、炙甘草、大枣益脾胃，补气虚，扶助已伤之中气，为佐使之用。诸药配合，共成降逆化痰、益气和胃之剂。

【禁忌】用本方须具有痞硬噫气、舌苔厚腻的证候。

【案例】

（1）喻嘉言医案：治一人，膈气，粒米不进，始吐清水，次吐绿水，次吐黑水，次吐臭水，呼吸将绝。二昼夜，先服理中汤六剂，不令其绝，来早转方，一剂而安。《伤寒论》云：噫气不除者，旋覆代赭石汤主之。吾于此病，分别用之者，有二道：一者以黑水为胃底之水，此水且出，则胃中之津液，久已不存，不敢用半夏以燥其胃也。一者以将绝之气，止存一丝，以代赭石坠之，恐其立断，必先以理中分理阴阳，使气易于下降，然后以代赭石得以建奇奏绩，乃用旋覆花一味，煎汤调代赭石末二匙与之，才入口即觉其气转入丹田矣。困倦之极，服补药二十剂，将息二月而愈。

（2）丁学屏医案：陈某某，男，38岁，驾驶员。1978年8月23日初诊，立秋之后，因久晴无雨，秋阳以曝，仍然炎炎逼人。1978年8月20日执行运输任务，驾驶室中，亢热熏蒸，至目的地休息时，恣饮冰水五六杯，逾时之后，即呃逆连声，日夜不止，病已三天三夜，颇为其所苦，饮食二便，悉如往常。舌淡红、苔薄腻。作木横侮土，逼令胃气上逆例以治。用苦辛开泄以治。揉合左金、金铃子散、二陈、丁香柿蒂四方。小川连2.4 g、淡吴萸2.4 g、姜半夏9g、茯苓12g、苏梗6g、煅刀豆子18g、煨金铃9g、炒延胡3g、公丁香3g、柿蒂10枚、陈皮4.5g、沉香曲12g，二帖。1978年8月25日复诊，服药后呃逆如故，复予针刺内关穴，肌注立他林针剂，暂止，1小时后又作。细思病由暴饮冰水而起，脾胃阳气未免为水寒之邪冰伏，应与暑月食凉饮冷例用药，遂于苦辛通降法中，参一藿香一味，取其辛温散寒，芳香逐湿之用，茯苓重用18g，延胡索增至9g，一取导水渗湿，一取辛通胃阳。旋覆花9g、代赭石18g、半夏9g、茯苓18g、藿苏、香梗各9g、煅刀豆子18g、公丁香3g、煨金铃9g、柿蒂10枚、炒延胡9g、沉香粉1.8g，分吞服1剂，次晨呃止。

【方论】

(1) 金代成无己《注解伤寒论》：大邪虽解，以曾发汗吐下，胃气弱而未积虚气上逆，故心下痞硬，噫气不除，与旋覆代赭石汤降虚气而和胃。硬则气坚，咸味可以软之，旋覆之咸，以软痞硬。虚则气浮，重剂可以镇之，代赭石之重，以镇虚逆。辛者散也，生姜、半夏之辛，以散虚痞。甘者缓也，人参、甘草、大枣之甘，以补胃弱。

(2) 明代许宏《金镜内台方议》：汗吐下后，大邪虽解，胃气已弱而未和，虚气上逆，故心下痞硬，而噫气不除者。与旋覆花下气除痰为君；以代赭石为臣，而镇其虚气；以生姜、半夏之辛而散逆气，除痞散硬以为佐；人参、大枣、甘草之甘，而调缓其中，以补胃气而除噫也。

(3) 明代吴昆《医方考》：伤寒发汗，若吐若下解后，心下痞硬，噫气不除者，此方主之。汗、吐、下而解，则中气必虚，虚则浊气不降而上逆，故作痞硬；逆气上于心，心不受邪，故噫气不除，《内经·宣明五气篇》曰：五气所病，心为噫是也。旋覆之咸，能软痞硬而下气；代赭之重，能镇心君而止噫；姜、夏之辛，所以散逆；参、草、大枣之甘，所以补虚。或曰：汗、吐中虚，肺金失令，肝气乘脾而作上逆，逆气干心，心病为噫，此方用代赭石固所以镇心，而亦所以平肝也。亦是究理之论。

(4) 明代方有执《伤寒论条辨》：解，谓大邪已散也。心下痞硬，噫气不除者，正气未复，胃气尚弱，而伏饮为逆也。旋覆、半夏，蠲饮以消痞硬；人参、甘草，养正以益新虚；代赭以镇坠其噫气；姜、枣以调和其脾胃。然则七物者，养正散余邪之要用也。

(5) 清代罗美《古今名医方论》：仲景此方，治正虚不归元，而承领上下之对圣方也。盖发汗吐下解后，邪虽去，而胃气之亏损亦多；胃气既亏，三焦因之失职，阳无所归而不升，阴无所纳而不降，是以浊邪留滞，伏饮为逆，故心下痞硬，噫气不除。方中以人参、甘草养正补虚，姜、枣和脾养胃，所以安定中州者至矣。更以代赭石得土气之甘而沉者，使之敛浮镇逆，领人参以归气于下；旋覆之辛而润者，用之开肺涤饮，佐半夏以蠲痰饮于上。苟非二物承领上下，则何能使噫气不除者消，心下硬自除乎？观仲景治下焦水气上凌，振振欲擗地者，用真武汤镇之；利在下焦者，下元不守，用赤石脂禹余粮固之。此胃虚在中，气不得下，复用此法领之，而胸中转否为泰。其为归元固下之法，各极其妙如此。

(6) 清代汪琥《伤寒论辨证广注》：夫旋覆花味辛气温，乃散气开痞之药。痞气开散则心下之硬自消。前二条证，泻心汤内有芩、连，以泻心下之痞硬；此汤中药味与泻心汤药味相同，因无芩、连，故以旋覆为君也。伤寒解后，心下已无邪热，所以不用芩、连，又噫气不除，纯系虚气上逆。《尚论篇》云：胃气全不下行，有升无降。故用代赭领人参下行，以镇安其逆气，因名为旋覆代赭石汤也。

(7) 清代周扬俊《伤寒论三注》：旋覆花能消痰结软痞，治噫气；代赭石治反胃，除五脏血脉中热，健脾，乃痞而噫气者用之，谁曰不宜？于是佐以生姜之辛，可以开结也，半夏逐饮也，人参补正也，桂枝散邪也，甘草、大枣益胃也。余每借之以治反胃、噎食气逆不降者，靡不神效。

(8) 清代尤怡《伤寒贯珠集》：伤寒发汗，或吐或下，邪气则解。而心下痞硬，噫气不除者，胃气弱而未和，痰气动而上逆也。旋覆花咸温，行水下气；代赭石味苦质重，能坠痰降气；半夏、生姜辛温，人参、大枣、甘草甘温，合而用之，所以和胃气而止虚逆也。

(9) 清代王子接《绛雪园古方选注》：旋覆代赭石汤，镇阴宣阳方也，以之治噫。噫者，上焦病声也。脾失升度，肺失降度，阴盛走于胃，属于心而为声。故用旋覆咸降肺气，代赭重镇心包络之气，半夏以通胃气，生姜、大枣以宣脾气，而以人参、甘草奠安阳明，不容阴邪复遏，则阴宁于里，阳发于表，上中二焦皆得致和矣。

(10) 清代唐宗海《血证论》：此方治哕呃，人皆知之，而不知呃有数端，胃绝而呃不与焉。一火呃，宜用承气汤；一寒呃，宜理中汤加丁香、柿蒂；一瘀血滞呃，宜大柴胡加桃仁、丹皮。此方乃治痰饮作呃之剂，与诸呃有异，不得见呃即用此汤也。方取参、草、大枣以补中，而用生姜、旋覆以去痰饮，用半夏、赭石以镇逆气。中气旺则痰饮自消，痰饮清则气顺，气顺则呃止。治病者，贵求其本，斯方有效，不为古人所瞒。兼火者，可加麦冬、枯芩；兼寒者，可加丁香、柿蒂；痰多者，加茯苓。盖既得真面目，然后可议加减。

(11) 清代黄元御《伤寒悬解》：外证虽解而汗下伤中，土败胃逆，石亥胆经降路，胃口痞塞，肺气郁蒸而化痰饮，胃土壅遏而生哕噫。旋覆花代赭石汤，参、甘、大枣补其中脘；半夏、姜者，降其逆气；旋覆花行痰饮而开郁浊也。浊气上填，痞闷嗳气，以旋覆花、代赭石补虚降逆，噫气立除。若除后再用，则病下陷，不可常服也。

(12) 清代张秉成《成方便读》：夫伤寒既云解后，则无邪可知，但既经发汗吐下，则正虚亦可知。正虚无邪而心下痞硬者，其必因素有之痰涎，虚而不化，遏郁气道而不通，故时欲噫气以伸之。旋覆花能斡旋胸腹之气，软坚化痰，而以半夏之辛温散结者协助之。虚则气上逆，故以代赭之重以镇之。然治病必求其本，痞硬、噫气等疾，皆由正虚而来，故必以人参、甘草补脾而安正，然后痰可消，结可除；且旋覆、半夏之功，益彰其效耳。用姜、枣者，病因伤寒汗吐下后而得，则表气必伤，藉之以和营卫也。

(13) 左季云《伤寒论类方汇参》：此汤用人参、甘草养正补虚，姜、枣以和脾养胃，所以安定中州者至矣；更以旋覆花之力，旋转于上，传阴中阻隔之阳，升而上达；又用代赭石之重量，镇坠于下，使恋阳留滞之阴降而不远；然后参、甘、大枣可施其补虚之功，而生姜、半夏可施其开痰之效。

(14) 蔡陆仙《中国医药汇海·方剂部》：诸家注此方，虽各有见地，然总未能确切指出方中药味配合之功用，及除痞硬、噫气之实理也。盖此方之所以异乎泻心者，则以汗、吐、下后，已无作邪，只虚水虚火之气，逆阴于心下，而不能旋运上下。故心下仍痞硬，而噫气不除也。故不用芩、连以泻心，而用赭石清镇心热，即借旋覆咸寒，秉水阴之气，滴露而生之品，使水气复旋运于下以归根，仍用姜、半以散降水逆，甘草以和中土，则水降热除。升降之气既复，痞硬噫气自除，岂徒以镇逆软坚而已哉！

【方歌】旋覆代赭用人参，半夏姜甘大枣临，重以镇逆咸软痞，痞鞕噫气力能禁。

第十二章　理　血　方

65. 桃核承气汤

【方源】《伤寒论》

【组成】桃仁_{去皮尖,五十个}（8.5 g）　大黄_{四两}（12 g）　桂枝_{去皮,二两}（6 g）　甘草_{炙,二两}（6 g）　芒硝_{二两}（6 g）

【用法】上五味，以水七升，煮取二升半，去滓。内芒硝，更上火微沸，下火。先食，温服五合，日三服。当微利。

【功用】逐瘀泻热。

【主治】下焦蓄血证。

【证候】少腹急结，小便自利，神志如狂，甚则烦躁谵语，至夜发热；以及血瘀经闭，痛经，脉沉实而涩。

【病机】本方由调胃承气汤减芒硝之量，再加桃仁、桂枝而成。《伤寒论》原治邪在太阳不解，循经入腑化热，与血相搏结于下焦之蓄血证。瘀热互结于下焦，故少腹急结；热在血分而不在气分，膀胱气化未受影响，故小便自利；热在血分，故至夜发热；瘀热上扰心神，故心神不宁，甚则谵语，如狂。此时治当破血下瘀，并除血分之热。

【方解】方中桃仁与大黄并用为君，桃仁活血破瘀，大黄破瘀泻热，两者配伍，瘀热并治。桂枝通行血脉，助桃仁活血行瘀，配于寒凉破泄方中，亦可防止寒凉凝血之弊；芒硝泻热软坚，助大黄下瘀泄热，共为臣药。炙甘草护胃安中，缓诸药峻烈之性，以为佐使。五味配合，共奏破血下瘀之功，服后"微利"，使蓄血去，瘀热清，诸症自平。

【禁忌】本方适用于血瘀实证，体质虚弱者慎用；孕妇忌用。

【案例】

(1) 门纯德医案：李某某，男，26岁，工人。发病已半个月，身体壮实，呼吸气粗，面红口渴，语无伦次，哭笑无常。烦躁不安，狂跑登高，经常彻夜不眠，舌质红紫有瘀点、苔燥黄，脉洪大。先予滋阴潜阳、安神宁心之品未效。后以桃核承气汤（桃仁12g、川军24g、芒硝9g、桂枝6g、炙甘草6g），2剂水煎服。服药后大便略溏，奔走减少。可少卧片刻，躁动亦略平息。但仍有言语颠倒之时。上方川军减为9g、桂枝减为3g，又2剂，症状大减。继服《金匮要略》防己地黄汤3剂，滋阴抑阳、养血除热以善其后，症状消失而疾病痊愈，至今十余年未见再发。

(2) 秦增寿医案：张某某，男，26岁，乡村医生。因被人用砖砸伤头部及胸部，当即昏迷。遂送医院抢救3天后仍昏不知人，遂转中医诊治。观其昏迷不醒，呼之不应，察其瞳孔对光反射稍有迟钝。急用毫针刺人中、合谷（双），5分钟后，开始苏醒。问之，述其头痛、胸痛如针刺一样，诊其脉象，六脉弦滑。观其舌，紫黯浮肿有齿痕、苔白黏腻。证属瘀血阻滞，兼挟痰湿。治宜破血下瘀，化痰开窍。投桃核承气汤加麻黄、葛根、白芷、石菖蒲、远志、郁金、川芎、丹参、红花。服6剂后，诸症均有好转，患者已能坐起，但仍苦于头部及胸部疼痛，胀闷不适，气短不续。治守上方加栀子、白芥子。又服12剂，诸症大减。后经调治，渐复正常，能从事医疗和轻微劳动。

【方论】

(1) 明代许宏《金镜内台方议》：太阳者，膀胱也。本经邪热不解，随经入腑，结于膀胱，热不得散，故作蓄血之症，其人如狂。经曰：血在上喜忘，血在下如狂，是也。若其久症不解，或脉带浮，或恶寒，或身痛等症，尚未可攻，且与葛根汤以解其外。外已解，但小腹急结者，乃可攻之。以桃仁为君，能破血结，而缓其急；以桂枝为臣，辛热之气，而温散下焦蓄血；以调胃承气汤中品味为佐为使，以缓其下者也。此方乃调胃承气汤中加桃仁、桂枝二味，以散其结血也。

(2) 明代吴昆《医方考》：伤寒外证已解，小腹急，大便黑，小便利，其人如狂者，有蓄血也，此方主之。无头痛发热恶寒者，为外证已解；小腹急者，邪在下焦也；大便黑者，瘀血渍之也；小便利者，血病而气不病也。上焦主阳，下焦主阴，阳邪居上焦者，名曰重阳，重阳则狂。今瘀热客于下焦，下焦不行，则干上部清阳之分，而天君弗宁矣，故其证如狂。桃仁，润物也，能泽肠而滑血；大黄，行药也，能推陈而致新；芒硝，咸物也，能软坚而润燥；甘草，平剂也，能调胃而和中；桂枝，辛物也，能利血行滞。又曰：血寒则止，血热则行。桂枝之辛热，君以桃仁、硝、黄，则入血而助下行之性矣。斯其制方之意乎！

(3) 清代柯琴《伤寒来苏集·伤寒附翼》：若太阳病不解，热结膀胱，乃太阳随经之阳热瘀于里，致气留不行，是气先病也。气者血之用，气行则血濡，气结则血蓄，气壅不濡，是血亦病矣。小腹者，膀胱所居也，外邻冲脉，内邻于肝。阳气结而不化，则阴血蓄而不行，故少腹急结；气血交并，则魂魄不藏，故其人如狂。治病必求其本。气留不行，故君大黄之走而不守者以行其逆气，甘草之甘平者以调和其正气。血结而不行，故用芒硝之咸以软之，桂枝之辛以散之，桃仁之苦以泄气。气行血濡，则小腹自舒，神气自安矣。上又承气之变剂也。此方治女子月事不调，先期作痛与经闭不行者最佳。

(4) 清代钱潢《伤寒溯源集》：此方自成氏以来即改桂为桂枝，其何故也？揣其臆见，是必因热结膀胱，迫血妄行，畏桂之辛热而不敢用，故易之以桂枝耳。不知血既瘀蓄，而以大黄之苦寒、芒硝之咸寒下之，非以桂之辛热佐之，安能流通其凝结，融化其瘀滞乎？况硝、黄得桂，则无苦寒之虑；桂得硝、黄，亦地辛热之虞矣。

(5) 清代张锡驹《伤寒论直解》：桃为肺之果，其核在肝，为厥阴血分之药，故能破瘀；大黄推陈致新而下血，芒硝上清气分之热，以推血分之瘀，甘草所以调中；桂枝辛能走气，血气随气行也。

(6) 清代章楠《医门棒喝·伤寒论本旨》：此即调胃承气汤加桂枝、桃仁，引入血脉以破瘀结也。硝、黄、桃仁咸苦下降，佐桂枝、甘草辛温甘缓载之，使徐行入于血脉，导瘀热邪由肠腑而去，故桂枝非为解太阳之作邪也。所以《论》言，其外不解者，未可攻；外解已，乃可攻之，宜桃核承气。而不以桂枝名汤，见得太阳表邪已解，直从阳明主治，藉桂枝引入膀胱血脉以破瘀结也。良以大黄倍于桂枝，则桂枝不得不从大黄下行，而不能升散走表；大黄得桂枝之辛甘而不直下，庶使随入血脉以攻邪也。盖胃为脏腑之海，故各脏腑之邪皆能归胃，则各脏腑之病皆可从胃主治，但佐导引之药，如此方之用桂枝者，自可取效也。诸家多谓桂枝以解太阳作邪，恐非其义。若使桂枝走表，则调胃承气焉能入膀胱破瘀结，而仲景亦不言外已解乃可攻之也。

（7）清代费伯雄《医方论》：此方《准绳》以为当用桂，喻西江等以为当用枝。予则以为主治注中有"外症不解"一语，此四字最为着眼。有桃仁、大黄、芒硝、甘草以治里，必当用桂枝以解表。仲景立方，固无遗漏也。

（8）清代唐宗海《血证论》：桂枝禀肝经木火之气，肝气亢者，见之即炽；肝气结者，遇之即行。故血证有宜有忌。此方取其辛散，合硝、黄、桃仁，直入下焦，破利结血。瘀血去路不外二便，硝、黄引从大便出，而桂枝兼化小水，此又是一层意义。

（9）清代张锡纯《医学衷中参西录》：大黄味苦、气香、性凉，原能开气破血，为攻下之品，然无专入血分之药以引之，则其破血之力仍不专。方中用桃仁者，取其能引大黄之力专入血分以破血也。徐灵胎云：桃花得三月春和之气以生，而花色鲜明似血，故凡血郁、血结之疾，不能自调和畅达者，桃仁能入其中而和之散之。然其生血之功少而去瘀之功多者何也？盖桃核本非血类，故不能有所补益，若瘀血皆已败之血，非生气不能流通，桃之生气在于仁，而味苦又能开泄，故能逐旧而不伤新也。至方中又用桂枝者，亦因其善引诸药入血分，且能引诸药上行以清上焦血分之热，则神明自安，而如狂者可愈也。

（10）李飞《中医历代方论精选》：于桃仁、硝、黄破血泄热的同时，佐以少量辛散温通的桂枝，清热而无凝涩之弊，祛瘀亦无助热之虞，如此寒热相合，去性存用，而有相反相成之功。此外，桂枝辛温上行，若与活血祛瘀的桃仁，与泻热下行的硝、黄同用，不仅制其辛散之性，并随硝、黄泻下之势直入下焦，起到破血下瘀之作用。

【方歌】桃核承气五般施，甘草硝黄并桂枝，瘀热互结小腹胀，如狂蓄血功最奇。

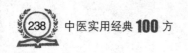

66. 血府逐瘀汤

【方源】《医林改错》

【组成】桃仁_四钱_（12 g） 红花_三钱_（9 g） 当归_三钱_（9 g） 生地黄_三钱_（9 g） 川芎_钱半_（5 g） 赤芍_二钱_（6 g） 牛膝_三钱_（9 g） 桔梗_钱半_（5 g） 柴胡_一钱_（3 g） 枳壳_二钱_（6 g） 甘草_一钱_（3 g）

【用法】水煎服。

【功用】活血化瘀，理气止痛。

【主治】胸中瘀血证。

【证候】胸痛，头痛，日久不愈，痛如针刺而有定处，或呃逆日久不止，或心胸烦热，或心悸失眠，急躁易怒，入暮潮热，唇暗或两目暗黑，舌黯红或有瘀斑，脉涩或弦紧。

【病机】瘀血内阻胸部，气机郁滞。本方是王清任用以治疗"胸中血府血瘀"所致诸症之名方。由于胸胁为肝经循行之地，胸头部损伤后，气滞血瘀，瘀血阻于胸中，气机郁滞，则胸胁刺痛，日久不愈，急躁易怒；瘀久化热，扰心乱神，则内热瞀闷，或入暮潮热，或心悸失眠，夜寐不安；瘀阻经脉，则头痛；瘀阻气郁，横犯胃府，胃失和降，则干呕呃逆，甚则水入即呛；至于唇、目、舌、脉所见，皆为瘀血明显之象。概括方证病机是瘀血阻于胸中，兼以气机郁滞，血瘀、气滞，经脉不通。治当活血化瘀为主，佐以行气消滞之法。

【方解】方中桃仁、红花、川芎活血祛瘀为主药；当归、赤芍养血活血，牛膝祛瘀通脉并引血下行，三药助主药以活血祛瘀为辅药；生地黄配当归养血和血，使祛瘀而不伤阴血，柴胡、枳壳、桔梗宽胸中之气滞，治疗气滞兼证，并使气行血亦行，共为方中佐药；甘草协调诸药为使。合而用之，使血行瘀化，诸症自愈。

【禁忌】孕妇忌服。

【案例】于志强医案：患者杨某，男，52岁。2013年3月19日初诊。主因顽固性失眠10余年就诊。患者严重失眠10余年，每晚服舒乐安定3片，睡眠3~4 h。间断服用中药，失眠改善亦不明显。证见：失眠多梦，胸闷憋气，善太息，心中懊恼，面色晦暗，舌暗有瘀点、苔薄黄，脉弦滑。中医诊断为不寐。脉证合参，证属肝郁血瘀夹火，魂神被扰不归。治以清肝解郁，活血安魂。予化瘀还魂煎加减。处方：柴胡10 g，当归10 g，川芎10 g，赤芍10 g，生地黄10 g，枳壳10 g，桔梗10 g，牛膝10 g，桃仁10 g，红花10 g，合欢皮15 g，栀子10 g，淡豆豉10 g，珍珠母（先煎）30 g，琥珀粉（冲）1.5 g。水煎服，每日1剂，分早晚两次服用。服上方7剂后复诊，睡眠情况有所改善，每晚能入寐5~6h，舌暗、瘀点消失，脉弦滑，前方再服7剂，患者失眠明显改善，余诸症减轻。又服用上方7剂，巩固治疗。

按：王清任曰："夜不能睡，用安神养血药治之不效，此方若神。"又曰："夜睡梦多，是瘀血，此方一两剂全愈，外无良方。"其理论依据源于《黄帝内经》"病久入深，荣卫之行涩，经络时疏""邪客于皮毛，入舍于孙络，留而不去，闭塞不通，不得入于经，流溢于大络而生奇病也"；清代叶天士秉承其旨，进一步提出"久病入络""久痛入络"理论，言"经主气、络主血""初为气结在经，久则血伤入络"。本方组方以血府逐瘀汤为基础，合用栀子豉汤，同时酌加合欢皮、珍珠母、琥珀等安神之品而成。方中以血府逐瘀汤行病久而入络之血瘀；栀子豉汤，《伤寒论》中论其可治身热不去、虚烦不得眠、心中懊憹等症，其中栀子味苦性寒，泄热除烦，降中有宣，香豉体轻气寒，升散调中，宣中有降，二药相合，共奏清热除烦之功；合欢皮疏肝解郁，养阴安神；珍珠母平肝潜阳，镇心安神；琥珀散瘀止血，镇惊安神。诸药合用，瘀血得除，火郁得清，神魂自安。

【方论】

(1) 岳美中《岳美中医话集》：方中以桃仁四物汤合四逆散，动药与静药配伍得好，再加牛膝往下一引，柴胡、桔梗往上一提，升降有常，血自下行，用于治疗胸膈间瘀血和妇女逆经证，多可数剂而愈。

(2) 裴正学《新编中医方剂学》：血瘀上焦，清阳不升则头痛胸闷；血瘀日久，瘀而化火则胸中烦热、心悸不眠、急躁易怒；瘀血外挤气门则呃逆，下压脾胃则干呕。斯证之本全在血瘀胸中，方以桃仁、红花活血化瘀以治其本而为主。赤芍、川芎与之相配，其功更著故为辅。生地、当归养血滋阴，使祛瘀而不伤正；柴胡、枳壳、桔梗疏畅胸中之气机，使气行则血行；牛膝活通血脉，使瘀血易除，诸药或扶正，或行气，或通脉，各当一面，意在瘀血之速行，正气之速复，皆为兼治。甘草调和诸药而为引和。

(3) 高体三《汤头歌诀新义》：本方主治胸部的瘀血证。胸部属肝而包括上焦，肝司营血，性喜畅达，功能疏泄。今血瘀胸中，肝失疏泄畅达，故症见头痛、胸痛、失眠，心慌、呃逆。治宜调肝逐瘀为法。故本方除桔梗引药上行，牛膝引邪下行，甘草和中调药外，其余药物均入肝经。如当归、生地、柴胡养血活血，清热疏肝，适用于血瘀热证；桃仁、赤芍、红花逐瘀活血；血不得气不活，气不得血不行，川芎为血分气药，枳壳擅长理气疏肝，二者合用，助本方理气活血，并有调理肝脾作用。诸药配伍，共成活血逐瘀，理气疏肝之剂。

【方歌】血府当归生地桃，红花甘草壳赤芍，柴胡芎桔牛膝等，血化下行不作劳。

67. 补阳还五汤

【方源】《医林改错》

【组成】黄芪_{生,四两}（120 g）　当归_{尾二钱}（6 g）　赤芍_{一钱半}（5 g）　地龙_{一钱}（3 g）　川芎_{一钱}（3 g）　红花_{一钱}（3 g）　桃仁_{一钱}（3 g）

【用法】水煎服。

【功用】补气活血通络。

【主治】中风之气虚血瘀证。

【证候】半身不遂，口眼㖞斜，语言謇涩，口角流涎，小便频数或遗尿失禁，舌暗淡、苔白，脉缓无力。

【病机】《医林改错》曰："夫元气藏于气管之内，分布周身，左右各得其半。人行坐动转，全仗元气。""若亏五成剩五成，每半身只剩二成半，此时虽未病半身不遂，已有气亏之症，因不疼不痒，人自不觉。若元气一亏，经络自然空虚，有空虚之隙，难免其气向一边归并，如右半身二成半，归并于左，则右半身无气；左半身二成半，归并于右，则左半身无气。无气则不能动，不能动，名曰半身不遂。"

【方解】方中重用生黄芪以补元气，气行则血行，为君药；当归活血补血，为臣药；再配以赤芍、川芎、红花、桃仁等活血祛瘀之品，使瘀祛而不伤正；地龙长于通行经络，诸药合用共奏补气活血通络之功，是治疗气虚血瘀所致偏瘫的常用方。

【禁忌】高血压患者可用，但正气未虚者慎用，阴虚阳亢，或阴虚血热，或风、火、痰、湿等余邪未尽者，均忌用。

【案例】龙帅江医案：石某，男，55岁。患者因脑血栓住院抢救治疗后，右侧肢体瘫痪不用。语言謇涩，胸闷不适，喉间痰声漉漉，伴关节肿痛，舌苔薄腻、边有紫斑，脉弦滑。此乃气虚不能运行血液，痰瘀阻于脉络，拟补阳还五汤合开窍化痰。黄芪60 g、当归5 g、赤芍10 g、红花5 g、桃仁6 g、川芎8 g、地龙10 g、牛膝10 g、川菖6 g、胆星10 g、丹参15 g。经上药加减进治30剂，下肢已恢复功能，能亲自步行至门诊治疗。上肢虽能活动，但持物仍欠自如，言语也已正常。

按：中风后遗，有虚有实，本例患者形体较胖，胸闷生痰，但因病情危重抢救，元气已损，因而辨证气虚痰瘀阻络成立，故在益气活血之中配以化痰开窍通络，改善局部循环，恢复血液流动及血管壁弹性，使偏废之肢体恢复较快。本方运用时应注意黄芪之用量大而当归轻。

【方论】

(1) 清代陆懋修《世补斋医书》：方以黄芪为君，当归为臣，若例以古法当归补血汤，黄芪五倍于当归，则二钱之归宜君以一两之芪，若四两之芪即当臣以八钱之归。今则芪且二十倍于归矣，大约欲以还五成之亏，有必需乎四两之多者。

(2) 清代张锡纯《医学衷中参西录》：至清中叶王勋臣出，对于此证专以气虚立论，谓人之元气，全体原十分，有时损去五分，所余五分，虽不能充体，犹可支持全身。而气虚者，经络必虚，有时气从经络虚处透过，并于一边，彼无气之边，即成偏枯。爰立补阳还五汤，方中重用黄芪四两，以峻补气分，此即东垣主气之说也。然王氏书中，未言脉象何如，若遇脉之虚而无力者，用其方原可见效。若其脉象实而有力，其人脑中多患充血，而复用黄芪之温而升补者，以助其血愈上行，必至凶危立见，此固不可不慎也。

(3) 岳美中《岳美中医话集》：补阳还五汤是王氏以补气活血立论治病的代表方剂，方中选药精，配伍当，动静得宜，主次分明。主药黄芪用以培补已损失之五成元气，药量达四至八两，助药归、芍、芎、桃、红、地龙辅黄芪流通血脉，化瘀行滞，每味仅在一至二钱之间，其总量为七钱半，是主药的五至十分之一。适用于中风右半身不遂，神志清醒，右脉大于左脉，重取无力，舌苔右半边尤白，舌质淡，动转困难，属于气虚不运者。此方对左手不用者疗效较差，黄芪用量不足一两无效，而且原方服后还能有发热反应，使用时应予注意。

(4) 高体三《汤头歌诀新义》：本方所治半身不遂证候，系由气虚血瘀所致。半身不遂亦称中风。肝主风又主藏血，喜畅达而行疏泄，邪之所凑，其气必虚，气为血之帅。本证中风半身不遂，一属中气不足则邪气中之，二属肝血瘀滞经络不畅，气虚血瘀发为半身不遂。治宜补气活血为法。气虚属脾，故方用黄芪120 g补中益气为主；血瘀属肝，除风先活血，故配伍当归尾、川芎、桃仁、赤芍、红花入肝，行瘀活血，疏肝祛风，加入地龙活血而通经络。共成补气活血通络之剂。

【方歌】补阳还五赤芍芎，归尾通经佐地龙，四两黄芪为主药，血中瘀滞用桃红。

68. 温经汤

【方源】《金匮要略》

【组成】吴茱萸三两（9 g） 当归二两（6 g） 川芎二两（6 g） 芍药二两（6 g） 人参二两（6 g） 桂枝二两（6 g） 阿胶二两（6 g） 生姜二两（6 g） 牡丹皮去心,二两（6 g） 甘草二两（6 g） 半夏半升（12 g） 麦门冬去心,一升（24 g）

【用法】上十二味，以水一斗，煮取三升，分温三服。

【功用】温经散寒，养血祛瘀。

【主治】冲任虚寒，瘀血阻滞。

【证候】漏下不止，血色暗而有块，淋漓不畅，或月经超前或延后，或逾期不止，或1个月再行，或经停不至，而见少腹里急，腹满，傍晚发热，手心烦热，唇口干燥，舌质暗红，脉细而涩。亦治妇人宫冷，久不受孕。

【病机】寒在外，热在内，寒未经络，热郁血分，正虚血瘀，互为因果。

【方解】本方是温经散寒，调经止痛之祖方。因寒者热之，故用吴茱萸温经散寒，调气畅肝为主。另外，妇女之疾，应调血为先，当归、川芎行血祛瘀，温以养阳；丹皮、芍药凉血祛瘀清以济阴，是为辅助药。虚者补之，故用人参、阿胶大补气血；麦冬、半夏和胃降逆，可为兼制药。桂枝辅助吴茱萸温经散寒，生姜助半夏和胃降逆，炙甘草配合人参补中益气，伍芍药缓急止痛，是为引和药。

【禁忌】若腹满有块，为实证瘀血患者，不宜服用本方。

【案例】崔轶凡医案：张某，女，20岁。2004年11月5日初诊。自述：月经周期规律，但自12岁月经初潮后即在经前2~3 d出现小腹冷痛，疼痛持续至月经来潮后，以第1、2日最为剧烈，喜温、拒按、疼痛位置固定，疼痛时伴有恶心呕吐、面色苍白，有瘀血块，瘀血下则疼痛稍减，平时怕冷，四肢不温。舌质紫黯，舌边有瘀斑，脉沉紧。证属寒凝血瘀，治以温经散寒、化瘀止痛，方用温经汤加减。处方：党参9 g、当归9 g、川芎6 g、赤芍6 g、吴茱萸6 g、牡丹皮6 g、桂枝6 g、延胡索4 g、炮姜6 g、半夏6 g、艾叶6 g、小茴香6 g、草豆蔻6 g、甘草6 g。水煎服，每日1剂，每剂药煎2次，将2次药液混合，早饭前、晚饭后0.5 h温服。从经前1周开始服药，至月经第3日为1个疗程（约10天）。1个疗程后，患者复诊，诉月经来潮时疼痛有所减轻，未出现恶心呕吐，嘱其原方继服2个疗程。3个疗程后，患者诉：经期第1、2日仍有轻微小腹不适感，其他兼症基本消失，自觉四肢较前温暖，守原方继服3个疗程。6个疗程后，患者小腹疼痛及兼证完全消失。为巩固疗效，继续于月经前10天早饭前口服乌鸡白凤丸1丸，晚上临睡前口服金匮肾气丸1丸，至月经来潮停用，连用2个月经周期。后随访1年未复发。

按：本病中医辨证属寒凝血瘀型痛经，病因常见经期误食冰冷瓜果，或感受风寒，以致血遇寒而凝，结而为瘀，阻于冲任，经水被瘀血所阻不得畅通，不通则痛。方中吴茱萸、桂枝温经散寒、通利血脉；当归、川芎、赤芍活血祛瘀、养血调经；牡丹皮祛瘀通经，并退虚热；党参、甘草益气健脾，以滋生血之源，并达统血之用；艾叶、小茴香、草豆蔻增强温肾暖宫、散寒止痛之效；延胡索化瘀止痛；炮姜温经止痛；甘草调和诸药。诸药经辨证合理应用，温经通脉、养血祛瘀，使瘀血去、新血生、虚热消而痛经自愈。

【方论】

(1) 明代赵以德《金匮玉函经二注》：盖小产是胞脉已虚，不能生新推陈，致血瘀积在下。而生发之气起于下焦，固藏之政亦司下焦，下焦瘀积在下，而既结于阴，则上焦之阳不入矣，遂成少腹里急、腹满。四脏失政，则五液时下。其阳至暮当行于阴而不得入，独浮于上，为发热，为掌上热，为唇口干燥，故必开痹破阴结。引阳行下，皆吴茱萸主之。益新推陈，又芎、归为臣，丹皮佐之。然推陈药固多，独用丹皮者，易老谓其能治神志不足，血积胞中。心肾不交，非直达其处者不能通其神志之气，用半夏以解寒热之结，阿胶、人参补气血之不足，麦冬助丹皮引心气入阴，又治客热唇口干燥，桂枝、生姜发达生化之气，甘草益元气，和诸药。妇人小腹寒不受胎者，崩中去血，皆因虚寒结阴而阳不得入耳，尽可治之。

（2）明代徐彬《金匮要略论注》：药用温经汤者，其证因半产之虚而积冷气结，血乃瘀而不去。故以归、芍、芎调血，吴茱、桂枝以温其血分之气，而行其瘀。肺为气主，麦冬、阿胶以补其本；土以统血，参、甘以补其虚，丹皮以去标热。然下利已久，脾气有伤，故以姜、半正脾气。名曰温经汤，治其本也。唯温经，故凡血分虚寒而不调者，皆主之。

（3）清代张璐《张氏医通》：此方本胶艾汤而立，以虚火上炎，唇口干燥，故用麦冬；湿浊下渗，不时滞下，故用半夏。若无二证，不必拘执成方也。

（4）清代魏念庭《金匮要略方论本义》：盖带下之故，成于瘀血，而瘀之故，由于曾经半产，胎未满足，有伤而堕。其人阳盛则易致于崩漏，阴盛则易成乎邪。瘀血在少腹，久留不去，迨年齿已衰，积瘀成热，伤阴分，发邪火，与经血方行之少妇经闭作热，理无二也。其外证必见唇口干燥，唇口为津液征验，津液之亏，干燥必甚，不治将与脉数无疮、肌若鱼鳞，渐成危迫之证无异也。知之早，斯可以预图之。主以温经汤开散瘀血为主治。而瘀血之成，成于阴盛，故用吴茱萸之辛温，以引芎、芍药、丹皮、阿胶入阴血之分，补之正所以泄之也；加人参、桂枝、生姜、甘草、半夏群队阳性之药，以开阴生阳，温之即所以行之也；再加麦冬以生津治标。洵阴阳本末兼理之法也。方后云，妇人少腹寒，久不受胎，兼崩中去血，或月水之来过期，及至期不来，俱主之。可见经水之来去失度，悉关血分之寒热。而血分之寒热，实由气分之虚实。方中以补气为调血，以温经为行瘀，较之时下滋阴养血之四物汤、破瘀行气之香附丸，义理纯驳粲然矣。竟有不知瘀血阴寒而妄施攻下者，则又下工之下者也。

(5) 清代尤怡《金匮要略心典》：吴茱萸、桂枝、丹皮入血散寒而行其瘀；芎、归、芍、药、麦冬、阿胶以生新血；人参、甘草、姜、夏以正脾气。盖瘀久者荣必衰，下多者脾必伤也。

(6) 清代陈元犀《金匮方歌括》：方中当归、芎、芍药、阿胶肝药也，丹皮、桂枝心药也，吴茱萸肝药亦胃药也，半夏胃药亦冲药也，麦门冬、甘草胃药也，人参补五脏，生姜利诸气也。病在经血，以血生于心，藏于肝也。冲为血海也，胃属阳明，厥阴冲脉丽之也。然细绎方义，以阳明为主，用吴茱萸驱阳明中土之寒，即以麦门冬滋阳明中土之燥，一寒一热，不使偶偏，所以谓之温也。用半夏、生姜者，以姜能去秽而胃气安，夏能降逆而胃气顺也。其余皆相辅相成温之之用，绝无逐瘀之品，故过期不来者能通之，月来过多者能止之，少腹寒而不受胎者并能治之，统治带下三十六病，其神妙不可言矣。

(7) 李畴人《医方概要》：此方为调经之祖方。以麦冬滋胃液，人参补胃气，生姜行胃气，半夏和胃气。胃气既顺，则水谷之精微易于消化，阳生阴长，而血液可充。更以阿胶补血之不足，芍药、甘草酸甘相合以助之，当归、川芎以行血之停滞，丹皮以泻血之伏火，桂枝以和营卫，吴萸以和肝胃。全方之意注重阳明，一寒一热，一滋一燥，不使偶偏，故能统治带下三十六病，经少能通，经多能止，子宫虚寒者能孕。后世调经种子诸方，皆莫能脱此范围也。

(8) 蒲辅周《蒲辅周医疗经验》：此方乃温经和血，益气生津之法。重点在厥阴、阳明。改汤为丸，对于妇科月经不调、痛经、少腹冷，余用之多年，颇有效。亦治妇人少腹寒久不孕。

【方歌】温经汤用桂萸芎，归芍丹皮姜夏冬，参草益脾胶养血，调经重在暖胞宫。

69. 十灰散

【方源】《十药神书》

【组成】大蓟　小蓟　荷叶　侧柏叶　茅根　茜草根　山栀子　大黄　牡丹皮　棕榈皮各等分（各9 g）

【用法】上药各烧灰存性，研极细末，用纸包，碗盖于地上一夕，出火毒。用时先将白藕节捣汁或萝卜汁磨京墨半碗，调服五钱（15 g），食后服下。

【功用】凉血止血。

【主治】血热妄行之上部出血证。

【证候】呕血、吐血、咯血、咳血、衄血等，血色鲜红，心烦急躁，口渴，舌红，脉数。

【病机】火热炽盛，气火上冲，损伤血络，离经妄行。

【方解】本方功能凉血止血，主治火热炽盛，灼伤血络，迫血妄行的各种出血证。尤宜于气火上冲，迫血妄行之吐血、咯血、嗽血、衄血诸上部出血证。方用大蓟、小蓟、荷叶、茜草、侧柏叶、白茅根等大队凉血止血药为主，配以棕榈皮收涩止血。因本证属气盛火旺，血热妄行所致，故在凉血止血的同时，又用栀子清热泻火，大黄导热下行，折其上逆之势，使气火降而血止，寓釜底抽薪之意，并用丹皮配大黄以凉血祛瘀，使凉血止血而不留瘀。诸药烧炭存性，可加强收涩止血作用；以藕汁或萝卜汁磨京墨调服，意在增强清热凉血止血之功。综观全方，凉血与清降并用，收涩与化瘀兼顾，为一首急救止血方剂。

【禁忌】若出血属于虚寒者忌用。

【案例】周天寒医案：李某，女，50岁。既往常自汗出，易感冒。来诊前2天阴道突然大量出血，去医院诊断为功能性子宫出血，经注射、服用止血药未见好转，来诊时见：阴道出血量多，色淡红，质清稀，语声低沉，呼吸均匀，并伴有气短懒言，身倦乏力，四肢欠温，食欲减退。观其人面色苍白，精神不佳，诊其脉沉细而弱。此乃肺脾气虚，肾气不固。急则治其标，首以十灰丸1瓶先救其急，继以固冲汤：黄芪30 g、白术15 g、煅龙骨24 g、煅牡蛎24 g、酸枣仁12 g、白芍12 g、乌贼骨12 g、茜草根12 g、棕榈炭9 g、五倍子6 g，加血余炭3 g冲服。2剂后出血大减，再进2剂，出血停止。后用举元煎加味：党参18 g、黄芪30 g、炒白术12 g、炙甘草9 g、升麻10 g、阿胶12 g（烊化）、熟地15 g，调理善后。

按：该病属于中医的"崩漏"，临床较为常见，但治疗起来比较棘手。究其原因，主要由于肺、脾、肾气虚衰，冲任不固所致。本案紧扣其病机，用固冲汤加减治疗效果满意，患者出血量多，病情急迫，宗缪仲淳治出血三原则

（塞流、澄源、复旧），急则治其标，先予十灰散吞服，继用固冲汤益气止血澄源，终用举元煎加味复旧善后，效果明显。

【方论】

（1）清代魏之琇《续名医类案》：治吐血者，首推葛氏，而先以此方止血，明明劫剂，毫无顾忌，细玩始知先行意之到、理之深也。人生于阳，根于阴，阴气亏则阳自胜，上气为之喘促，咳吐痰沫，发热面红，无不相因而生，故留得一分自家之血，即减得一分上升之火，易为收拾。何今日之医，动以引火归经为谈，不可概用止血之味，甚至有以吐之为美，壅反为害之说。遂令迁延时日，阴虚阳旺，煎熬不止，至于不救，果谁灾害咎乎？引经而缓时日，冀复无神。有形之血，岂能使之即生；而无偶之阳，何法使之即降？此先生所以急于止血之大旨也。

（2）清代陈念祖《十药神书注解》：前散自注云烧灰存性，今药肆中止积压烧灰则色变为黑，而不知存性二字大有深义。盖各药有各药之性，若烧之太过则成死灰，无用之物矣。惟烧之初燃，即速放于地上，以碗复之，令灭其火。俾各药一经火炼，色虽变易，而本来之真性俱存，所以用之有效。人以为放地出火气，犹其浅焉者也。然余治症四十余年，习见时医喜用此药，效者固多，而未效者亦复不少。推原其故，盖因制不如法，亦因轻药不能当此重任，必须深一步论治，审其脉洪面赤，伤于酗醉、怒恼者，为火载血而上行症，余制有惜红丸，日夜三四服，但须以麻沸汤泡服，不可煮服为嘱，审其素能保养，脉沉而细，而色淡白，血来时外有寒冷之状者，为阳虚阴必走症，余制有惜红散，加鲜竹茹日夜服三剂，其药之配合，散见于拙刻各种中，兹因集隘，不能备登。

（3）蔡陆仙《中国医药汇海·方剂部》：诸药烧黑，皆能止血，故以十灰名其方。然止涩之品，仅棕榈一味，余皆清血之热，行血之滞，破血之瘀者，合以为剂，虽主止血，而无兜涩留瘀之弊。雄每用之，并无后患，何可视为劫剂乎？

（4）清代唐宗海《血证论》：黑为水之色，红见黑即止，水胜火之义也。故烧灰取黑，得力全在山栀之清，大黄之降，火清气降，而血自宁。余药皆行血之品，只借以向导耳。吹鼻止衄，刃伤止血，皆可用之。

（5）清代张秉成《成方便读》：治一切吐血、咯血不止，先用此遏之。夫吐血、咯血，固有阳虚、阴虚之分，虚火、实火之别，学者固当预为体察。而适遇卒然暴起之证，又不得不用急则治标之法，以遏其势。然血之所以暴涌者，姑无论其属虚属实，莫不皆由气火上升所致。丹溪所谓气有余即是火。即不足之证，亦成上实下虚之势。火者，南方之色，凡火之胜者，必以水济之，水之色黑，故此方汇集诸凉血、涩血、散血、行血之品，各烧灰存性，使之凉者凉，涩者涩，散者散，行者行，各由本质而化为北方之色，即寓以水胜火之意。用童便调服者，取其咸寒下行，降火甚速，血之上逆者，以下行为顺耳。

（6）冉小峰《历代名医良方注释》：查此方为诸般血证止血之正方，大意以凝固血液，收缩血管为主。大蓟、小蓟，大清其热；荷叶、柏叶，清散其气；茅根、茜根，防制其瘀，且栀子、大黄，凉折以安之；棕榈收涩以固之。而十药烧灰，虽存性已大减，惟取收敛、吸摄、填固，急则治标，以为先止其呕、其吐、其咯、其嗽之扼要张本，收束危迫阶段，再商第二步疗法。

【方歌】十灰散用十般灰，柏茅茜荷丹棕煨，二蓟栀黄各炒黑，上部出血势能摧。

70. 小蓟饮子

【方源】《济生方》

【组成】生地黄　小蓟　滑石　木通　蒲黄　藕节　淡竹叶　当归　山栀子　炙甘草各等分（各9 g）

【用法】㕮咀，每服四钱（12 g），水一盏半，煎至八分，去滓温服，空心食前服。

【功用】凉血止血，利水通淋。

【主治】热结下焦之血淋、尿血。

【证候】尿中带血，小便频数，赤涩热痛，舌红，脉数。

【病机】下焦瘀热，损伤膀胱血络，气化失司。热聚膀胱，损伤血络，血随尿出，故尿中带血，其痛者为血淋，若不痛者为尿血；由于瘀热蕴结下焦，膀胱气化失司，故见小便频数、赤涩热痛；舌红脉数，亦为热结之征。

【方解】方中小蓟、生地黄凉血止血、清下焦热为主药；蒲黄、藕节止血消瘀为辅药；因病势下迫，宜因势利导，故佐以滑石、木通、淡竹叶、栀子清下焦热结，利下通淋，当归活血和营，共为佐药；甘草缓急止痛，调和诸药为使。合而用之，共奏凉血止血、利尿通淋之功。

【禁忌】本药多属寒凉通利之品，不宜久服。孕妇忌用。

【案例】李杰医案：张某，男，34 岁。1986 年 6 月 4 日初诊。右侧腰腹痛已半年，经外院诊断为右侧输尿管中段结石（0.8 cm×1.0 cm）。今晨腰痛加剧，尿血不畅。舌质紫，脉沉数，右下腹深压痛，尿检红细胞（＋＋＋）。症系结石日久，气机失畅，络脉瘀阻。治当行气活血，化瘀通石，方拟小蓟饮子合沉香散加减。处方：滑石 15 g、五灵脂 10 g、川芎 15 g、赤芍 30 g、甘草 5 g、金钱草 30 g、冬葵子 30 g、沉香 4 g、醋柴胡 10 g、炮山甲 10 g。服用 5 剂后尿血止，原方继用 10 剂后，突然小腹胀痛，小溲涩痛，猛力溲出砂粒数枚，腹痛乃止，摄片复查结石阴影消失。

按：本例尿石病诊断明确，因结石较大下移困难，易损脉络，故突发腰痛、尿血，显为结石下排受阻。故主用沉香散行气化瘀，以利通淋排石，佐小蓟饮子止血，以顾其血尿之情。标本兼顾，一举奏效。

【方论】

（1）明代吴昆《医方考》：下焦结热血淋者，此方主之，下焦之病，责于湿热。法曰：病在下者，引而竭之。故用生地、栀子凉而导之，以竭其热；用滑石、通草、竹叶淡而渗之，以竭其湿；用小蓟、藕节、蒲黄消而逐之，以去其瘀血；当归养血于阴，甘草调气于阳。古人治下焦瘀热之病，必用渗药开其溺窍者，围师必缺之义也。

（2）清代汪昂《医方集解》：此手、足太阳药也。小蓟、藕节退热散瘀，生地凉血，蒲黄止血，木通降心肺之火，下达小肠，栀子散三焦郁火，由小便出，竹叶凉心而清肺，滑石泻热而滑窍，当归养阴，能引血归经，甘草益阳，能调中和气也。

（3）清代汪绂《医林纂要探源》：小蓟甘寒，坚肾水，泻心火，去血热；……蒲黄清血热，炒黑以止妄行之血；藕味甘咸微涩，散瘀血，退血热，其节亦能止血；滑石滑关窍，行水道，泻三焦之火；栀子去心及三竹叶行相火之郁，而散之于膻中；甘草和中，亦能泻火；当归滋便矣；生地黄以滋肾水，安相火，且上升以济心火，退血热。火上行者，而或热结下焦，热在血分，阴不足也。邪凑所虚，肾阴不足，热随水道下行，而侮所不胜，相火合焉，二腑皆热，火沸热，止其妄行，而君以生地，佐以当归，水壮而血有所滋，热清而下焦不结矣。

（4）清代张秉成《成方便读》：夫淋之为病，或膏、或砂、或石、或气、或劳，种种不同，血者亦其一也，必小便闭涩，淋漓而下，治此者固当分加紧。然治病必求其本，疏流必清其源，若不清其源，而徒治其流，无益也。大抵血淋一证，无不皆自心与小肠积热而来。心为生血之脏，小肠为传导之腑，或心移热于小肠，小肠移热于膀胱，有不搏血下渗而为淋者乎？山栀、木通、竹叶，清心火下达小肠，所谓清其源也；滑石利窍，分消湿热从膀胱而出，所谓疏其流也；但所瘀之血，决不能复返本原，瘀不去则病终不能瘳，故以小蓟、藕节退热散瘀，然恐瘀去则新血益伤，故以炒黑蒲黄止之，生地养之，当归能使瘀者去而新者生，引诸血各归其所当归之经；用甘草者，甘以缓其急，且以泻其火也。

（5）朱良春《汤头歌诀详解》：本方是由导赤散（生地、木通、甘草、淡竹叶）加味组成。导赤散原能凉血清心，泻下焦小肠之火，具有利尿通淋的作用。现加小蓟、藕节、蒲黄、当归，功在凉血散瘀，和血养阴止血，是专为尿血而设；加滑石是增强泻热、利尿的作用；加山栀是增强清热泻火的功能。热退血止，淋通尿畅，则自然痛止病除。

（6）李飞《中医历代方论精选》：小蓟性凉滋润，善入血分，清下焦血分之结热，并能散瘀，使血热得清，则血不妄行，且可防血止留瘀之弊，故小蓟当为方中君药。

【方歌】小蓟饮子藕蒲黄，木通滑石生地襄，归草黑栀淡竹叶，血淋热结服之良。

71. 黄土汤

【方源】《金匮要略》

【组成】甘草_{三两}（9 g） 干地黄_{三两}（9 g） 白术_{三两}（9 g） 附子_{炮,三两}（9 g） 阿胶_{三两}（9 g） 黄芩_{三两}（9 g） 灶心黄土_{半斤}（24 g）

【用法】上七味，以水八升，煮取三升。分温二服。

【功用】温阳健脾，养血止血。

【主治】脾阳不足，脾不统血证。

【证候】大便下血，先便后血，以及吐血、衄血、妇人崩漏，血色暗淡，四肢不温，面色萎黄，舌淡苔白，脉沉细无力。

【病机】脾胃虚寒。

【方解】方中灶心黄土温中止血为君；白术、附子温脾阳而补中气，助君药以复统摄之权为臣；出血量多，阴血亏耗，而辛温之术、附又易耗血动血，故用生地、阿胶滋阴养血，黄芩清热止血为佐；甘草调药和中为使。诸药配合，寒热并用，标本兼治，刚柔相济，温阳而不伤阴，滋阴而不碍阳。

【禁忌】因实热出血者，不可服用；有外邪者，不宜使用。

【案例】舒士建医案：陈某，女，46岁。肝硬化史十余年。数日前开始上腹部隐痛，未介意，昨猝然呕血，量多，面色苍白，四肢厥冷，经输血及服止血之剂，出血基本控制，但时少量呕血，大便潜血试验强阳性，舌胖淡，面色萎黄，脉细迟。即以黄土汤加侧柏炭15 g、炮姜炭5 g、三七粉（吞）3 g。5剂后呕血已瘥，精神好转。后以柔肝活血，软坚消癥方药治疗两月余。

【方论】

（1）明代赵以德《金匮玉函经二注》：治远血者，黄土汤主之。然则血聚于胃者，何也？盖血从中焦所化，上行于荣，以配于卫，荣卫之流连变化，实胃土所资也。胃与脾为表里，胃与脾为表里，胃虚不能行气于三阳，脾虚不能行津于三阴，气日以衰，脉道不利，或痹而不通于血中，积随其逆而出，或呕或吐，或衄或泄也。若欲崇土以求类，莫如黄土。黄者，土之正色，更以火烧之，火乃土之母，其得母燥而不湿，血就温化，则所积者消，所溢者止。阿胶益血，以牛是土畜，亦是取物类。地黄补血，取其象类。甘草、白术养血补胃和平，取其味类。甘草缓附子之热，使不僭上。是方之药，不惟治远血而已，亦可治久吐血、胃虚脉迟细者，增减用之。盖胃之阳不化者，非附子之善走，不能通诸经脉散血积也；脾之阴不理者，非黄芩之苦，不能坚其阴，以固其血之走也。黄芩又制黄土、附子之热，不令其过，故以二药为使。

(2) 明代徐彬《金匮要略论注》：下血较吐血势顺而不逆，此病不在气也，当从腹中求责。故以先便后血，知未便时血分不动，直至便后努责，然后下血。是内寒不能温脾，脾元不足，不能统血。脾居中土，自下焦而言之，则为远矣。故以附子温肾之阳，又恐过燥，阿胶、地黄壮阴为佐；白术健脾之气，脾又喜凉，故以黄芩、甘草清热；而以经火之黄土与脾为类者，引之入脾，使暖气于脾中，如冬时地中之阳气而为发生之本，真神方也。脾肾为先、后天之本，调则荣卫相得，血无妄出，故又主吐、衄。愚谓吐血自利者，尤宜之。

(3) 清代张璐《张氏医通》：经言大肠、小肠皆属于胃，又云阴络伤则血内溢。今因胃中寒邪，并伤阴络，致清阳失守，迫血下溢二肠，遂成本寒标热之患。因取白术附子汤之温胃助阳，祛散阴络之寒，其间但去姜、枣之辛散，而加阿胶、地黄以固护阴血，其妙尤在黄芩佐地黄分解血室之标热，灶土领附子直温中土之本寒，使无格拒之虞。然必血色瘀晦不鲜者为宜，若紫赤浓厚光泽者，用之必殆，斯皆审证不明之误，岂立方之故欤？

(4) 清代尤怡《金匮要略心典》：下血先便后血者，由脾虚气寒失其统御之权，而血为之不守也。脾去肛门远，故曰远血。黄土温燥入脾，合白术、附子以复健行之气，阿胶、生地黄、甘草以益脱竭之血，而又虑辛温之品转为血病之厉，故又以黄芩之苦寒，防其太过，所谓有制之师也。

(5) 清代王子接《绛雪园古方选注》：先便后血，此远血也，黄土汤主之。明旨肝经别络之血，因脾虚阳陷生湿，血亦就湿而下行。主之以灶心黄土，温燥而去寒湿。佐以生地、阿胶、黄芩入肝以治血热；白术、附子、甘草扶阳补脾以治本虚。近血内瘀，专力清利；远血因虚，故兼温补。治出天渊，须明辨之。

（6）清代吴瑭《温病条辨》：此方则以刚药健脾而渗湿，柔药保肝肾之阴，而补丧失之血，刚柔相济，又立一法，以开学者门径。后世黑地黄丸法，盖仿诸此。

（7）清代唐宗海《血证论》：血者，脾之所统也。先便后血，乃脾气不摄，故便行气下泄，而血因随之以下。方用灶土、草、术健补脾土，以为摄血之本；气陷则阳陷，故用附子以振其阳；血伤则阴虚火动，故用黄芩以清火；而阿胶、熟地，又滋其既虚之血。合计此方，乃滋补气血，而兼用温清之品以和之，为下血、崩中之总方。古皆用为圣方，不敢加减，吾谓圣师立法，指示法门，实则变化随宜。故此方热症可去附子，再加清药；寒症可去黄芩，再加温药。

（8）清代张秉成《成方便读》：凡人身之血，皆赖脾脏以为主持，方能统御一身，周行百脉。若脾土一虚，即失其统御之权，于是得热则妄行，得寒则凝涩，皆可离经而下，血为之不守也。此方因脾脏虚寒，不能统血，其色或淡白或瘀晦，随便而下。故以黄土温燥入脾，合白术、附子，以复健行之气；阿胶、地黄、甘草，以益脱竭之血；而又虑辛温之品，转为血病之灾，故又以黄芩之苦寒防其太过，所谓王者之师，贵有节制也。

（9）吴考槃《金匮要略五十家注》：黄土名汤，明示此证系中宫不守，血无所摄而下也。佐以附子者，以阳气下陷非此不能举之。使黄芩者，以血虚则生火，故用黄芩以清之。仲景此方原为温暖中宫，所用黄芩乃以济附子之性，使不燥烈，免伤阴血也。后人以附子过燥，改用干姜以代，其义亦通。

【方歌】黄土汤用芩地黄，术附阿胶甘草尝；温阳健脾能摄血，便血崩漏服之康。

第十三章 治风剂

72. 川芎茶调散

【方源】《太平惠民和剂局方》

【组成】川芎　荆芥_{去梗,各四两}（各 120 g）　白芷　羌活　甘草_{燶,各二两}（各 60 g）　细辛_{一两}（30 g）　防风_{去芦,一两半}（45 g）　薄荷_{八两}（240 g）

【用法】上为细末，每服二钱（6 g），食后用茶清调。

【功用】疏风止痛。

【主治】外感风邪头痛。

【证候】偏正头痛，或颠顶作痛，目眩鼻塞，或恶风发热，舌苔薄白，脉浮。

【病机】本方所治之头痛，为外感风邪所致。风为阳邪，头为诸阳之会，清空之府。风邪外袭，循经上犯头目，阻遏清阳之气，故头痛、目眩；鼻为肺窍，风邪侵袭，肺气不利，故鼻塞；风邪犯表，则见恶风发热、舌苔薄白、脉浮等表证；若风邪稽留不去，头痛日久不愈，风邪入络，其痛或偏或正，时发时止，休作无时，即为头风。外风宜散，故当疏散风邪以止头痛。

【方解】方中川芎辛温香窜，为血中气药，上行头目，为治诸经头痛之要药，善于祛风活血而止头痛，长于治少阳、厥阴经头痛（头顶或两侧头痛），故为方中君药。薄荷、荆芥辛散上行，以助君药疏风止痛之功，并能清利头目，共为臣药。其中薄荷用量独重，以其之凉，可制诸风药之温燥，又能兼顾风为阳邪，易于化热化燥之特点。羌活、白芷疏风止痛，其中羌活长于治太阳经头痛（后脑连项痛），白芷长于治阳明经头痛（前额及眉棱骨痛），李东垣谓"头痛须用川芎。如不愈，各加引经药，太阳羌活，阳明白芷"；细辛祛风止痛，善治少阴经头痛（脑痛连齿），并能宣通鼻窍；防风辛散上部风邪。上述诸药，协助君、臣药以增强疏风止痛之功，共为方中佐药。甘草益气和中，调和诸药为使。服时以茶清调下，取其苦凉轻清，清上降下，既可清利头目，又能制诸风药之过于温燥与升散，使升中有降，亦为佐药之用。综合本方，集众多辛散疏风药于一方，升散中寓有清降，具有疏风止痛而不温燥的特点，共奏疏风止痛之功。

【禁忌】久痛气虚、血虚，或因肝肾不足，阳气亢盛之头痛者不宜应用。

【案例】李继昌医案：某男，35 岁。1946 年初秋来寓就诊。自诉 3 个月前患风寒感冒后即感头痛，忽左忽右，经常发作，迄今未止。前医曾作火炎于上而投过清凉之剂，疼痛反增，不分昼夜，时重时轻，坐卧不宁。病急则杂药乱投，总难奏效。切其脉，左右俱浮，两寸兼紧，舌苔薄黄。知为风寒火郁之证，盖头为人身诸阳之会，患者初感风寒之际，未能及时汗解，更进以凉过之品，致风之邪愈加冰伏难除，阻于经络，郁遏清阳之气不得宣畅，反化火上冲而成此证。脉浮兼紧者，风寒之邪外束也；阳郁化火则舌苔薄黄。法当疏散风寒，宣解郁热，但病程已久，唯恐单用内治其力不支，乃采用内外合治之法。内服方：川芎二钱，吴白芷二钱，生姜二片，薄荷二钱，羌活一钱，菊花二钱，防风一钱，炒黄芩一钱，陈茶二钱。外用方：蚕砂二两，清水煎煮，俟药汁将干，将蚕砂并汁摊开于新布上，包扎痛处，每日换药 1 次。经外治半个月，服药 10 剂后病即痊愈。

按：本案系外感风邪头痛，其病因、病机原医案中分析甚详，故治疗在内服川芎茶调散祛风止痛的同时，结合用蚕砂外治以疏散风热，内外合治，终收全效。

【方论】

(1) 清代汪绂《医林纂要》：薄荷辛寒，轻虚上浮，上清头目之风热，旁搜皮肤之湿热，中去肝胆之虚热，下除肠胞之血热，此用以为君药，所谓"风淫于内，治以辛凉也"。荆芥辛苦温，上行祛头目之风，除经隧之湿，去血中之风湿郁热，此以佐薄荷而为臣。芎䓖甘辛，行血中之气，排筋骨之湿，上通巅顶，下彻血海，为厥阴肝经表药；羌活苦辛，此以祛太阳之风热；白芷辛温，此以祛阳明之风热；防风辛甘，缓肝补肝，以防风淫之内侵，故曰防风，其祛风不拘经络，无所不到；细辛辛温，达肾气，使上行以清耳目，主治少阴头痛；甘草以补土和中；茶叶甘苦寒，轻清上浮，能升清阳于上，而降浊阴于下，聪明耳目，开爽精神，虽非风药，而能助诸药，以散风除热，清头目。

（2）清代汪昂《医方集解》：此足三阳药也。羌活治太阳头痛，白芷治阳明头痛，川芎治少阳头痛，细辛治少阴头痛，防风为风药卒徒，皆能解表散寒，以风热在上，宜于升散也。头痛必用风药者，以巅顶之上惟风（药）可到也。薄荷、荆芥并能消散风热，清利头目，故以为君，同诸药上行，以升清阳而散郁火。加甘草者，以缓中也。用茶调者，茶能上清头目也。

（3）清代徐大椿《医略六书·杂病症治》：风邪久郁遏热，而清阳之气不舒，故头痛连额，眩晕不已焉。川芎上行头角，下行血海，能行血中之气，香附内调血气，外达皮毛，能彻腠理之邪；羌活散太阳之经，白芷散阳明之经，防风散肌表之风，荆芥散血分之风，薄荷清利头目，甘草缓中和药也。为散茶调，使风邪外解，则热亦得泄而头目清利，何头痛眩晕之不瘳哉？此疏风解郁之剂，为久风头痛眩晕之方。

（4）清代费伯雄《医方论》：川芎茶调散，轻扬解表，三阳并治。兼用细辛，并能散寒，惟虚人宜去此一味。盖细辛善走，试恐重门洞开，反引三阳之邪内犯少阴，此不可以不虑也。

（5）清代张秉成《成方便读》：夫头痛久而不愈，即为头风。头风久必害眼者，以目为肝窍，风气通于肝，若风热相灼，则肝肾所聚之精华，渐致耗损，故目亦渐致失明，斯时如不先去风热者，徒以滋水柔肝，无益也。故以薄荷之辛香，能清利头目，搜风散热者，以之为君；川芎、荆芥皆能内行肝胆，外散风邪，其辛香走窜之性，用之治上，无往不宜，故以为臣；羌、防散太阳之风，白芷散阳明之风，以病在于巅，惟风可到也，以之为佐；细辛宣邪达窍，甘草和药缓中，茶性苦寒，能清上而降下，以之为使也。食后服者，欲其留恋于上，勿使速下耳。

【方歌】川芎茶调有荆防，辛芷薄荷甘草羌，目昏鼻塞风攻上，偏正头痛悉能康。

73. 羚角钩藤汤

【方源】《通俗伤寒论》

【组成】羚角片_{先煎,一钱半}（5 g） 双钩藤_{后入,三钱}（9 g） 霜桑叶_{二钱}（6 g）
滁菊花_{三钱}（9 g） 鲜生地_{五钱}（15 g） 生白芍_{三钱}（9 g） 川贝母_{去心,四钱}（12 g）
淡竹茹_{鲜刮,与羚羊角先煎代水,五钱}（15 g） 茯神木_{三钱}（9 g） 生甘草_{八分}（2.4 g）

【用法】水煎服。

【功用】凉肝息风，增液舒筋。

【主治】肝热动风证。

【证候】高热不退，烦闷躁扰，手足抽搐，发为痉厥，甚则神昏，或头晕目眩，舌绛而干，或舌焦起刺，脉弦而数。

【病机】热盛动风证多出现于温热病极期，按病变阶段分有气分、营分、血分之别，然推其病所，总不离厥阴肝木。

【方解】本方原为邪热传入厥阴，神昏搐搦而设。热极伤阴，风动痰生，痰热扰心，甚则神昏，故用羚羊角、钩藤凉肝息风，清热解痉；桑叶、菊花以助息风之效。风火相煽，易耗阴灼液，故用生白芍、地黄养阴增液，柔肝舒筋，合羚羊角、钩藤凉肝息风，标本兼顾。邪热亢盛，灼津成痰，故用川贝母、竹茹清热化痰；热扰心神，又以茯神木宁心安神，生甘草与生白芍相伍，酸甘化阴，缓急舒筋。

【禁忌】若热病后期，阴虚风动，而病属虚风者，不宜应用。

【案例】

（1）倪宣化医案：王某某，女，30岁。1979年11月20日初诊。患者高热40℃，口噤断齿，神志不清，右手足强直，指屈不伸，二目旋转，大小便自遗，呼之不应，常常哈欠，喉中痰声，口腔烂。苔白腐，脉弦而滑。辨证：湿温，痉证（为湿郁化热，热极生风）。治法：宣湿清热，开窍熄风。以羚角钩藤汤加减。处方：菊花10 g、钩藤10 g、羚羊角粉（冲）10 g、桑叶10 g、尖贝母10 g、菖蒲10 g、佩兰10 g、板蓝根20 g、生地黄10 g、白芍10 g、甘草10 g，安宫牛黄丸（化冲）1粒。1979年11月22日二诊。右手足已和软而不强直，手指屈伸自如，仍哈欠不语。舌脉同前。转用资寿解语汤去桂附。处方：羌活5 g、钩藤10 g、羚角粉（冲）10 g、枣仁10 g、天麻10 g、菖蒲10 g、佩兰10 g、竹茹30 g。1979年11月24日三诊。患者神志半清楚，有时能正确对答。苔粗白，舌尖红，脉滑。此风虽息而窍未开，似宗开窍醒脑，芳香化浊。处方：麝香（冲）3 g、菖蒲5 g、佩兰10 g、白蔻10 g、郁金10 g、连翘15 g、竹茹15 g。1979年11月26日四诊。患者神志清楚，已能用汤匙舀饭，应对自然，二便已不自遗。守方4剂。1979年12月2日五诊。神情开朗，食欲甚佳，惟口渴多饮，大便几天未解。苔白，舌边尖红，脉缓。此热燥阴伤，无水行舟也。转用滋阴润燥，清心化湿。治以增液汤加味。处方：生地10 g、玄参10 g、麦冬10 g、肉苁蓉10 g、佩兰10 g、郁金5 g、连翘心15 g、郁李仁10 g、莲子心10 g。上方药随证加减服至1979年12月14日，患者症状消失，恢复工作。

（2）郭尧树医案：陈某某，女，26岁。高热1周，头痛如劈，时有呕吐，经腰穿及脑脊液检查确诊为结核性脑膜炎，用链霉素、雷米封、吡嗪酰胺等治疗无效。患者面色潮红，颈项强直，布氏征（＋），戈氏征（＋），双侧巴氏征（＋）。舌红苔少，脉细数。证属肾阴亏虚，水不涵木，肝阳亢而化风。治以滋阴潜阳，平肝息风。羚羊钩藤汤加减，处方：羚羊角3 g，钩藤15 g，生地黄、熟地黄各12 g，桑叶10 g，菊花10 g，茯神10 g，川贝母10 g，竹茹6 g，白芍12 g，甘草3 g，丹参12 g。二诊：3剂后，头痛缓解，颈部转软，呕吐停止。守上方继进10剂，病已向愈，配合抗痨治疗，随访1年，已完全康复。

（3）门纯德医案：李某某，男，59岁。患者卒然倒地，人事不省，四肢瘫软，急诊住院。入院时，血压180/140 mmHg，诊为：高血压、脑出血。内科抢救3日，病情仍不稳定，遂邀余会诊。患者面色潮红，双目俱赤，神昏不语，呼吸声重，杂有鼾鸣，四肢全瘫，体温39 ℃，脉洪而数，舌绛而干。辨为素体阴虚阳亢，外感邪热，引动肝风，气血并行于上，风火相煽，热伤经络。痰扰心神，治宜滋阴清热，凉血息风化痰，处方如下：羚羊角（另炖）9 g、钩藤15 g、桑叶10 g、生地15 g、菊花9 g、生白芍30 g、茯苓12 g、竹茹9 g、生石膏15 g、生龟板15 g、生甘草6 g、川大黄6 g、汉三七粉（冲服）6 g。水煎服3剂。复诊，患者灌服上药，逐日神志清醒，能少量进水，舌渐红润，脉趋平，四肢微有动意，继拟滋补肝肾，平肝息风之法，处方如下：当归12 g、麦冬15 g、沙参12 g、枸杞子12 g、生地12 g、熟地12 g、川楝子10 g、生白芍 20 g、钩藤 20 g。水煎饭前服，令隔日 1 剂，配合西医治疗。1 个月后，四肢已能小动，血压 160/100 mmHg，病情日趋稳定，逐配合针灸治疗，加强功能锻炼，出院养息。

按：感受温热暑湿，邪不外达，内陷厥阴，痉厥动风，势已危急，凉肝息风，刻不容缓。俞氏此方，羚羊、钩藤、桑叶、菊花凉肝之用，息风止痉；鲜地、白芍、炙草甘酸柔润，补肝之体，缓肝之急；更以竹茹、川贝轻清络热，清火涤痰，以肝风僭逆，必有痰涎随之耳。以其配伍得体，标本同治，可谓法之善者也。近代用治热病痉厥、高血压病、妊娠子痫等症，功效卓著。若症势重笃者，与止痉散合用，取效尤捷。

【方论】

(1) 清代何秀山《重订通俗伤寒论》：肝藏血而主筋，凡肝风上翔，症必头晕胀痛，耳鸣心悸，手足躁扰，甚则瘈疭，狂乱痉厥，与夫孕妇子痫，产后惊风，病皆危险。故以羚、藤、桑、菊熄风定惊为君。臣以川贝善治风痉，茯神木专平肝风。但火旺生风，风助火势，最易劫伤血液，尤必佐以芍、甘、鲜地，酸甘化阴，滋血液以缓肝急；佐以竹茹，不过以竹之脉络通人之脉络耳。此为凉肝熄风，增液舒筋之良方。然惟便通者，但用甘咸静镇，酸泄清通，始能奏效；若便闭者，必须犀连承气，急泻肝火以熄风，庶可救危于俄顷。

(2) 秦伯未《谦斋医学讲稿》：本方原为邪热传入厥阴，神错搐搦而设。因热极伤阴，风动痰生，心神不安，筋脉拘急，故用羚羊、钩藤、桑叶、菊花凉肝熄风为主。佐以生地、白芍、甘草甘酸化阴，滋液缓急；川贝、竹茹、茯神化痰通络，清心安神。由于肝病中，肝热风阳上逆，与此病机一致，故亦常用于肝阳重证，并可酌加石决明等潜镇。

(3) 李飞《中医历代方论精选》：本方中配伍川贝、竹茹、茯神木化痰安神，既能治疗肝风夹痰热之证，又能宁心安神，增强平肝熄风之效，为同类方剂所未备。

【方歌】俞氏羚角钩藤汤，桑菊茯神鲜地黄，贝草竹茹同芍药，肝风内动急煎尝。

74. 镇肝熄风汤

【方源】《医学衷中参西录》

【组成】怀牛膝_一两_（30 g）　生赭石_轧细,一两_（30 g）　生龙骨_捣碎,五钱_（15 g）　生牡蛎_五钱_（15 g）　生龟板_五钱_（15 g）　生杭芍_五钱_（15 g）　玄参_五钱_（15 g）　天冬_五钱_（15 g）　川楝子_捣碎,二钱_（6 g）　生麦芽_二钱_（6 g）　茵陈_二钱_（6 g）　甘草_一钱半_（5 g）

【用法】水煎服。

【功用】滋阴潜阳，镇肝息风。

【主治】肝肾阴虚，肝阳化风证。

【证候】头晕头痛，目眩目胀，视物模糊，脑部热痛，心中烦热，面色如醉，或时有噫气，或手足颤动，或手指麻木，或肌肤蠕动，舌红或绛、苔黄，脉弦或滑。

【病机】风名内中，言风自内生，非风自外来也。《内经》曰："诸风掉眩，皆属于肝。"盖肝为木脏，于卦为巽，巽原主风。且中寄相火，征之事实，木火炽盛，亦自有风。此因肝木失和，风自肝起。又加以肺气不降，肾气不摄，冲气、胃气又复上逆。于斯，腑脏之气化皆上升太过，而血之上注于脑者，亦因之太过，致充塞其血管而累及神经。其甚者，致令神经失其所司，致昏厥不省人事。西医名为脑充血证，诚由解剖实验而得也。

【方解】是以方中重用牛膝以引血下行，此为治标之主药。而复深究病之本源，用龙骨、牡蛎、龟板、芍药以镇肝息风。赭石以降胃、降冲。玄参、天冬以清肺气，肺中清肃之气下行，自能镇制肝木。至其脉之两尺虚者，当系肾脏真阴虚损，不能与真阳相维系。其真阳脱而上奔，并挟气血以上冲脑部，故又加熟地、萸肉以补肾敛肾。从前所拟之方，原止此数味。后因用此方效者固多，间有初次将药服下，转觉气血上攻而病加剧者，于斯加生麦芽、茵陈、川楝子即无斯弊。盖肝为将军之官，其性刚果。若但用药强制，或转激发其反动之力。茵陈为青蒿之嫩者，得初春少阳生发之气，与肝木同气相求，泻肝热兼疏肝郁，实能将顺肝木之性。麦芽为谷之萌芽，生用之亦善将顺肝木之性使不抑郁。川楝子善引肝气下达，又能折其反动之力。方中此三味，而后用此方者，自无他虞也。

【禁忌】因血虚、气虚、肾虚、痰湿所致的眩晕及肾阴阳俱虚的高血压患者不宜用。

【案例】张锡纯《医学衷中参西录》：①刘某，丁卯来津后，其脑中常觉发热，时或眩晕，心中烦躁不宁，脉象弦长有力，左右皆然，知系脑充血证。盖其愤激填胸，焦思积虑者已久，是以有斯证也。为其脑中觉热，俾用绿豆实于囊中作枕，为外治之法。又治以镇肝熄风汤，于方中加地黄一两，连服数剂，脑中已不觉热。遂去川楝子，又将生地黄改用六钱，服过旬日，脉象和平，心中亦不烦躁，遂将药停服。

②天津于氏所娶新妇，过门旬余，忽然头疼。医者疑其受风，投以发表之剂，其疼陡剧，号呼不止。延愚为之诊视。其脉弦硬而长，左部尤甚。知其肝胆之火上冲过甚也。遂投以镇肝熄风汤，加龙胆草三钱，以泻其肝胆之火。一剂病愈强半，又服两剂，头已不疼，而脉象仍然有力。遂去龙胆草，加生地黄六钱，又服数剂，脉象如常，遂将药停服。

【方论】

李飞《中医历代方论精选》：……配伍用药上有两大特点值得重视，一是重用牛膝引气血下行。盖肝肾阴虚，肝阳上亢，气血逆乱，并走于上，单纯平潜镇逆，其力较逊，若能与引血下行药并驾齐驱，则相得益彰。张氏指出："重用牛膝以引血下行，此为治标之主药。"二是佐以茵陈、川楝子、生麦芽条达肝气之郁滞，清泄肝阳之有余。盖肝阳偏亢，风阳上扰，气血内乱之内中风证，每寓肝失疏泄条达之病机，加之肝为将军之官，喜条达而恶抑郁，若单用平潜镇逆，难免肝气受抑，使气血郁滞进一步加重。因此，在平肝潜阳，引血下行的同时，酌情配伍疏肝理气，清泄肝热之品，则有利于肝气的条达与肝阳的平降。

【方歌】镇肝熄风芍天冬，玄参牡蛎赭茵供，麦龟膝草龙川楝，肝风内动有奇功。

75. 大定风珠

【方源】《温病条辨》

【组成】生白芍六钱（18 g） 阿胶三钱（9 g） 生龟板四钱（12 g） 干地黄六钱（18 g） 麻仁二钱（6 g） 五味子二钱（6 g） 生牡蛎四钱（12 g） 麦冬连心,六钱（18 g） 炙甘草四钱（12 g） 鸡子黄生,二枚 鳖甲生,四钱（12 g）

【用法】上以水八杯，煎煮三杯，去滓，入阿胶烊化，再入鸡子黄，搅令相得，分三次服。

【功用】滋阴补血，息风止痉。

【主治】阴血虚生风证。

【证候】肌肉抽搐或跳动，筋脉挛急，或手足拘急或挛急，神疲，面色不荣，舌淡、苔薄，脉虚弱。

【病机】本方证由于温病迁延日久，邪热灼伤真阴，或因误汗、妄攻，重伤阴液所致。真阴大亏，故神倦乏力，脉气虚弱，舌绛少苔，有时时欲脱之势。阴虚则水不涵木，以致虚风内动，而手足瘛疭。此时邪气已去八九，真阴仅存一二，故治宜味厚滋补的药物以滋阴养液，填补欲竭之真阴，平息内动之虚风。

【方解】方中以鸡子黄、阿胶为君，滋养阴液以息内风。《温病条辨》曰："鸡子黄一味，从足太阴下安足三阴，上济手三阴，使上下交合，阴得安其位，斯阳可立根基，俾阴阳有眷属一家之义。"重用白芍、地黄、麦冬以滋阴柔肝，壮水涵木；龟板、鳖甲滋阴潜阳，均为臣药。麻仁质润多脂，养阴润燥；牡蛎咸寒，平肝潜阳；五味子味酸善收，与诸滋阴药相伍，而收敛真阴，与炙甘草相配，又具酸甘化阴之功，上述诸药以加强滋阴息风之效，共为佐药。甘草调和诸药，又为使药。

【禁忌】阴液津亏，舌质绛红，舌苔黄厚，邪热犹盛者，非本方所宜。

【案例】

（1）姚贞白医案：陈某某，女，25岁，昆明市人。1939年春初诊，患者高热多日，脉象虚数，舌绛卷缩难伸、苔黑龟裂，面垢齿焦，神昏谵语，手足抽搐，自汗淋漓不收，二便失禁。此春温坏证，因高热日久，肝肾阴亏，津枯风动，病情危笃。勉拟下方，急救其阴，希图万一。生龟板18 g、大生地15 g、黑玄参9 g、大寸冬9 g、生杭芍9 g、醋鳖甲15 g、野黄连3 g、生牡蛎12 g、生甘草3 g、东阿胶（烊化兑服）15 g、鸡子黄（分次兑服）1 枚，每服童便三匙。因患者神昏，服药困难，嘱采用频频滴喂法。二诊：服药后神志稍苏，抽搐渐停，自汗减少，能进少量薄粥，痰凝微咳。脉转虚弦滑数，舌绛能伸，苔黑龟裂已减，仍干燥少津。此风势渐平，阴津未复，伏热未清。再以育阴、生津、化热为治。东阿胶（烊化服）24 g、炙龟板21 g、醋鳖甲15 g、黑玄参9 g、野黄连3 g、大寸冬9 g、生杭芍9 g、广橘络9 g、生甘草3 g、淡菜五枚、鸡子黄1 枚，分次兑服。三诊：上方服2 剂，神志渐清，但语言蹇涩，热退，午后仍潮热，咳嗽自汗，神倦，二便能自约，溺尚黄赤，纳可。脉象滑数，舌红、苔黑，龟裂较退，略布津液。续宗前法，嘱服4 剂。处方：大生地21 g、醋鳖甲15 g、生杭芍9 g、地骨皮15 g、炒知母4.5 g、广橘络9 g、茯神木15 g、野黄连3 g、鲜芦根30 g、生甘草3 g、竹茹6 g、鸡子黄1 枚，分次兑服。四诊：上方服2 剂，神志、语言已清，潮热、自汗、咳嗽均减，抽搐全止，思饮食，能起坐。舌红润、黑苔龟裂已退，脉尚滑数。仍用原方加减。大生地15 g、黑玄参9 g、大寸冬9 g、地骨皮12 g、鲜芦根21 g、生甘草3 g、净竹茹6 g、鸡子黄1 枚，分次兑服。五诊：服上方后，潮热退，自汗收，咳嗽止，纳谷佳，二便正常。舌红润有津，脉滑微数。症至此已转危为安。续用下方，以善其后。处方：大生地12 g、空沙参12 g、广玉竹9 g、天门冬9 g、金石斛9 g、大寸冬9 g、生杭芍9 g、茯神木15 g、净杷叶3 片、广橘络9 g、生甘草3 g、竹茹6 g。

(2) 金寿山医案：梅某，女，62 岁。1977 年10 月15 日初诊。患者于1977 年8 月31 日因急性胆囊炎伴腹膜炎，行胆囊及阑尾切除术，并做胆总管引流术。术后25 天做"T"型管造影时曾晕厥1 次，随即出现明显精神萎靡、肌肉无力，腹泻，日六七次，小便频数，食欲极差，恶心呃逆频繁。经治疗后，症状一度缓解。但于1977 年10 月2 日起出现神志昏迷，二便失禁，肢体抽动，由该院内科会诊为：低钾性肾病，冠心病，尿路感染。于1977 年10 月6 日转内科病房后予强心剂、抗生素、葡萄糖酸钙、安定、潘生丁、补钾及中药等联合治疗1 周，症状未见改善，仍觉胸闷，气急，烦热，全身肌肉颤抖，时有谵语，小便频数，大便溏泄。心率 140 次/min，血压 100/60 mmHg，血钾 12.9 mg%，血钠297.5%，氯化物580%。心电图显示：实性心动过速，心肌损伤。于1977 年 10 月 13 日应邀会诊。血耗阴伤，心失所主，神思恍惚，胸闷微痛，虚风内动，四肢颤抖，手指蠕动，口干，小便频数，大便溏泄，舌红绛有裂纹、无苔，脉动数。拟大定风珠加减治之。处方：生牡蛎（先煎）30 g，石斛9 g，炙龟板（先煎）9 g，砂仁（后入）6 g，大生地15 g，炒白芍9 g，阿胶（烊冲）9 g，皮尾参（另炖和入）9 g，五味子3 g，炙甘草3 g，羚羊粉（吞）0.3 g，川连3 g，降、檀香各4.5 g，麦冬9 g。服药 3 剂后即有好转，胸闷、气急、烦躁等症均较前改善，四肢颤抖、手指蠕动已止，舌红绛已减。继用原方加减，服药十余剂后，精神好，食欲增，意识障碍消除，一切正常，于 1977 年 10 月 31 日出院。

【方论】

（1）清代吴瑭《温病条辨》：此邪气已去八九，真阴仅存一二之治也，观脉虚苔少可知。故以大队浓浊填阴塞隙，介属潜阳镇定。以鸡子黄一味，从足太阴下安足三阴，上济手三阴，使上下交合，阴得安其位，斯阳可立根基。俾阴阳有眷属一家之义，庶可不致绝脱与！

（2）李畴人《医方概要》：方中阿胶补肺阴，五味子收肺气，白芍和脾，鳖甲育肝阴，龟板潜肾阴，牡蛎敛阳和阴，麦冬、熟地养金壮水，麻仁润肠，甘草立中，鸡子黄取其混元之意。酸甘化阴，咸降其火，庶几水火有既济之效，心神宁而得安寐也。若转虚喘汗，则加人参以补气，龙骨扶阳和卫，小麦敛阴止汗。

（3）秦伯未《谦斋医学讲稿》：本方主治温热之邪消烁真阴，神倦瘈疭，脉弱舌绛，时有虚脱的现象，故用大队滋阴药，佐以介类潜阳镇定。在肝病中遇到肝肾阴血极虚，内风煽动不息，如眩晕不能张目，耳鸣，筋惕肉瞤，心慌泛漾，亦常用此加减。凡风阳上扰，肝阴多虚，且有水不涵木现象，故常用白芍、生地治本，结合熄风潜阳。但肝阳宜于凉镇，肝风必须填补，将本方和羚角钩藤汤对比，可以看到用药的浅深程度。

（4）傅衍魁《医方发挥》：本方用鸡子黄味甘入脾，镇定中焦，上通心气，下达肾气，阿胶为血肉有情之品，补血滋阴力强，为治血虚之要药，二药合用滋阴以息风，为主药；白芍苦酸微寒，甘草甘平，五味子酸温，三药合用酸甘化阴，滋阴柔肝，生地黄养阴生津，麦门冬养阴润肺，火麻仁质润多脂滋养补虚，上六药皆能加强鸡子黄、阿胶滋阴养液之效，共为辅药；复用龟板、鳖甲、牡蛎等介类药育阴潜阳，为佐药；其中甘草又可调和诸药，为使。各药合用，使阴液增，浮阳潜，虚风息，共奏滋阴息风之效。为治疗虚风内动的有效方剂。

【**方歌**】大定风珠鸡子黄，再合加减复脉汤，三甲并同五味子，滋阴息风是妙方。

第十四章 治燥方

76. 杏苏散

【方源】《温病条辨》

【组成】苏叶　杏仁　半夏　茯苓　前胡（各9 g）　甘草　生姜（各3 g）橘皮　苦桔梗　枳壳（各6 g）　大枣（3枚）

【用法】水煎温服。

【功用】轻宣凉燥，理肺化痰。

【主治】外感凉燥证。

【证候】恶寒无汗，头微痛，咳嗽痰稀，鼻塞咽干，苔白，脉弦。

【病机】本方证为凉燥外袭，肺失宣降，痰湿内阻所致。凉燥伤及皮毛，故恶寒无汗、头微痛。所谓头微痛者，不似伤寒之痛甚也。凉燥伤肺，肺失宣降，津液不布，聚而为痰，则咳嗽痰稀；凉燥束肺，肺系不利而致鼻塞咽干；苔白、脉弦为凉燥兼痰湿佐证。遵《素问·至真要大论》"燥淫于内，治以苦温，佐以甘辛"之旨，治当轻宣凉燥为主，辅以理肺化痰。

【方解】方中苏叶辛温不燥，发表散邪，宣发肺气，使凉燥之邪从外而散；杏仁苦温而润，降利肺气，润燥止咳，二者共为君药。前胡疏风散邪，降气化痰，既协苏叶轻宣达表，又助杏仁降气化痰；桔梗、枳壳一升一降，助杏仁、苏叶理肺化痰，共为臣药。半夏、橘皮燥湿化痰，理气行滞；茯苓渗湿健脾以杜生痰之源；生姜、大枣调和营卫以利解表，滋脾行津以润干燥，是为佐药。甘草调和诸药，合桔梗宣肺利咽，功兼佐使。本方乃苦温甘辛之法，发表宣化，表里同治之方，外可轻宣发表而解凉燥，内可理肺化痰而止咳嗽，表解痰消，肺气调和，诸症自除。

【禁忌】本方药性偏温，温燥、外感热病或津伤较重者慎用。

【案例】丽芳医案：患儿，男，9岁。2010年4月6日初诊。主诉咳嗽3d。症见：咳嗽多痰，鼻塞声重多涕，涕痰稀稠相兼，色主呈白色，伴反复低热，咽痛，头晕重沉，腰酸重且轻痛，身乏嗜睡无汗，食欲减退，睡眠不佳。舌质淡红、苔白稍腻黄。体温37.3 ℃，右扁桃腺1~2度肿大，咽后壁充血水肿，表面欠光滑，两肺呼吸音稍粗，未闻及啰音。既往常有咽、扁桃体炎反复发作史，平素易感易咳。诊断：咳嗽（寒湿袭表，犯肺侵肌）。治以宣肺散寒除湿，利咽化痰止咳，兼通窍解肌止痛。方用杏苏散加连翘鱼腥草为基本方：杏仁10 g、苏叶10 g、茯苓15 g、前胡10 g、橘红8 g、桔梗12 g、甘草8 g、连翘12 g、鱼腥草15 g、麻黄6 g、秦艽6 g、羌活6 g、白芷10 g、辛夷6 g、香附6 g、川芎6 g、芦根6 g、枇杷叶12 g。1剂，颗粒剂型。次日复诊，述咳嗽咽痛、鼻塞头晕、腰酸身乏、低热诸症消失，但仍流涕，涕较前少，稍稠色白。治以宣肺利鼻为主，方用杏苏散加连翘鱼腥草为基本方：杏仁6 g，苏叶8 g，茯苓10 g，前胡10 g，橘红5 g，桔梗6 g，甘草8 g，连翘10 g，鱼腥草10 g，芦根6 g，马勃6 g，白芷8 g，辛夷5 g。2剂，制成颗粒剂型。又复诊，症状全部消失，患儿家长要求巩固用药，守上方，苏叶减量至3 g，去辛夷，加玉竹6 g，3剂善后。

【方论】

(1) 清代吴瑭《温病条辨》：燥伤皮毛，故头微痛恶寒也。微痛者，不似伤寒之痛甚也。阳明之脉，上行头角，故头亦痛也。咳嗽稀痰者，肺恶寒，古人谓燥为小寒也。肺为燥气所搏，不能通调水道，故寒饮停而咳也。鼻塞者，鼻为肺窍；嗌塞者，嗌为肺系也。脉弦者，寒兼饮也。无汗者，凉搏皮毛也。按杏苏散，减小青龙一等。……若伤燥凉之咳，治以苦温，佐以甘辛，正为合拍。若受重寒夹饮之咳，则有青龙；若伤春风，与燥已化火无痰之证，则仍从桑菊饮、桑杏汤例。

(2) 清代张秉成《成方便读》：夫燥淫所胜，平以苦温，即可见金燥之治法。经又云：阳明之胜，清发于中，大凉肃杀，华英改容。当此之时，人身为骤凉所束，肺气不舒，则周身气机为之不利，故见以上等证。方中用杏仁、前胡，苦以入肺，外则达皮毛而解散，内可降金令以下行；苏叶辛苦芳香，内能快膈，外可疏肌。凡邪束于表，肺气不降，则内之津液蕴聚为痰，故以二陈化之。枳、桔升降上下之气，姜、枣协和营卫，生津液，达腠理，且寓攘外安内之功，为治金燥微邪之一则耳。

（3）李畴人《医方概要》：此方治伤风咳嗽。以紫苏芳香辛散，宣散肺家风寒而利气。杏仁泄肺，降气消痰，桔梗、枳壳开泄肺气，而利咽喉。前胡、甘草降肺散风开结，陈皮、半夏化痰利气，茯苓渗湿，佐陈皮以消痰。形寒畏寒，口不燥，加生姜、红枣；畏热口燥，加芦根。

【方歌】杏苏散内夏陈前，枳桔苓草姜枣研，轻宣温润治凉燥，咳止痰化病自痊。

77. 桑杏汤

【方源】《温病条辨》

【组成】桑叶　象贝　香豉　栀子　梨皮各一钱（各3g）　杏仁一钱五分（5g）沙参二钱（6g）

【用法】水二杯，煮取一杯，顿服之，重者再作服。

【功用】清宣温燥，润肺止咳。

【主治】外感温燥证。

【证候】身热不甚，口渴，咽干鼻燥，干咳无痰，或痰少而黏，舌红、苔薄白而干，脉浮数而右脉大者。

【病机】本方证系温燥外袭，肺津受灼之轻证。因秋感温燥之气，伤于肺卫，其病轻浅，故身热不甚；燥气伤肺，耗津灼液，肺失清肃，故口渴、咽干鼻燥、干咳无痰，或痰少而黏。本方证虽似于风热表证，但因温燥为患，肺津已伤，治当外以清宣燥热，内以润肺止咳。

【方解】方中桑叶清宣燥热，透邪外出；杏仁宣利肺气，润燥止咳，共为君药。豆豉辛凉透散，助桑叶轻宣透热；贝母清化热痰，助杏仁止咳化痰；沙参养阴生津，润肺止咳，共为臣药。栀子皮质轻而入上焦，清泄肺热；梨皮清热润燥，止咳化痰，均为佐药。本方乃辛凉甘润之法，轻宣凉润之方，使燥热

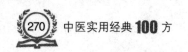

除而肺津复，则诸症自愈。

【禁忌】本方药性偏凉，凉燥、外感风寒者慎用。本方诸药用量较轻，吴鞠通指出："轻药不得重用，重用必过病所。"

【案例】严二陵医案：张某，31岁。主诉：入秋以来，燥气凌之，小有寒热。诊查：咳嗽频频，痰中带血。脉象弦细，舌苔中黄边白。辨证：肝阳素盛，木火内炽，上刑于肺，阴液内伤。燥气偏生，邪在肌表。治法：宜辛凉透泄，宗桑杏汤加味。处方：霜桑叶、焦山栀各5g，光杏仁、冬瓜子、大玉竹、旱莲草各12g，黑豆卷、生竹茹各6g，南沙参、象贝母、天花粉各9g，生梨1只。二诊：寒热已退，咳嗽早晚尤甚。脉弦细，苔薄质红。肝肾阴虚，水不涵木，燥热灼金，血络内伤。当平肝阳，佐以清燥润金。处方：白滁菊6g，甜杏仁、川贝母、大玉竹各9g，天花粉、旱莲草、冬瓜子、清炙枇杷叶（包）各12g，白石英24g，粉丹皮、生白芍各5g，女贞子15g。

【方论】

（1）清代吴瑭《温病条辨》：前人有云：六气之中，惟燥不为病，似不尽然。盖以《内经》"少秋感于燥"一条，故有此议耳。如阳明司天之年，岂无燥金之病乎？大抵春秋二令，气候较冬夏之偏寒偏热为平和，其由于冬夏之伏气为病者多，其由于本气自病者少；其由于伏气而病者重，本气自病者轻耳。其由于本气自病之燥证，初起必在肺卫，故以桑杏汤清气分之燥也。

（2）清代张秉成《成方便读》：此因燥邪伤上，肺之津液素亏，故见右脉数大之象，而辛苦温散之法，似又不可用矣，止宜轻扬解外，凉润清金耳。桑乃箕星之精，箕好风，故善搜风；其纹象络，其味辛苦而平，故能轻解上焦脉络之邪。杏仁苦辛温润，外解风寒，内降肺气。但微寒骤束，胸中必为不舒，或痰或滞，壅于上焦，久而化热，故以香豉散肌表之客邪，宣胸中之陈腐。象贝化痰，栀皮清热。沙参、梨皮养阴降火，两者兼之，使邪去而津液不伤，乃为合法耳。

【方歌】桑杏汤中象贝宜，沙参栀豉与梨皮，干咳鼻燥右脉大，辛凉甘润燥能医。

78. 麦门冬汤

【方源】《金匮要略》

【组成】麦门冬七升（42 g） 半夏一升（6 g） 人参三两（9 g） 甘草二两（6 g） 粳米三合（9 g） 大枣十二枚

【用法】上六味，以水一斗二升，煮取六升，温服一升，日三夜一服。

【功用】滋养肺胃，降逆下气。

【主治】虚热肺痿；胃阴不足证。

【证候】咳嗽气喘，咽喉不利，咳痰不爽，或咳唾涎沫，口干咽燥，手足心热，舌红少苔，脉虚数；呕吐，纳少，呃逆，口渴咽干，舌红少苔，脉虚数。

【病机】胃阴不足，虚火上炎，灼伤肺阴，虚气上逆。

【方解】方中重用麦冬滋养肺胃，清降虚火为君；人参益气生津为臣；半夏降逆化痰为佐；甘草、大枣、粳米益胃气，生津液为使。诸药合用，使肺胃气阴得复，则虚火平，逆气降，痰涎清，咽喉利，咳喘自愈。

【禁忌】肺痿属于虚寒者不能用本方。

【案例】叶天士医案：陈，秋冬形体日损，咳嗽吐痰，诊脉两寸促数，大便通而不爽，此有年烦劳动阳，不得天地收藏之令，日就其消，乃虚症也，因少纳衰，未可重进滋腻，议用甘味养胃阴一法：金匮麦门冬汤。

【方论】

（1）清代喻昌《医门法律》：此胃中津液干枯，虚火上炎之证，治本之良法也。夫用降火之药，而火反升；用寒凉之药，而热转炽者，徒知与火热相争，未思及必不可得之数，不惟无益，而反害之。凡肺病有胃气则生，无胃气则死。胃气者，肺之母气也。《本草》有知母之名者，谓肺借其清凉，知清凉为肺之母也；有贝母之名者，谓肺借其豁痰，实豁痰为肺之母也。然屡施于火逆上气，咽喉不利之证，而屡不应，名不称矣。孰知仲景有此妙法，于麦冬、人参、甘草、粳米、大枣，大补中气，大生津液，此中增入半夏之辛温一味，其利咽下气，非半夏之功，实善用半夏之功，擅古今未有之奇矣。

（2）清代张璐《千金方衍义》：此胃中津液干枯，虚火上炎之候。凡肺气有胃气则生，无胃气则死。胃气者，肺之母气也。故于竹叶石膏汤中偏除方名二味，而加麦门冬数倍为君；人参、甘草、粳米，以滋肺母，使水谷之精微，皆得上注于肺，自然沃泽无虞。当知火逆上气，皆是胃中痰气不清，上溢肺隧，占据津液流行之道而然，是以倍用半夏，更加大枣通津涤饮为先，奥义全在乎此。若浊饮不除，津液不致辞，虽日用润肺生津之剂，焉能建止逆下气之绩哉？俗以半夏性燥不用，殊失立方之旨。

（3）清代魏念庭《金匮要略方论本义》：火逆上气，挟热气冲也；咽喉不利，肺燥津干也。主之以麦冬，生津润燥，佐以半夏，开其结聚，人参、甘草、粳米、大枣，概施补益于胃土，以资肺金之助，是为肺虚有热津短者立法也。亦所以预救乎肺虚而有热之痿也。

（4）清代王子接《绛雪园古方选注》：麦门冬汤，从胃生津救燥，治虚火上气之方。《金匮》云：火逆上气，咽喉不利，止逆下气。按《内经·脉解篇》云：呕咳上气喘者，阴气在下，阳气在上，诸阳气浮，无所依从，故呕咳上气喘也。《五藏生成篇》云：咳逆上气，厥在胸中，过在手阳明、太阴。是则上气病在肺，下气病在大肠也明矣。盖金位之下，火气承之，非独肺也，大肠亦然。若徒以寒凉冷燥，止肺经火逆上气，而手阳明之下气未平，仍然胸中愤郁，闭塞呻吟，岂非大肠之燥传入于肺，而为息贲有音，上奔而不下也乎？促景另辟门户，用人参、麦门冬、甘草、粳米、大枣，大生胃津，救金之母气，以化两经之燥，独复一味半夏之辛温，利咽止逆，通达三焦，则上气、下气皆得宁谧，彻土绸缪，诚为扼要之法。止逆下气，或注曰；止其逆则气下，是申明火上气，于理亦通。

（5）清代费伯雄《医方论》：半夏之性，用入温燥药中则燥，用入清润药中，则下气而化痰。胃气开通，逆火自降，与徒用清寒者，真有霄壤之别。

（6）清代唐宗海《血证论》：参、米、甘、枣四味，大建中气，大生津液，胃津上输于肺，肺清而火自平，肺调而气自顺。然未逆未上之火气，此固足以安之，而已逆已上之火气，又不可任其迟留也。故君麦冬以清火，佐半夏以利气。火气降，则津液生，津液生而火气自降，又并行而不悖也。用治燥痰咳嗽，最为对症。以其润利肺胃，故亦治膈食。又有冲气上逆，挟痰血而干肺者，皆能治之。盖冲脉起于胞中，不通肝肾，实则丽于阳明，以输阳明之血，下入胞中。阳明之气顺，则冲气亦顺，胞中之血与水皆返其宅，而不上逆矣。

此方与小柴胡合看更明，小柴胡是从胃中引冲气上行，使火不下郁之法；此方是从胃中降冲气下行，使火不上干之法。或去粳米加蜜，更滋润。

（7）清代张秉成《成方便读》：此手太阴、足阳明之方也。夫肺与胃之气，皆以下行为顺，上行为逆，若肺胃阴伤，虚火内动，则气上逆矣。气上逆则痰涎随之，于是咽喉不利，所由来也。麦冬甘苦而寒，养肺胃之阴而降火，故以为君。然胃者肺之母也，为水谷之海，后天之源，凡人有胃则生，无胃则死，故人之生气出胃中，虽阴虚火逆，不可纯用甘寒润降之品，有伤生气。故以参、甘、枣、米等药，甘温润泽，益气生阴，补而不燥，用麦冬即可大补中气，大生津液。而以半夏辛温之品，参赞其间，可以利咽喉，散结气，行痰降逆，以之为臣。然后立方之功，益彰其大耳！

（8）黄树曾《金匮要略释义》：麦门冬汤以麦门冬为君。因此证为肺胃之津液干枯，虚火上炎，若投苦寒降火之剂，反致燥津而火益升，用麦门冬养胃家阴津，润泽心肺，以通肺道，以下逆气，且协人参、甘草、粳米、大枣大补中气，以生津液。尤妙在半夏之辛以开胃行津，兼革麦门冬滞腻之性。刹此证非纯在上焦，故以半夏降中焦之逆，俾咽中之气阻除。更以其既无表邪，亦不咳嗽，且肺胃之津液少，非用人参不可。粳米为益气止烦之品，夫咽喉不利，不可谓无烦，且胃液干枯者，中气必不足，法当益气，是以用之。惟其烦终近于上，故用量少耳。甘草生用能养胃阴，清咽中之火。大枣和中，生津液，补不足。夫如是，服后焉有水不升火不降者乎？

【方歌】麦门冬汤用人参，甘枣粳米半夏存。肺痿咳逆因虚火，清养肺胃此方宗。

79. 养阴清肺汤

【方源】《重楼玉钥》

【组成】大生地_二钱_（6 g）　麦冬_一钱二分_（3.6 g）　生甘草_五分_（1.5 g）　玄参_一钱半_（4.5 g）　贝母_去心,八分_（2.4 g）　丹皮_八分_（2.4 g）　薄荷_八分_（2.4 g）

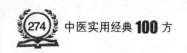
白芍_{炒,八分}（2.4 g）

【用法】 水煎服。

【功用】 养阴清肺，解毒利咽。

【主治】 白喉。

【证候】 喉间起白如腐，不易拭去，并逐渐扩展，病变甚速，咽喉肿痛，初期或发热，或不发热，鼻干唇燥，或咳或不咳，呼吸有声，似喘非喘，舌红，脉数无力或细数。

【病机】 白喉一证，多由素体阴虚蕴热，复感疫毒所致。

【方解】 方中生地养肾阴，麦冬养肺阴，玄参养阴增液，并可清热解毒，三者配伍，养阴清热之功益显；丹皮凉血而消肿；贝母润肺止咳，清热化痰；薄荷辛凉疏解，散邪利咽；甘草解毒，调和诸药。诸药合用，共奏养阴清肺之功。

【禁忌】 如有内热及发热，不必投表药，照方服去，其热自除。

【案例】 宋乃忠医案：某男，50 岁。1995 年 1 月 12 日初诊。自 1982 年始，常大便秘结难解，时感心烦、口干，饮食如常，1 年后症状加重，3~4 天大便 1 次，入厕需半小时以上，努挣方解 1~2 粒羊屎便块，10 多年来多方求医，迭服中西药治疗罔效。每次大便需服果导片 20 粒，大黄苏打片 20 粒，方可暂得一解，停药如故，久服润下、清热、养血之品，便秘有增无减。现已8 天未解大便，伴心烦，口干，腹胀不适，面部烘热，舌红少苔，脉弦细数。诊为便秘，证属肺胃阴虚，大肠失濡，治宜清肺润燥，养阴滋肾。方用养阴清肺汤加减，处方：生地黄 30 g，麦冬、白芍各 12 g，川贝母、生甘草、牡丹皮、枳壳各 6 g，玄参、肉苁蓉各 15 g，薄荷 3 g，菟丝子 20 g。每天 1 剂，水煎服。二诊：4 剂后，大便 2 次，上症均减，腹安食增，精神好转。续服 7 剂后，大便畅利，每天 1 次。再每隔 4 天进服 1 剂。以资巩固。随访 2 年，大便正常。

【方论】

(1) 清代郑梅涧《重楼玉钥》：喉间起白如腐一证，其害甚速。……缘此症发于肺肾，凡本质不足者，或遇燥气流行，或多食辛热之物，感触而发。初起者发热，或不发热，鼻干唇燥，或咳或不咳，鼻通者轻，鼻塞者重，音声清亮，气息调匀易治，若音哑气急即属不治。经治之法，不外肺肾，总要养阴清热，兼辛凉而散为主。

（2）裴正学《新编中医方剂学》：此郑梅涧为白喉而专设。中医认为白喉一证，乃疫气伏于上焦，伤其阴津则肺阴不足；疫气成毒，随火上炎则疫毒攻上。肺阴不足，则鼻干咽燥，劳热盗汗；疫毒攻上，则喉间白膜，呼吸有声，似喘非喘。方用生地、麦冬养阴清肺为主，元参、薄荷清热解毒而为铺。疫毒自肺而发，必生痰浊于肺，贝母清热化痰，而为兼治。疫毒入血，丹皮、白芍活血凉血，亦为兼治。生甘草调和诸药，而为引和。

（3）冉先德《历代名医良方注释》：阴虚白喉，多由肺肾阴虚，复感疫毒，津液被灼，热毒熏蒸于咽喉所致。方中生地、玄参、麦冬清热解毒，养肺肾之阴。白芍助生地、玄参养阴清肺而润燥；丹皮助生地、玄参凉血解毒，而消痈肿。佐以贝母润肺止咳、清热化痰；薄荷宣肺得咽。使以生甘草泻火解毒，调和诸药。合用有养阴清肺解毒的作用。

【方歌】养阴清肺是妙方，玄参草芍麦地黄，薄荷贝母丹皮入，时疫白喉急煎尝。

80. 百合固金汤

【方源】《慎斋遗书》

【组成】百合_钱半（4.5 g）　熟地　生地　当归身_各三钱（各9 g）　白芍甘草_各一钱（各3 g）　桔梗　玄参_各八分（各2.4 g）　贝母　麦冬_各一钱半（各4.5 g）

【用法】水煎服。

【功用】滋养肺肾，止咳化痰。

【主治】肺肾阴亏，虚火上炎。

【证候】咳嗽气喘，痰中带血，咽喉燥痛，头晕目眩，午后潮热，舌红少苔，脉细数。

【病机】肺肾阴亏，虚火上炎，灼伤肺络。

【方解】方中百合、生熟地滋养肺肾阴液，并为君药；麦冬助百合以养肺阴，清肺热，玄参助生熟地以益肾阴，降虚火，共为臣药；当归、芍药养血和营，贝母、桔梗化痰止咳为佐；甘草调和诸药为使。诸药合用，使阴液恢复，肺金得固，则咳嗽、吐血诸症自愈。

【禁忌】痰热蕴肺证者慎用本方。

【案例】邓淑云医案：吴某，女，57岁。反复咳嗽，痰中血丝多年，每因劳累或受凉即触发，曾经肺部拍片2次，均诊断为支气管扩张出血，本次因劳动后汗出洗澡致咳嗽发作，胸前闷痛，咳嗽痰少，色白而稀，早晚尤剧，痰中又见血丝，神疲乏力，纳少无味，口干咽燥，大便难下，多日一行，曾服药1周未效，前来求治中医。诊见：神疲态，面颊红赤，舌赤津干，咽红，咽后壁滤泡增生，双肺可闻及干湿性啰音，脉来虚大弦数。脉证参合，拟为久病正虚，肺阴不足，虚火上犯，扰乱肺络，致咳嗽痰血；肺虚火盛故面颊红赤，脉虚大而数。治当滋肺阴，降虚火，止咳化痰，宁血为安。方选百合固金汤增损，药用：京百合30 g，小生地、大熟地各15 g，京玄参10 g，川贝母6 g，北桔梗、麦门冬、炒白芍、全当归各10 g，东阿胶15 g，白及10 g，粉甘草5 g。3剂后二诊：咳嗽明显好转，痰血全消，咽干亦减，大便畅通，药已应证，未曾更方，前后诊治4次，症状消失。

【方论】

(1) 清代汪昂《医方集解》：此手太阴、足少阴药也。金不生水，火炎水干，故以二地助肾滋水退热为君。百合保肺安神，麦冬清热润燥，玄参助二地以生水，贝母散肺郁而除痰，归、芍养血兼以平肝，甘、桔清金，成功上部，皆以甘寒培元清本，不欲以苦寒伤生发之气也。

(2) 清代汪绂《医林纂要探源》：肺为相傅之官，治节所从出，而居近心位，畏火之逼。然使肺金肃清，而五脏平和，则不畏火之克，而治节自能从容，气有所主，以无游散拂逆之病。肺之化虚，则治无节，而不能主气，气逆脉乱，此宜酸以收之。然肺本多气而少血，易失之燥，而或人之肾水亏失，相火上炎，金虽生水，而不足以胜火则肺劳。君火无畏，相火助之。合而上炎，则肺愈受伤，是因肾之虚而反致肺之虚，肺已劳于用也。此方惟百合、芍药为补肺主药，而君以熟地则补肾滋水，佐以生地以壮水而制相火，而当归、元参又引水以上行，引血以归肝，麦冬、贝母、生甘草则上下其间，以通金水相生之路，又以桔梗泻肺之余邪，而降其逆气。盖主于制火，使不至刑金，而后助金以下生肾水，则其意亦归于固金而已。

（3）清代费伯雄《医方论》：此方金水相生，又兼养血，治肺伤咽痛失血者最宜。李士材谓：清金之后，急宜顾母，识解尤卓。予谓：咽痛一定，急当培土生金也。

（4）清代张秉成《成方便读》：百合色白，其形象肺，故能独入金家，为保肺宁神、清金润燥之品。又肺肾为子母之脏，《医贯》所谓母藏子宫，子隐母胎，故水虚则金受火刑。地黄、玄参壮水之主，麦冬、贝母清肺之烦，白芍平肝以保肺，当归引血以归经，甘、桔本为成方，可利咽喉而宣上部之结热也。

【方歌】百合固金二地黄，玄参贝母桔甘藏，麦冬芍药当归配，喘咳痰血肺家伤。

第十五章　祛湿方

$81.$ 平胃散

【方源】《简要济众方》

【组成】苍术_{去黑皮,捣为粗末}（120 g）　厚朴_{去粗皮,涂生姜汁,炙令香熟}（90 g）　陈橘皮_{洗净,焙干}（60 g）　甘草_{炙黄}（30 g）

【用法】每服 6 g，用水 300 mL，入生姜 2 片，大枣 2 枚，同煎至 180 mL，去滓，空腹时温服。

【功用】燥湿运脾，行气和胃。

【主治】湿滞脾胃证。

【证候】脘腹胀满，不思饮食，口淡无味，恶心呕吐，嗳气吞酸，肢体沉重，怠惰嗜卧，常多自利，舌苔白腻而厚，脉濡缓者。

【病机】本方所治诸证为湿浊困阻脾胃，运化失常，胃失和降所致。脾属土，湿为土之气，《素问·阴阳应象大论》曰："其在天为湿，在地为土，在体为阴，在脏为脾。"脾主运化，胃主受纳，脾胃为湿邪所困，则运化失司，胃失和降。脾阳不运，故不思饮食，口淡无味；浊阴上逆，故恶心呕吐，嗳气吞酸；湿阻气滞，则脘腹胀满；脾不运湿，水湿下走肠间，故常多自利；水湿泛滥，肢体肌肉失养，则身重怠惰。即《血证论》所说"身体沉重，倦怠嗜卧者，乃脾经有湿"，舌苔白腻而厚，脉濡缓，皆湿盛气阻所致。法当运脾除湿，以其振奋被困之脾阳，温化中焦寒湿。宜用辛香温燥之品，去其湿滞、理其脾胃，使中运得复，则诸症自除。

【方解】方中重用苍术燥湿运脾为君；厚朴行气化湿，消胀除满为臣；陈皮行气化滞为佐；炙甘草健脾和中，调和诸药为使。诸药合用，共成燥湿运脾、行气和胃之功。

【禁忌】惟湿土太过者能用之；脾土不足及老弱、阴虚之人，皆非所宜也。

【案例】王堉医案：薛鹤亭侍御名鸣皋，陵川人，古道照人。在吏部时掌选事，胥吏不敢欺以隐。后作御史，数条奏忤上旨，而公正无阿识者服焉。甲寅夏，其夫人患大便不通，医士或以为实热，投承气汤不效；或以为肠燥，投火麻仁亦不效；或以为食滞，投平胃散，通而旋塞。延余治之。诊其六脉微弱，右关尤甚，右尺脉细如丝。乃曰："此脾虚不能转运故也。"遂立四君平胃汤，重用潞参至一两。鹤翁曰："病苦不通，塞之不转剧乎？"余曰："君不识此。"《内经》云："塞因寒用。"盖人大小二便，全凭中气转运，中气不摄，则泄泻；中气太虚，则不能下送。夫人之病，非不欲不便，盖欲便而不下也。今以四君提其中气，平胃散调其胃气，再不通者事不复为此矣。晚即照方服之，次早即便数下，肚腹空虚，精神爽健，早餐已进三碗矣。午后来信云："同内之病，已十去八九，何神若是，昨日之言，思之不得其解，愿暇时一请教也。"次日即来拜谢。余曰："君未读医书，诚难下也。人之脾胃，何独不然。"鹤翁曰："闻所未闻，今乃知大便不通之不无虚证也。"遂与余为至交焉。

【方论】

(1) 明代吴昆《医方考》：湿淫于内，脾胃不能克制，有积饮痞膈中满者，此方主之。此湿土太过之证，经曰"敦阜"是也。苍术味甘而燥，甘则入脾，燥则胜湿；厚朴味温而苦，温则益脾，苦则燥湿，故二物可以平敦阜之土。陈皮能泄气，甘草能健脾，气泄则无湿郁之患，脾强则有制湿之能，一补一泄，又用药之则也。是方也，惟湿土太过者能用之，若脾土不足及老弱、阴虚之人，皆非所宜也。

(2) 明代张介宾《景岳全书》：夫所谓平胃者，欲平治其不平也，此东垣为胃强邪实者设。故其性味从辛从燥从苦，而能消能散，惟有滞有湿有积者宜之。今见方家每以此为常服健脾之剂，动辄用之，而不察可否，其误甚矣。

(3) 清代吴谦《删补名医方论》：柯琴曰："《内经》以土运太过曰敦阜，其病腹满；不及曰卑监，其病留满痞塞。"张仲景制三承气汤，调胃土之敦阜；李东垣制平胃散，平胃土之卑监也。培其卑者而使之平，非削平之谓，犹温胆汤用凉剂而使之温，非用温之谓。后之注《本草》者，曰："敦阜之土，宜苍术以平之；卑监之土，宜白术以培之。"若以湿土为敦阜，将以燥土为卑监耶！

不审敦阜、卑监之义，因不知平胃之理矣。二术苦甘，皆燥湿健脾之用，脾燥则不滞，所以能健运而得其平。第二术白者柔而缓，苍者猛而悍。此取其长于发汗，迅于除湿，故以苍术为君耳！不得以白补、赤泻之说，为二术拘也。厚朴色赤苦温，能助少火以生气，故以为佐；湿因于气之不行，气行则愈，故更以陈皮佐之。甘先入脾，脾得补而健运，故以炙甘草为使。名曰平胃，实调脾承气之剂欤！夫洁古取《金匮》之枳术汤以为丸，枳实之峻，重于厚朴，且无甘草以和之，虽倍白术，而消伐过于此方。昧者以术为补，为当久服，不思枳实为峻而不宜多，特未之思耳！

(4) 清代汪昂《医方集解》：此足太阴、阳明药也。苍术辛烈燥湿而强脾，厚朴苦温除湿而散满，陈皮辛温利气而行痰，甘草中州主药，能补能和，蜜炙为使。泄中有补，务令湿土底于和平也。

(5) 清代费伯雄《医方论》：人非脾胃无以养生，饮食不节，病即随之。多食辛辣则火生，多食生冷则寒生，多食浓厚则痰湿俱生。于是为积聚，为胀满，为泻痢，种种俱见。平胃散乃治脾胃之圣剂，利湿化痞，消胀和中，兼治时疫瘴气，燥而不烈，故为消导之首方。

(6) 清代张秉成《成方便读》：用苍术辛温燥湿，辟恶强脾，可散可宣者，为化湿之正药。厚朴苦温，除湿而散满；陈皮辛温，理气而行痰，以佐苍术之不及。但物不可太过，过刚则折，当如有制之师，能戡祸乱而致太平，故以甘草中州之药，能补能和者赞辅之，使湿去而土不伤，致于和平也。

【方歌】平胃散用朴陈皮，苍术甘草姜枣齐，燥湿运脾除胀满，调胃和中此方宜。

82. 藿香正气散

【方源】《太平惠民和剂局方》

【组成】大腹皮　白芷　紫苏　茯苓去皮（各30 g）　半夏曲　白术　陈皮去白　厚朴去粗皮,姜汁炙　苦桔梗（各60 g）　藿香去土（90 g）　甘草炙（75 g）

【用法】上药共为细末。每服 6 g，用水 150 mL，加生姜 3 片，大枣 1 枚，同煎至 100 mL，热服。如欲出汗，覆盖衣被。

【功用】解表化湿，理气和中。

【主治】外感风寒，内伤湿滞证。

【证候】恶寒发热，头痛，胸膈满闷，脘腹疼痛，恶心呕吐，肠鸣泄泻，舌苔白腻等。

【病机】风寒之邪外束，卫阳被遏，恶寒发热；太阳经气不利，头痛。脾为阴土之脏，喜燥恶湿，湿邪困阻脾土，使运化失职，气机不畅，故脘腹痞闷，甚则疼痛；脾主升清，胃主降浊，湿阻中焦，升降无权，浊气不降反上逆，恶心呕吐；清气不升反下降，肠鸣泄泻。《素问·阴阳应象大论》曰："清气在下，则生飧泄，浊气在上，则生䐜胀。此阴阳反作，病之逆从也。"所以有"湿多成五泄"和"无湿不成泄"。至于风寒之邪侵袭肺卫，从表入里，亦可导致运化失常，清浊不分，而致呕吐泄泻，然而必与湿浊相兼而致病。故《杂病源流犀烛》曰："湿盛则飧泄，乃独由于湿耳，不知风、寒、热、虚虽皆能为病，苟脾强无湿，四者均不得而干之，何自成泄？是泄虽有风、寒、热、虚之不同，要未有不源于湿也。"

另外，如饮食不当，停滞不化，或恣食肥甘，湿热内蕴；或误食生冷不洁之物，损伤脾胃致运化失职，水谷精微不能吸收，反成湿滞，亦能导致呕吐泄泻，诚如《景岳全书》曰："饮食不节，起居不时，以致脾胃受伤，则水反为湿，谷反为滞，精华之气不能输化，乃至合污下降而下利作矣。"治以外散风寒，内化湿滞（解表化湿，理气和中）。

【方解】方中主以藿香芳香化湿、理气和中兼能解表；辅以苏叶、白芷解表散寒而兼化湿滞，三药合用，其解表化湿之功，相得益彰；佐以厚朴、大腹皮去湿消滞，半夏、陈皮理气和胃、降逆止呕；桔梗宣肺利膈；湿滞之成，由于脾不健运，脾运则湿可化，又佐以茯苓、白术、甘草、大枣益气健脾，以助运化。各药合用，使风寒得解而寒热除，气机通畅则胸膈舒，脾胃调和则吐泻止。

【禁忌】阳虚湿盛者服用本品，则诸证往往不解，反易更耗伤阳气，使阳气内不能摄阴，外不能卫护肌表，造成恶性循环，反复感冒，汗出不止，甚者手足厥逆之变。因此，阳虚病人不要服用藿香正气散以解表化湿邪。

本方为辛香温燥之剂，如内热较盛，以及阴虚火旺体内无湿邪者不要服用本方。

【案例】闫云科医案：薛某，男，33岁。自述夏季过食西瓜，遂病泄泻之疾，日三五行，无脓血，不后重，至今已五月余。健脾消导之药多尝，终无一效。历时较久，神疲体衰，面色萎黄。纳谷呆滞，嗳腐食臭，腹胀脘闷，肠中雷鸣，小便黄浊，口苦口干。舌尖红、苔白腻。脉沉细略数。诊腹无压痛。观其脉症，显系暑湿未能及时宣化，一拖再拖使然。健脾消导乏效者，乃缺少解暑除湿之品也。拟藿香正气散加减：藿香10 g、半夏10 g、陈皮10 g、苍白术各15 g、厚朴10 g、滑石10 g、甘草6 g、茯苓15 g、黄连3 g、生姜6 g，3剂。二诊：泄泻止，胃纳醒，苔仍白腻，脉沉细弱。此脾虚之候也。拟异功散加味：党参15 g、苍白术各15 g、陈皮10 g、茯苓15 g、三仙各10 g、甘草6 g，3剂。

按：暑湿为患，本应祛湿清热为治，而惑于冬季，一味温补消导，致病邪缠身久久。尝忆某书，记一人于夏季日下读书，阅毕掩卷，至冬，翻书而中暑。事虽夸张，但有启于心。由是详询病史，知始由贪凉伤湿过度引起，故以上方处之。

【方论】

(1) 明代吴昆《医方考》：内伤、外感而成霍乱者，此方主之。内伤者调其中，藿香、白术、茯苓、陈皮、甘草、半夏、厚朴、桔梗、大腹皮，皆调中药也，调中则能正气于内矣；外感者疏其表，紫苏、白芷，疏表药也，疏表则能正气于外矣。若使表无风寒，二物亦能发越脾气，故曰"正气"。

(2) 清代汪昂《医方集解》：此手太阴足阳明药也。藿香辛温，理气和中，辟恶止呕，兼治表里为君；苏、芷、桔梗，散寒利膈，佐之以发表邪；厚朴、大腹行水消满，橘皮、半夏散逆除痰，佐之以疏里滞；苓、术、甘草益脾去湿，以辅正气为臣、使也。正气通畅，则邪逆自除矣。

(3) 清代徐大椿《医略六书·杂病证治》：脾胃不调，感冒暑湿，中气不能运化，故身热不解，腹满吐泻焉。藿香快胃祛暑，苏叶解表散湿，大腹绒泻滞气，冬白术健脾元，厚朴散满除湿，半夏醒脾燥湿，陈皮利中，茯苓渗湿邪，白芷散阳明之湿，桔梗利太阴之气，甘草甘缓中州，姜、枣调和营卫也。此调中散邪之剂，为感冒暑湿之方。其治不服水土亦强，扶土胜湿之义。

（4）清代张秉成《成方便读》：夫四时不正之气，与岚瘴、疟疾等证，无不皆由中气不足者，方能受之。而中虚之人，每多痰滞，然后无形之气，挟有形之痰，互结为患。故此方以白术、甘草补土建中者，即以半夏、陈皮、茯苓化痰除湿继之。但不正之气，从口鼻而入者居多，故复以桔梗之宣肺，厚朴之平胃，以鼻通于肺，而口达乎胃也。藿香、紫苏、白芷，皆为芳香辛散之品，俱能发表宣里，辟恶祛邪。大腹皮独入脾胃，行水散满，破气宽中。加姜、枣以和营卫，致津液，和中达表。如是则邪有不退，气有不正者哉？

（5）盛心如《实用方剂学》：寒燠不时，空气骤变，交互郁蒸，戾气流行，起居不慎，饮食失节，天时人事，两相感召，既不免疾病之侵临，而欲求健康之保障，则藿香正气之方尚矣。藿香芳香辛温，理气而宣内外，和中而止呕泄，善辟秽恶而解表里，故以为君。表里交错，上下交乱，而正气虚矣，故以苓、术、甘草，健脾培中以为臣，俾正气通畅，则邪气自除。况有苏、芷、桔梗散寒利膈，佐之以发表邪；朴、腹二陈消满除痰，佐之以疏里气。更引以姜、枣以调营卫，则表里和而健康复矣。

（6）蔡陆仙《中国医药汇海·方剂部》：四时不正之气，由口鼻而著于肠胃，故不用发汗以解表，而用东施芳香消导以和里，兼用奠安中土之药以扶之，故为治一切四时不正之气之通用品。或以苍术易白术，于湿重者尤宜之。

（7）李飞《中医历代方论精选》：本方虽有藿香、紫苏、白芷解表散寒，但毕竟以化湿和中为主，且紫苏、白芷二药，尚具理气和中，发越脾气的作用，所以使用本方，不必拘泥于表证的有无。

【方歌】藿香正气大腹苏，甘桔陈苓术朴俱，夏曲白芷加姜枣，感伤岚瘴并能驱。

83. 茵陈蒿汤

【方源】《伤寒论》

【组成】茵陈蒿_六两（18 g） 栀子_十四枚（12 g） 大黄_去皮,二两（6 g）

【用法】 上三味，以水一斗二升，先煮茵陈，减六升，内二味，煮取三升，去滓。分温三服。小便当利，尿如皂荚汁状，色正赤，一宿腹减，黄从小便去也。

【功用】 清热，利湿，退黄。

【主治】 湿热黄疸。

【证候】 一身面目俱黄，黄色鲜明，发热，无汗或但头汗出，口渴欲饮，恶心呕吐，腹微满，小便短赤，大便不爽或秘结，舌红苔黄腻，脉滑数有力。

【病机】 本证病机为阳明瘀热在里发黄，湿热壅滞中焦，导致土壅木郁，肝胆疏泄失常，湿不得下泄，湿热与瘀热郁蒸于肌肤，发为此证。黄疸的成因多为湿热交蒸或寒湿在里。黄疸一病多与湿邪有关，故有"无湿不成疸"之说，本方所治即为湿热黄疸。阳明病属里热实证，其主证有发热汗出，乃因热势向外宣透而不能发黄，但是由于热与湿合，湿热郁遏熏蒸，胆汁不循常道，身必发黄，色如橘子色而鲜明，若浸淫肌肤，下注膀胱，而使面目、小便俱黄。因无汗则热不得外越，小便不利则湿不得下泄，就构成了湿热内盛的条件。湿热内蕴，故发热。不能布津上承则口渴。湿邪壅滞，脾湿不运，则腹微满。谷气不化，故不欲饮食，或恶心欲吐。湿热胶结不解，出现但头汗出，齐颈而还，身体无汗，影响肝胆疏泄，胆汁外溢，于是肌肤发黄。瘀热在里而渴饮水浆，此又更加助长湿邪，且腑气不通，故大便秘结或不爽，小便不利。舌苔黄腻，脉滑数，均是湿热之象。

【方解】 方中茵陈清热利湿，疏利肝胆为君；茵陈苦平微寒，寒能清热，苦能燥湿，既能发汗使湿热从汗而出，又能利水使湿热从小便而去，是治疗黄疸的要药。栀子清泄三焦湿热，并可退黄为臣。二者同用，则能直导肝胆湿热出小便外泄。大黄苦寒泄热，荡涤胃肠，不但能协助茵陈、山栀以泄郁热，并能通利大便，导热下行为佐。三药相配，使湿热之邪从二便排泄，湿去热除，则发黄自退。三药都是苦寒泄利之品，所以主治身热、便秘的阳黄热证。

【禁忌】 本方苦寒较甚，阴黄证者不宜使用。

【案例】

（1）刘渡舟医案：孙某某，男，55 岁。1992 年 4 月 21 日初诊。3 年前，洗浴之后汗出为多，吃了 2 个橘子，突感胸腹之中灼热不堪，从此不能吃面食及鸡鸭鱼肉等荤菜，甚则也不能饮热水，如有触犯，则胸腹之中顿发灼热，令人烦扰为苦，必须饮进冷水则得安，虽属数九隆冬，只能饮凉水而不能饮热水。去医院检查，各项指标未见异常，多方医治无效，专程由东北来京请刘老诊治。经询问，患者素日口干咽燥，腹胀，小便短黄，大便干，数日一行。视其舌质红绛、苔白腻，切其脉弦而滑。据脉证特点，辨为"瘅热"之病，《金匮要略》则谓"谷疸"，乃脾胃湿热蕴郁，影响肝胆疏通代谢之能为病。治法：清热利湿，以通六腑，疏利肝胆，以助疏泄。疏方：柴胡茵陈蒿汤，柴胡15 g、黄芩10 g、茵陈15 g、栀子10 g、大黄4 g。服药7剂，自觉胃中舒适，大便所下秽浊为多，腹中胀满减半。口渴欲饮冷水，舌红、苔白腻，脉滑数等症未去，此乃湿热交蒸之邪，仍未驱尽，转方用芳香化浊、苦寒清热之法：佩兰12 g、黄芩10 g、黄连10 g、黄柏10 g、栀子10 g。连服7剂，口渴饮冷已解，舌脉恢复正常，胃开能食，食后不作胸腹灼热和烦闷，瘅病从此而愈。

按语：本案为"瘅热病"，为脾胃素有湿热，因饮食不节而发。脾湿胃热，湿热交蒸，导致肝胆疏泄不利，进而又影响脾胃的升降纳运，使木土同病，湿热并存。瘅通"疸"，说明湿热郁蒸日久，小便不利，可发为黄疸。《黄帝内经》对此病早有论述，《素问·玉机真脏论》曰："肝传之脾，病名曰脾风，发瘅，腹中热，烦心出黄。"本案见症与《黄帝内经》所言较为符合，其病与脾土关系最为密切，因脾脉入腹属脾络胃，上膈挟咽，连舌本散舌下。其支者，又复从胃别上膈注心中，故湿热困脾，则见胸腹灼热、心烦、口干、腹胀、小便短黄、舌苔白腻等症。这也就是张仲景在《金匮要略》所说的"谷疸之为病，寒热不食，食即头眩，心胸不安，久久发黄为谷疸"。心胸不安，即是对胸中烦热一类症状的描述，食后能助长脾胃湿热之气而加重了这些症状。故使人"不食，或不敢饮食"。"谷疸"当用茵陈蒿汤治疗，刘老结合本案有咽干、脉弦，而加柴胡、黄芩，取小柴胡汤之意，清利湿热而又调达气机。其第二方则以黄连解毒汤清热泻火，火去则湿孤；加佩兰以芳香醒脾化湿而除陈腐，《黄帝内经》即对湿热困脾的"脾瘅病"而有"治之以兰，除陈气"之说。

(2) 林家坤医案：韩某某，女，45岁。1987年9月7日初诊。自诉口渴，饮热则舒已两年余，口中黏腻不爽，纳差，形体肥胖、舌质淡胖，苔黄厚腻，脉沉弦而不数。前医用药，不外化湿、养阴之品。脉症合参，乃辨为湿遏热伏，久困脾阳，津不上承所致，根据《伤寒论》曰："渴引水者，此为瘀热在里，茵陈蒿主之。"故拟茵陈蒿汤加味：茵陈 15 g，焦山栀、生大黄各 6 g，熟附子 4 g，茯苓 9 g。2 剂，感口渴减轻，续服 5 剂，口渴即除。视其舌苔，稍现黄腻，嘱其改用佩兰 5 g，薄荷 2 g，生甘草 1 g，泡水长服，以化尽体内余湿。随访半年，未见复发。

按：口渴特征是渴喜热饮，口中黏腻或发甜。用茵陈蒿汤治疗，此亦《黄帝内经》"治之以兰，除陈气"大法中之变法也。方中加附子者，以减方药苦寒之弊；加茯苓者，以增方药化湿之力。

(3) 杨志一医案：主某，男，21 岁。1991 年 5 月 6 日初诊。1991 年 5 月 5 日赴宴，嗜食肥甘，饮酒过度。1991 年 5 月 6 日上午，突感上腹胀痛，接着右下腹疼痛，并伴阵发性发热，恶心、呕吐。直肠指检，右侧触痛。大便干结，小便不爽，舌苔黄而厚腻，脉弦数。证属湿热内蕴，气滞血瘀。治以清热利湿，理气活血为主。药用茵陈蒿汤加减：茵陈、败酱草、蒲公英各 30 g，生大黄、牡丹皮、金银花各 15 g，山栀、枳实各 10 g。3 剂水煎服，嘱其开始 1 天两剂，第 2 天服 1 剂，2 日后二便通畅，腹痛消失，再以调养康复。

按：本案肠痈初期因饮食不节致肠道传导失常，糟粕积滞，生湿生热，遂致气血不和，败血、浊气壅遏于肠。用茵陈蒿汤加减导积滞，通二便，并凉血化瘀，则腹痛立消。

【方论】

(1) 金代成无己《伤寒明理论》：王冰曰：小热之气，凉以和之；大热之气，寒以取之。发黄者，热之极也，非大寒之剂，则不能彻其热。茵陈蒿味苦寒，酸苦涌泄为阴，酸以涌之，苦以泄之，泄甚热者，必以苦为主，故以茵陈蒿为君。心法南方火而主热，栀子味苦寒，苦入心寒胜热，大热之气，必以苦寒之物胜之，故以栀子为臣。大黄味苦寒，宜补必以酸，宜下必以苦，推除邪热，必假将军攻之，故以大黄为使。苦寒相近，虽甚热，大寒必祛除，分泄前后，复得利而解矣。

(2) 明代许宏《金镜内台方议》：阳明者，为胃之土，其色黄，若发热汗出者，为热气得越，不能发黄也。但头上汗出，齐颈而还者，乃热气不得越也。小便不利，渴饮水浆者，乃热甚于胃，津液内瘀，结为黄也。故用茵陈为君，能治黄；栀子为臣，栀能治黄，寒以治热也；以大黄为佐使，以下泄瘀热，而除其黄也。

(3) 明代方有执《伤寒论条辨》：茵陈逐湿郁之黄，栀子除胃家之热，大黄推壅塞之瘀。三物者，苦以泄热，热泄则黄散也。

(4) 明代吴有性《温疫论》：茵陈为治疸退黄之专药。今以病证较之，黄因小便不利，故用山栀除小肠屈曲之火，瘀热既除，小便自利，当以发黄为标，小便不利为本。及论小便不利，病源不在膀胱，乃系胃家移热，又当以小便不利为标，胃实为本，是以大黄为专功，山栀次之，茵陈又其次也。设去大黄而服山栀、茵陈，是忘本治标，鲜有效矣。或用茵陈五苓，不惟不能退黄，小便间亦难利。

(5) 清代柯琴《伤寒来苏集·伤寒附翼》：太阳、阳明俱有发黄症，但头汗而身无汗，则热不外越；小便不利，则热不下泄，故瘀热在里而渴饮水浆。然黄有不同，症在太阳之表，当汗而发之，故用麻黄连翘赤小豆汤，为凉散法；症在太阳、阳明之间，当以寒胜之，用栀子柏皮汤，乃清火法；症在阳明之里，当泻之于内，故立本方，是逐秽法。茵陈秉北方之色，经冬不凋，傲霜凌雪，历遍冬寒之气，故能除热邪留结。佐栀子以通水源，大黄以除胃热。令瘀热从小便而泄，腹满自减，肠胃无伤，仍合引而竭之之义，亦阳明利水法奇法也。

(6) 清代徐彬《金匮要略论注》：久久发黄为谷疸，药用茵陈、栀子、大黄，乃以开郁解热为主，非发表亦非攻里也。盖茵陈性苦辛寒，善开肌肉之郁；栀子轻浮性凉，能解内郁，而降屈曲之火；大黄为攻下之品，然从栀子、茵陈，则取其相佐以开郁解热，所以茵陈最多，而大黄少也。

(7) 清代王子接《绛雪园古方选注》：茵陈散肌表之湿，得大黄则兼泻中焦之郁热；山栀逐肉理之湿，得大黄则兼泻上焦之郁热。惟其性皆轻浮，故与大黄仅入气分，泄热利小便，建退黄之功，与调胃承气仅泻无形之热同义。无枳实、芒硝，不能疾行大便，故不得妄称为下法。

(8) 清代吴瑭《温病条辩》：此纯苦急趋之方也。……胜火者莫如水，茵陈得水之精；开郁莫如发陈，茵陈生发最速，高出众草，主治热结黄疸，故以之为君。栀子通水源而利三焦，大黄除实热而减腹满，故以之为佐也。

(9) 清代张秉成《成方便读》：此方纯治邪气实而不虚者。如湿热内结而成实证，则茵陈五苓等药，又属无济，非用下夺之法，不足以杀其邪而导其结。故以栀子泄其前，大黄泄其后，茵陈辛苦微寒，得春初生发之气，能入太阳、阳明，发汗利水，为治黄主药。三味合而用之，前证自然奏效耳。若寒湿内郁而为阴黄者，其证则与前纯乎相反。但阴黄之色瘀而晦，阳黄之色明而鲜；阳黄则口渴便闭，阴黄则口不渴、二便和，以此为别。姜、附大辛大热，使寒湿之邪，从乎阳化，则茵陈又为治寒湿之用耳。足见一物之功，各随佐使而用，不必拘拘乎一物一用也。

（10）清代张锡纯《医学衷中参西录》：茵陈性寒味苦，具有生发之气，寒能胜热，苦能胜湿，其生发之气能逐内蕴之湿热外出，故可为湿热身黄之主药。佐以栀子、大黄者，因二药亦皆味苦性寒也。且栀子能屈曲引心火下行以利小便。大黄之色能直透小便，故少用之亦善利小便。至茵陈虽具有生发之性，《名医别录》亦谓其能利小便。三药并用，又能引内蕴之热自小便泻出，是以服之能随手奏效也。

【方歌】茵陈蒿汤治阳黄，栀子大黄组成方；湿热蕴结在肝胆，清热利湿退黄良。

84. 八正散

【方源】《太平惠民和剂局方》

【组成】车前子　瞿麦　萹蓄　滑石　栀子　甘草炙　木通　大黄面裹煨,去面,切,焙,各一斤（各500 g）

【用法】上为散，每服二钱（6 g），水一盏，入灯芯，煎至七分，去滓，温服，食后临卧。小儿量力少少与之。

【功用】清热泻火，利水通淋。

【主治】湿热淋证。

【证候】尿频，尿急，尿痛，淋沥不畅，尿色浑赤，甚则癃闭不通，小腹急满，口燥咽干，舌红苔黄腻，脉滑数。

【病机】本病病机为湿热下注膀胱，水道不利。湿热下注，膀胱气化不利则小便淋漓不畅，溺时涩痛；膀胱水道不通则小便点滴难出（癃闭），小腹急满；膀胱脉络受损则小便浑赤；津液耗损则口燥咽干。

【方解】方中木通、瞿麦、萹蓄、车前子、滑石均为清热除湿、利尿通淋药，为主药；配栀子清利三焦湿热，大黄泄热降火，导热下行，增强了泻火解毒功效，是辅药；灯芯清心利水，甘草梢调和诸药，缓急止痛，为辅佐药，诸药合用，具有清热泻火、利尿通淋之作用。

【禁忌】孕妇及虚寒病者忌用。本方多服会引起虚弱的症状，如头晕、心跳、四肢无力，食欲减退。

【案例】李蒙医案：王某，男，33岁。2011年11月4日初诊于湖北中医药大学戴天木教授。头晕疲倦三年余。患者自述头昏沉，疲乏无力，欲睡而不易入睡，睡觉涎水颇多，尿频，尿急，尿后余沥不尽，阴囊潮湿，大便稀溏，查其体胖，双眼胞水肿；舌苔黄腻，脉缓。辨为湿热之邪蒙上流下；治以清热泻火，利水通淋。处方：萹蓄20 g、瞿麦20 g、车前子15 g、栀子10 g、滑石15 g、苍术10 g、黄柏10 g、川牛膝10 g、薏苡仁30 g、草薢30 g、土茯苓30 g、茵陈30 g、藿香10 g、佩兰10 g、黄芩10 g、泽泻20 g、甘草6 g。7剂，水煎服，日1剂，分3次服。二诊：头晕疲乏均显著减轻，尿量增多，尿次减少，舌苔黄厚，脉缓有力。药后患者体重减轻2.5 kg。原方基础上，因时吐黄痰加法半夏15 g、茯苓15 g、陈皮10 g；双颈反复痤疮加蒲公英30 g、黄连10 g；牙龈肿痛加石膏30 g；口中异味加石菖蒲10 g。嘱其清淡饮食，适当运动。前后服药20余剂后，诸症悉退，舌苔已由黄腻转为基本正常。

按：本案由湿热之邪蒙上流下所致。虽然病人主诉为头晕疲乏无力多年，似有虚证之象，然结合他症，并非虚证之有，乃湿热之邪内扰，蒙蔽气机。清窍失养为标，湿热内扰为本。湿热下阻，膀胱气道不通，则小便淋漓不畅，尿频，尿急，三焦水道不畅，则眼睑浮肿，涎水颇多，阴囊潮湿；舌苔黄腻，脉缓均为湿热阻滞之象。戴师处以八正散合四妙丸加减，方中瞿麦、萹蓄，味苦性寒，善清利膀胱湿热，有利小便、去淋浊、通癃闭之专长，车前子清肺利膀胱，滑石、栀子清利三焦，加以草薢、土茯苓、茵陈、泽泻等清利之品，使湿热之邪从小便而去，合以四妙丸，使利湿清热之功更著。藿香、佩兰芳香祛湿逐秽，甘草和中，制苦寒渗利太过，兼调和诸药。全方合用，以清利膀胱为主，同时清肺肃上源，降心火利小肠，泄湿热走大肠，有疏凿分消之巧。

【方论】

(1) 清代汪昂《医方集解》：此手足太阳、手少阳药也。木通、灯草清肺热而降心火，肺为气化之源，心为小肠之合也；车前清肝热而通膀胱，肝脉络于阴器，膀胱津液之府也。瞿麦、萹蓄降火通淋，此皆利湿而兼泻热者也；滑石利窍散结，栀子、大黄苦寒下行，此皆泻热而兼利湿者也。甘草合滑石为六一散，用梢者，取其径达茎中，甘能缓痛也。虽治下焦而不专于治下，必三焦通利，水乃下行也。

(2) 清代徐大椿《医略六书·杂病证治》：热结膀胱不能化气而水积下焦，故小腹硬满，小便不通焉。大黄下郁热而膀胱之气自化，滑石清六腑而水道闭塞自通，瞿麦清热利水道，木通降火利小水，萹蓄泻膀胱积水，山栀清三焦郁火，车前子清热以通关窍，生草梢泻火以达茎中。为散，灯心汤煎，使热结顿化，则膀胱肃清而小便自利，小腹硬满自除矣。此泻热通闭之剂，为热结溺闭之方。

(3) 清代费伯雄《医方论》：此方治实火下注小肠、膀胱者则可。若阴虚夹湿火之体，便当去大黄，加天冬、丹参、丹皮、琥珀等味，不可再用大黄以伤其元气。

(4) 清代张秉成《成方便读》：夫淋之为病，虽有多端，其辨别不过虚实两途。若有邪而实者，其来必痛，或湿热，或瘀血，有邪证、邪脉可据者，悉从膀胱、溺道而来；若不痛而属虚者，由肾脏精道而来。盖前阴虽一，内有两窍，一为溺窍，一为精窍。故淋之一证，无不出于肾与膀胱也。然膀胱一腑，有下口而无上口，其水皆从大、小肠之分别清浊，而下渗为溺，则知湿浊瘀血，亦由此处而渗入膀胱为病焉。故此方以大黄导湿热直下大肠，不使其再入膀胱，庶几源清而流自洁耳。其既蓄于膀胱者，又不得不疏其流。以上诸药，或清心而下降，或导浊以分消，自然痛可止热可蠲，湿热之邪尽从溺道而出矣。

【方歌】八正木通与车前，萹蓄大黄滑石研，草梢瞿麦兼栀子，煎加灯草痛淋蠲。

85. 三仁汤

【方源】《温病条辨》

【组成】杏仁_{五钱}（15 g）　飞滑石_{六钱}（18 g）　白通草_{二钱}（6 g）　白蔻仁_{二钱}（6 g）　竹叶_{二钱}（6 g）　厚朴_{二钱}（6 g）　生薏苡仁_{六钱}（18 g）　半夏_{五钱}（15 g）

【用法】甘澜水八碗，煮取三碗，每服一碗，日三服。

【功用】宣畅气机，清利湿热。

【主治】湿温（湿温初起及暑温夹湿之湿重于热）证。

【证候】头痛恶寒，身重疼痛，肢体倦怠，面色淡黄，胸闷不饥，午后身热，苔黄略腻，脉弦细而濡。

【病机】湿温初起，邪在气分，湿重热轻。究其病因，一为外感时令湿热之邪；一为湿饮内停，再感外邪，内外合邪，酿成湿温。诚如薛生白所言："太阴内伤，湿饮停聚，客邪再至，内外相引，故病湿热。"（《温热经纬》）卫阳为湿邪遏阻，则见头痛恶寒；湿性重浊，故身重疼痛、肢体倦怠；湿热蕴于脾胃，运化失司，气机不畅，则见胸闷不饥；湿为阴邪，旺于申酉，邪正交争，故午后身热。

【方解】杏仁苦辛，宣利上焦肺气，气化则湿化；白蔻仁芳香化湿，行气，调中；生薏仁甘淡，渗利下焦湿热，健脾。三仁合用共为君药，能宣上、畅中、渗下而具清利湿热，宣畅三焦气机之功。半夏、厚朴辛开苦降，化湿行气，散满消痞共为臣药。滑石、竹叶、通草甘寒淡渗，利湿清热为佐。药用辛开苦降淡渗以宣上、畅中、渗下，使湿热之邪从三焦分消，调畅三焦气机。

【禁忌】舌苔黄腻，热重于湿者则不宜使用。杏仁用量不宜过大，常用量为 15 g，过量后易出现呼吸困难甚至窒息、死亡。

【案例】高建忠医案：患者赵某，男，58 岁。2 周前发热，经静脉滴注抗生素 9 天，发热控制，但仍感周身不适，影响工作，于 2010 年 12 月 8 日邀余至家诊治。患者自觉周身困乏无力，晨起口苦，口唇干燥，口内欠清爽，痰黏胸闷，咽喉不利，鼻塞，浊涕，双目欠清利，纳食欠佳，脘腹痞闷，大便不爽。舌质淡暗，舌苔薄白腻，脉濡。证属湿热困阻，气机不畅。治以清化湿热、疏展气机为法。方用三仁汤加减。处方：炒杏仁12 g，白豆蔻（后下）6 g，生薏苡仁15 g，姜半夏9 g，厚朴9 g，通草3 g，竹叶3 g，滑石（包煎）18 g，柴胡9 g，黄芩12 g，辛夷（包煎）12 g，桔梗9 g。3剂，水煎服。3日后再次至其家，谓药后周身轻爽，鼻通涕无，咽利痰清，纳增便畅。

【方论】

(1) 清代吴瑭《温病条辨》：湿为阴邪，自长夏而来，其来有渐，且其性氤氲黏腻，非若寒邪之一汗即解，温热之一凉即退，故难速已。世医不知其为湿温，见其头痛恶寒，身重疼痛也，以为伤寒而汗之，汗伤心阳，湿随辛温发表之药蒸腾上逆，内蒙心窍则神昏，上蒙清窍则耳聋、目瞑、不言。见其中满不饥，以为停滞而大下之，误下伤阴，而重抑脾阳之升，脾气转陷，湿邪乘势内渍，故洞泄。见其午后身热，以为阴虚，而用柔药润之，湿为胶滞阴邪，再加柔润阴药，二阴相合，同气相求，遂有锢结而不可解之势。惟以三仁汤，轻开上焦肺气，盖肺主一身之气，气化则湿亦化也。

(2) 李畴人《医方概要》：杏仁、蔻仁、厚朴、半夏之苦辛，开泄上、中焦之湿热而除满开痞；滑石、通草、薏仁、淡竹叶之甘淡，分渗以宣利下焦，使湿热从小便而化。甘澜水，以活水置器内，杓扬数百遍，取甘淡轻扬不助肾邪，速于下降耳。此乃苦辛淡宣利三焦湿热之留痹者也。

(3) 秦伯未《谦斋医学讲稿》：三仁汤为湿温证的通用方。……用杏仁辛宣肺气，以开其上；蔻仁、厚朴、半夏苦辛温通，以降其中；苡仁、通草、滑石淡渗湿热，以利其下。虽然三焦兼顾，其实偏重中焦。

【方歌】三仁杏蔻薏苡仁，朴夏白通滑竹伦，水用甘澜扬百遍，湿温初起法堪遵。

86. 五苓散

【方源】《伤寒论》

【组成】猪苓_{去皮,十八铢}（2.3 g）　泽泻_{一两六铢}（3.8 g）　白术_{十八铢}（2.3 g）　茯苓_{十八铢}（2.3 g）　桂枝_{去皮,半两}（1.5 g）

【用法】上五味，捣为散，以白饮和，服方寸匕，日三服。多饮暖水，汗出愈，如法将息。

【功用】利水渗湿，温阳化气。

【主治】膀胱气化不利之蓄水证。

【证候】小便不利，头痛微热，烦渴欲饮，甚则水入即吐，或脐下动悸，吐涎沫而头目眩晕，或短气而咳，或有水逆声，口燥而渴，心烦，苔薄略黄，脉沉。

【病机】太阳表邪未解，内传太阳膀胱腑，致膀胱气化不利，水蓄下焦，而成太阳经腑同病。外有太阳表邪，故头痛发热脉浮；内传太阳腑以致膀胱气化不利，则小便不利，水液蓄而不行以致津液不得输布，则烦渴引饮，饮入之水不得输布则水入即吐，而成水逆。

【方解】淡味渗泄为阳，二苓甘淡入肺，而通膀胱为君。咸味涌泄为阴，泽泻甘咸入肾膀胱，同利水道为臣。益土所以制水，故以白术苦温，健脾去湿为佐。膀胱者津液藏焉，气化则能出矣，故以肉桂辛热为使。热因热用，引入膀胱以化其气，使湿热之邪，皆从小水而出也。

【禁忌】湿热者忌用，且本方不宜常服。

【案例】

（1）俞长荣医案：一程姓病人，症见高热口渴，谵语不眠，小便短赤，脉浮洪大。连给大剂人参白虎汤三剂，不但证状无减，口渴反而增剧。我素遵家训（家父曰："伤寒方治病效若桴鼓，但用之不当，祸亦不浅。凡伤寒用药逾三剂而病不减者，就要退让高明，万勿固执己见，贻误病人。"先祖有"伤寒不过三"遗训），因此向病家告辞，请其改延他医。可是病家苦苦挽留，诚恳之情，又使我难以推却。正踌躇间，恰病者邻居程某来访，谓：他不知医理，但闻乡前辈某曾治一病人，口渴喜热饮，后用桂附之类云云。我猛然大悟，急问病者："喜热饮否？"答道："喜热饮，虽至手不可近，亦一饮而尽。"再细察其舌，质红无苔而滑。因思：脉浮洪大，发热，虽似白虎证，但口渴喜热饮实非白虎汤所宜。此乃无根之火上浮，故口渴喜热，舌红而滑；虚火扰及神明，故谵语，火不归位，膀胱气化失职，故小便短赤。当按膀胱蓄水证治之。选用五苓散改汤剂，桂枝用肉桂以引火归元（每剂用桂八分研末，分两次冲服）。仅两剂，热退口和，小便清利。后调理半月复元。

按：辨证眼目为渴喜热饮、舌滑，为太阳膀胱蓄水，津凝不滋所致，与五苓散化气行水，津布则口和热退而病愈。

(2) 江应宿医案：一仆人，19 岁。患伤寒发热，饮食下咽，少顷尽吐，喜饮凉水，入咽亦吐，号叫不定，脉洪大浮滑，此水逆证，投五苓散而愈。

按：本案乃蓄水之重证。水蓄于下，膀胱气化功能失职，水饮内停，气不布津，津液不能敷布于口，故渴欲饮水。然而内停之水饮较重，上干胃腑，胃失和降，故所饮之水，必拒而不受，以致水入则吐，而吐后仍然渴饮。于是饮水而渴不解，呕吐而水饮不除，大论谓之"水逆"，乃蓄水之严重者，可用五苓散化气行水以治其本。

(3) 李克绍医案：王某，男，7 岁。1975 年 7 月 13 日初诊。患儿多饮多尿，在当地医院检查尿比重为 1.007，诊断为尿崩症，治疗无效。诊见神色、脉象无异常，唯舌色淡有白滑苔，像刷一层薄薄不匀的浆糊似的。因思此证可能是水饮内结，阻碍津液的输布，所以才渴欲饮水，饮不解渴。其多尿只是多饮所致，属于诱导性，能使不渴少饮，尿量自会减少。因与五苓散方：白术 12 g、茯苓 9 g、泽泻 6 g、桂枝 6 g、猪苓 6 g，水煎。

按：舌苔白滑是辨识水气内停的一个主要特征。水气内停，津液不布，则见口渴，饮多则溲亦多。临床要审时度势，紧抓主证，不可坐等小便不利、发热之证俱全，才施以五苓散治疗。当然，如果消渴见舌红少苔，脉细数者，则为阴津亏虚，本方又当为禁用之列。

(4) 刘渡舟医案：碧某，女，1987 年 10 月 26 日初诊。病失音 4 个多月，已到了不能言语的程度，而由其家人代诉病情。曾服用大量滋阴清热之品及西药，均未获效。患者音哑无声，咽喉憋塞，口渴欲饮，头目眩晕。间其大便尚调，惟排溺不利，色白而不黄。切其脉沉，视其舌则淡嫩，苔水而滑。治须温阳下气，上利咽喉，伐水消阴，下利小便，方用五苓散为最宜。茯苓30g、猪苓15g、泽泻16g、白术10g、桂枝10g。服药5剂，咽喉憋闷大减，多年小便不解症状亦除。惟有鼻塞为甚，嗅觉不敏，于上方加麻黄0.5g，续服3剂，病愈。从此未见复发。

按：此水气不化，津液不行，阳气不能温煦，阴气上蔽咽喉之证。夫津液者，可滋润官窍，今水蓄而不化津，则有凝必有缺，是以咽干、口渴欲饮、小便不利迭现。水为阴邪，头为诸阳之会，阴水上凌，则头目眩晕。舌脉之象，亦皆为阴凝不化之证。前医不识，见有咽干口渴，以为肺胃津液不足，妄投甘寒滋柔之品，反助阴伐阳，使水凝不去。须用五苓散温阳化气，上利咽喉，下通小便，待水化津布而病愈。

(5) 彭国钧医案：范某某，男，46岁。患呃逆5天，伴口吐清水，腹胀满，小便不利。曾在当地服中药丁香柿蒂散数剂而不能止，于1987年4月2日来我院中医门诊求治。症见面白，精神疲倦乏力，头晕，不喜言语，呃声沉缓有力，时时欲吐，腹部胀大，烦躁不知所就，舌淡、苔白，脉浮弦，证属水饮寒邪，阻遏中焦，胃失和降，气机逆乱。仿《伤寒论》："伤寒，呃而腹满，视其前后，知何部不利，利之即愈。"遂予以五苓散加良姜，服2剂，诸症悉除。

按：中焦本寒，又加水饮停滞，胃气失和，致发呃逆。故用五苓散温化水饮，加良姜以温胃散寒，寒饮一去，胃气和降，呃逆自止。

(6) 吴克纯医案：徐某某，男，32岁。1982年9月8日诊。患者耳鸣三月余，曾服小柴胡汤、龙胆泻肝汤、黄连温胆汤、耳聋左慈丸、补中益气汤等60余剂皆乏效。患者两耳内有蝉鸣之声，时或如风入耳，听音不清。查体质壮实，饮食、大便正常，小便日数次，色淡不黄，舌质淡红、苔白，脉浮，两耳内未发现异常变化。此清窍不畅而致耳鸣。以上病治下，上窍不畅，泻下窍，以利小便之法治之。试投五苓散加味：泽泻30g，茯苓、白术各15g，猪苓12g，桂枝、石菖蒲各9g。服1剂后，小便次数增多，耳鸣渐减，连服5剂，耳鸣消失。

按：肾开窍于耳，主二阴。肾不化气，水泛清窍，亦可致耳鸣、耳聋。采用五苓散化气行水之法，利小便，泄下窍，下窍通而上窍畅，耳鸣随之而愈。

【方论】

(1) 金代成无己《伤寒明理论》：五苓之中，茯苓为主，故曰五苓散。茯苓味甘平，猪苓味甘平，虽甘也，终归甘淡。《内经》曰：淡味渗泄为阳。利大便曰攻下，利小便曰渗泄。水饮内蓄，须当渗泄之，必以甘淡为主，是以茯苓为君，猪苓为臣。白术味甘温，脾恶湿，水饮内蓄，则脾气不治，益脾胜湿，必以甘为助，故以白术为佐。泽泻味咸寒。《内经》曰：咸味下泄为阴，泄饮导溺，必以咸为助，故以泽泻为使。桂枝味辛热，肾恶燥，急食辛以润之，散湿润燥可以桂枝为使。

(2) 明代方有执《伤寒论条辨》：以证有里而人燥渴，故用四苓以滋之，以表在而脉浮数，故凭一桂以和之，谓五苓散能两解表里者，此也。……五苓散者，润津液而滋燥渴，导水饮而荡结热，所以又得为消痞满之治也。

(3) 明代许宏《金镜内台方议》：发汗后，烦渴饮水，脉洪大者，属白虎汤；发汗后，烦渴饮水，内热实，脉沉实者，属承气汤；今此发汗后，烦渴欲饮水，脉浮，或有表，小便不利者，属五苓散主之。五苓散乃汗后一解表药也，此以方中云覆取微汗是也。故用茯苓为君，猪苓为臣，二者之甘淡，以渗泄水饮内蓄，而解烦渴也。以泽泻为使，咸味泄肾气，不令生消渴也；桂枝为使，外能散不尽之表，内能解有余之结，温肾而利小便也。白术为佐，以其能燥脾土而逐水湿也。故此五味之剂，皆能逐水而祛湿。是曰五苓散，以其苓者令也，通行津液，克伐肾邪，号令之主也。

(4) 清代沈金鳌《杂病源流犀烛》：业师孙庆曾先生尝谓余曰：肿胀门惟水病难治。其人必真火衰微，不能化生脾土，故水无所摄，泛滥于肌肉间。法惟助脾扶火，足以概之，而助脾扶火之剂，最妙是五苓散。肉桂以益火，火暖则水流；白术以补土，土实则水自障；茯苓、猪苓、泽泻以引水，则水自渗泄而可不为患。每见先生治人水病，无不用五苓散加减，无不应手而愈如响应者。

(5) 清代吴谦《医宗金鉴》：是方也，乃太阳邪热入府，水气不化，膀胱表里药也。一治水逆，水入则吐；一治消渴，水入则消。夫膀胱者，津液之府，气化则能出矣。邪热入之，若水盛则水壅不化而水蓄于上，膀胱之气化不行，致小便不利也。若热盛则水为热耗，而水消于上，膀胱之津液告竭，致小便不利也。水入吐者，是水盛于热也；水入消者，是热盛于水也。二证皆小便不利，故均得而主之。然小便利者不可用，恐重伤津液也。由此可知五苓散非治水热之专剂，乃治水热小便不利之主方也。君泽泻之咸寒，咸走水府，寒胜热邪。佐二苓之淡渗，通调水道，下输膀胱，并泻水热也。用白术之燥湿，健脾助土，为之堤防以制水也。用桂之辛温，宣通阳气，蒸化三焦以行水也。泽泻得二苓下降，利水之功倍，小便利而水不蓄矣。白术须桂上升，通阳之效捷，气腾津化渴自止也。若发热表不解，以桂易桂枝，服后多服暖水，令汗出愈。是此方不止治停水小便不利之里，而犹解停水发热之表也。加人参名春泽汤，其意专在助气化以生津。加茵陈名茵陈五苓散，治湿热发黄，表里不实，小便不利者，无不克也。

（6）清代柯琴《伤寒附翼》：水者肾所司也，泽泻味咸入肾，而培水之本。猪苓黑色入肾，以利水之用。白术味甘归脾，制水之逆流，茯苓色白入肺，清水之源委，而水气顺矣。然表里之邪，谅不因水利而顿解，故必少加桂枝，多服暖水，使水津四布，上滋心肺，外达皮毛，溱溱汗出，表里寒热两除也。

（7）清代黄元御《伤寒悬解》：五苓散，桂枝行经而发表，白术燥土而生津，二苓泽泻行水而泄湿也，多服暖水，蒸泄皮毛，使宿水亦从汗散，表里皆愈矣。

（8）清章楠《医门棒喝·伤寒论本旨》：此方在伤寒门，为兼治太阳经腑之病，应用桂枝。故论曰，中风发热，六七日不解而烦，有表里证。可知当用桂枝以行表，故又言汗出愈，不然二苓、泽泻下泄之力胜，焉能使其行表出汗乎？若无表证，宜用肉桂，则其化气行水之功更胜也。盖是方无论用桂、用枝，皆为宣化三焦之法，即非太阳之主方，何也？以三焦司一身表里升降之气，内自脾胃，外达肌肤，必由三焦转输，故三焦气和，则内外通利，二便自调。然其升降之机，又在脾之健运。故此方用术健脾，以桂通阳，阳气运化，水道流行，乃以二苓、泽泻导入膀胱而泄。所以经言：三焦者，水道出焉，属膀胱，而膀胱为三焦之下游也。又曰：气化则能出焉。谓三焦之气宣化，而膀胱之水方能出也。仲景又用此方治霍乱。霍乱，脾胃病也，因三焦气阻不得升降，而致吐利交作，则其非太阳主方，理可见矣。若治霍乱，当用肉桂为宜。

（9）清代费伯雄《医方论》：湿为地之气，其中人也缓，其入人也深，其为病也不可以疾而已。坐卧卑湿，汗渍雨霖，此湿之自外来者也；多食浓腻，过嗜茶酒，此湿之自内生者也。治湿必先理脾，脾土健运，始能渗湿，此定法也。又须分利，使浊阴从下而出，亦定法也。五苓散，仲景本为脉浮、小便不利、微热、消渴、表里有病者而设。方中宜用桂枝，不可用肉桂。后人遂通治诸湿、腹满、水饮、水肿、呕逆、泄泻、水寒射肺或喘或咳、中暑烦渴、身热头痛、膀胱热、便秘而渴、霍乱吐泻、痰饮湿症、身痛身重等症。总之治寒湿则宜用肉桂，不宜用桂枝。若重阴生阳，积湿化热，便当加清利之药，并桂枝亦不可用矣。至加减之附方，各有宜称，亦当细细参之。

（10）清代唐笠山《吴医汇讲》：此治小便不利之主方，乃治三焦水道而非太阳药也。《素问·经脉别论》曰：饮入于胃，游溢精气，上输于脾，脾气散精，上归于肺，通调水道，下输膀胱，水精四布，五精并行。此方用桂以助命门之火，是釜底加薪，而后胃中之精气上腾，再用白术健脾以输于肺，而后用二苓泽泻运水道之升已而降，其先升后降之法，与内经之旨滴滴归源，复与太阳何涉。

（11）清代吕震名《伤寒寻源》：诸家皆以导湿滋干，释五苓之取义，但以桂枝之辛温，苓泽之渗泄，即白术亦主燥脾，与生津润燥之义全不相涉，而渴证宜之何也？盖此证由经入府，水蓄于下，不能输津于上，故治渴必先治水，且散服而多饮暖水，自有输精散布之功。

（12）清代张秉成《成方便读》：治伤寒太阳证，表不解，邪入于腑，热结膀胱，小便不通，以及诸湿肿满，盛于下焦，或趋于下，则为泄泻，或逆于上，则为呕、咳等证。然太阳有经有腑，经者，即为表证，可汗之而愈；若传入于腑，腑者，膀胱也，膀胱为水腑，热则水结不行，少腹满，小便不利，由是内外之湿，悉皆趋附，下行极而上者有之，故用二苓、泽泻直入膀胱，泻其热结之水邪。表既未除，故用桂枝以解不尽之表。湿盛则土衰，故用白术崇土以胜其湿，使脾土有健运之功，表里两解，正气不伤耳。如湿邪在里，外无表证者，则用肉桂，假其大辛大热以入下焦，化其阴湿，开之导之，随苓、泽渗利，自无留滞也。

【方歌】五苓散治太阳府，泽泻白术与二苓，温阳化气添桂枝，利便解表治水停。

87. 猪苓汤

【方源】《伤寒杂病论》

【组成】猪苓_{去皮}　茯苓　泽泻　阿胶　滑石_{碎,各一两}（各3g）

【用法】上五味，以水四升，先煮四味，取二升，去滓。内阿胶烊消。温服七升。日三服。

【功用】育阴清热利水。

【主治】阴虚水气热证。

【证候】小便不利，或尿血，发热，渴欲饮水，心烦，失眠，或下利，或呕吐，或咳嗽，舌红少津，或苔少，脉细或弱。

【病机】本方用于少阴阴虚，水热互结证。少阴为心、肾两脏，肾主水，若肾阴虚，一方面使肾气不充，失于主水之功，可致水液内停；另一方面，肾阴虚不能上济心火，心火亢盛，又可产生内热。邪热与水相互搏结，形成水热互结的病理结果。水热互结，泛滥中焦，下渗于肠，则下利；上攻于肺则咳；中犯于胃则呕；膀胱气化不行，则小便不利。阴虚火旺，心肾不交，则不寐。猪苓汤用猪苓、茯苓、泽泻利水，阿胶滋阴，滑石清热。凡阴虚水热互结之证，用之皆效。

【方解】方中以猪苓、茯苓渗湿利水为君；滑石、泽泻通利小便，泄热于下为臣，君臣相配，既能分消水气，又可疏泄热邪，使水热不致互结；更以阿胶滋阴为佐，滋养内亏之阴液。诸药合用，利水而不伤阴，滋阴而不恋邪，使水气去，邪热清，阴液复而诸症自除。

【禁忌】阳明病，汗出多而渴者，不可与猪苓汤；忌醋物；虽渴而里无热者，不可与也。

【案例】

(1) 岳美中医案：高某某，女性。患慢性肾盂肾炎，因体质较弱，抗病功能减退，长期反复发作，经久治不愈。发作时有高热、头痛、腰酸、腰痛、食欲减退、尿意窘迫、排尿少，有不快与疼痛感。尿检查：混有脓球，上皮细胞，红、白细胞等。尿培养：有大肠杆菌。中医诊断：属淋病范畴。此为湿热侵及下焦。治宜清利下焦湿热，选张仲景《伤寒论》猪苓汤。猪苓 12 g，茯苓 12 g，滑石 12 g，泽泻 18 g，阿胶 9 g（烊化兑服）。水煎服 6 剂后，诸症即消失。

按：本案"体质较弱"，恐肾虚于先，"久治不愈"，乃邪恋于内。综观诸症，而为肾阴虚膀胱湿热也，阴虚加湿热，胶柱鼓瑟，故"长期反复发作"，惟与猪苓汤滋清利湿热，两不相误，果 6 剂获愈。

（2）梁柳文医案：梁某某，男 30 岁。病者于 1979 年 1 月间，忽觉小便次数及量均明显减少，尿如洗肉水样，身无水肿、无黄染、无涩痛。检查小便常规，发现红细胞（＋＋＋），白细胞（＋），蛋白（＋），曾做 X 线腹部平片并用尿沉淀做直接涂片检查，均未发现异常。曾在当地治疗，共服中药百余剂无效，后经友人介绍来诊。小便仍见短少，肉眼血尿，如洗肉水样，伴咽干，气短乏力，动则汗出。舌质淡、苔白干，脉细弱。诊为血尿，证属阴虚，气不摄血。拟滋阴补气，止血利尿为治，用猪苓汤加味。猪苓 12 g，茯苓 12 g，滑石 15 g，泽泻 12 g，阿胶（烊化）12 g，女贞子 15 g，旱莲草 20 g，党参 15 g，白术 12 g。连服 4 剂后，尿色转淡，诸症减轻，尿检红细胞（＋＋＋），白细胞消失，蛋白（±），照上方连服 16 剂，症状消失，尿检正常而告愈。后嘱以六味地黄丸与补中益气丸交替早晚各服 1 次，每次 9 g，共服 1 个月以巩固疗效，追踪 1 年余，未再复发。

按：一般而言，尿血的部位在肾与膀胱，其病机主要责之于热伤脉络及脾肾不固。本案尿血虽经多次检查原因不明，辨证求因，乃为阴虚有热，夹有脾肾气虚之证，故治以猪苓汤，合二至丸滋阴清热，加党参、白术以益气摄血。

【方论】

（1）明代许宏《金镜内台方议》：猪苓汤与五苓散二方，大同而异者也。但五苓散中有桂、术，兼治于表也；猪苓汤中有滑石，兼治于内也。今此脉浮发热，本为表；又渴欲饮水，小便不利，乃下焦热也。少阴下利不渴者为寒，今此下利渴，又咳又呕，心烦不得眠，知非虚寒，乃实热也。故用猪苓为君，茯苓为臣，轻淡之味，而理虚烦，行水道；泽泻为佐，而泄伏水；阿胶、滑石为使，镇下而利水道者也。

（2）明代吴昆《医方考》：伤寒少阴下利而主此方者，分其小便而下利自止也。伤寒渴欲饮水，小便不利，而主此方者，导其阳邪由溺而泄，则津液运化，而渴自愈也。又曰：猪苓质枯，轻清之象也，能渗上焦之湿；茯苓味甘，中宫之性也，能渗中焦之湿；泽泻味咸，润下之性也，能渗下焦之湿；滑石性寒，清肃之令也，能渗湿中之热。四物皆渗利，则又有下多亡阴之惧，故用阿胶佐之，以存津液于决渎尔。

(3) 明代方有执《伤寒论条辨》：猪苓、茯苓从阳而淡渗，阿胶、滑石滑泽以滋润，泽泻咸寒走肾以行水。水行则热泄，滋润则渴除。

(4) 清代柯琴《伤寒来苏集·伤寒论注》：脉证全同五苓，彼以太阳寒水，利于发汗，汗出则膀胱气化而小便行，故利水之中仍兼发汗之味；此阳明燥土，最忌发汗，汗之则胃亡津液，而小便更不利，所以利水之中仍用滋之品。二方同为利水，太阳用五苓者，因寒水在心下，故有水逆之证，桂枝以散寒，白术以培土也；阳明用猪苓者，因热邪在胃中，故有自汗证，滑石以滋土，阿胶以生津也。散以散寒，汤以润燥，用意微矣。

(5) 清代汪昂《医方集解》：此足太阳、阳明药也。热上壅则下不通，下不通热益上壅。又湿郁则为热，热蒸更为湿，故以烦而呕渴，便秘而发黄也。淡能渗湿，寒能胜热，茯苓甘淡，渗脾肺之湿；猪苓甘淡，泽泻咸寒，泻肾与膀胱之湿；滑石甘淡而寒，体重降火，气轻解肌，通行上下表里之湿；阿胶甘平润滑，以疗烦渴不眠。要使水道通利，则热邪皆从小便下降，而三焦俱清矣。

(6) 清代周扬俊《伤寒论三注》：热盛膀胱，非水能解，何者？水有止渴之功，而无祛热之力也。故用猪苓之淡渗与泽泻之咸寒，与五苓不异。而此易白术以阿胶者，彼属气，此属血分也；易桂以滑石者，彼有表，而此为消暑也。然则所蓄之水去，则热消矣，润液之味投，则渴除矣。

(7) 清代王子接《绛雪园古方选注》：五者皆利水药，标其性之最利者名之，故曰猪苓汤，与五苓之用，其义天渊。五苓散治太阳之本，利水监以实脾守阳，是通而固者也。猪苓汤治阳明、少阴热结，利水复以滑窍育阴，是通而利者也。盖热邪壅闭劫阴，取滑石滑利三焦；泄热救阴淡渗之剂，唯恐重亡其阴，取阿胶即从利水中育阴，是滋养无形以行有形也。故仲景云：汗多胃燥，虽渴而里无热者，不可与也。

(8) 清代唐宗海《血证论》：此方专主滋阴利水，凡肾经阴虚，水泛为痰者，用之立效。取阿胶润燥，滑石清热，合诸药皆滋降之品，以成其祛痰之功。痰之根源于肾，制肺者治其标，治肾者治其本。

（9）清代张秉成《成方便读》：治太阳病里热不解，热传阳明，渴欲饮水，小便不利，恐津液内亡，转成胃实之证，以及湿热伤阴，须补阴利湿，并用为治者。夫太阳、阳明，其位最近，且论传变之次第，亦皆太阳传入阳明。阳明者，胃也。胃者，土也，万物所归，无所复传。但阳明一经，最虑者亡津液，津液一伤，即成胃实不大便之证，故仲景治阳明，处处以存阴救阴为务。如此之证，热在膀胱，久而不解，则热伤津液，于是渴欲饮水；传胃之象已形，而小便仍不利，膀胱之邪，依然不化，若不先治其本，则热势终不得除。故以二苓、泽泻分消膀胱之水，使热势下趋；滑石甘寒，内清六腑之热，外彻肌表之邪，通行上下表里之湿。恐单治其湿，以致阴愈耗而热愈炽，故加阿胶养阴熄风，以存津液，又为治阴虚湿热之一法也。

（10）岳美中《岳美中医案集》：若湿热踞于下焦，灼伤阴络尿血者，苦寒清利之品非所宜，若勉为其用，必更损阴液。此时应以猪苓汤治之。二苓甘平，泽泻、滑石甘寒，清利湿热而不伤阴，阿胶养血止血，而不碍清利。猪苓汤能疏泄湿浊之气，而不留其瘀滞，亦能滋润其真阴，而不虑其枯燥。虽五苓散同为利水之剂，一则用术、桂暖肾以行水；一则用滑石、阿胶以滋阴利水。日本医生更具体指出，淋病脓血，加车前子、大黄，更治尿血之重症。从脏器分之，五苓散证病在肾脏，虽小便不利，而小腹不满，决不见脓血；猪苓汤证病在膀胱、尿道，其小腹必满，又多带脓血。

【方歌】猪苓汤用猪茯苓，泽泻滑石阿胶并，小便不利兼烦渴，利水养阴热亦平。

$\mathcal{88}$. 防己黄芪汤

【方源】《金匮要略》

【组成】防己_{一两}（12 g）　黄芪_{去芦，一两一分}（15 g）　甘草_{炒，半两}（6 g）　白术_{七钱半}（9 g）

【用法】上锉麻豆大，每抄五钱匕（15 g），生姜四片，大枣一枚，水盏半，煎八分，去滓温服，良久再服。服后当如虫行皮中，以腰下如冰，后坐被上，又以一被绕腰以下，温令微汗，瘥。

【功用】益气祛风，健脾利水。

【主治】风水或风湿。

【证候】汗出恶风，身重，小便不利，舌淡苔白，脉浮。

【病机】表虚不固，外受风邪。

【方解】治表虚邪而兼湿者，其中防己与黄芪为主药。防己与白术配合祛湿气；黄芪同甘草补表虚，固肌表。

【禁忌】若水湿壅盛、汗不出者，虽有脉浮恶风，亦非本方所宜。

【案例】黄泰生医案：安某，男，60 岁。1988 年 2 月 9 日初诊。患慢性支气管炎 5 年，咳嗽冬季尤重，痰白带泡沫，胸脘作闷，夜间咳甚，动则喘息加剧，不能平卧，每晚只能睡三四个小时，纳少，便溏，日四五次，苔白腻，脉缓滑。自诉长期使用抗生素罔效，观其病历，常服止嗽散、陈皮末、川贝液、消咳喘、鲜竹沥等品，仍缠绵不愈。诊察患者，属脾肺阳虚，脾为湿困，肺失肃降而致咳嗽。《金匮要略·痉湿暍病脉证治第二》，防己黄芪汤条中有"喘者加麻黄，气上冲者加桂枝"之说，治拟防己黄芪汤合苓桂术甘汤并加麻黄温阳除湿，入肺定喘：防己 10 g，黄芪 15 g，西党参 15 g，白术 8 g，云苓 12 g，甘草 4 g，法夏 8 g，炙麻黄 4 g，陈皮 8 g，桂枝 4 g，五味子 4 g，干姜 6 g。5 剂。

二诊咳嗽减轻，睡眠较好，能安睡五六个小时，咳嗽痰少，饮食稍增，大便软，日两三次，腻苔减退，脉缓滑。宜加重温阳化湿之力，上方加附片（先煎）8 g。服 10 剂后，症情逐日减轻，嘱加强体质锻炼，注意气候变化及饮食起居调摄，提高机体适应力和抗病力。在咳嗽缓解期间，亦常服防己黄芪汤加减，坚持"缓则治其本"的原则。随访 4 年，咳嗽大减，冬季发病甚微，体质大有改善。

【方论】

（1）明代徐彬《金匮要略论注》：此言风湿中有脾气不能运，湿不为汗衰者，又不得泥微发汗之例。谓上条之一身尽疼，邪虽偏体，正气犹能自用，且发热则势犹外出也。假若身重，则肌肉之气，湿主之，虽脉浮汗出恶风，似邪犹在表，然湿不为汗解，而身重如故，则湿欲搏风而风热盛不受搏，反搏肌肉之正气，明是脾胃素虚，正不胜邪，外风内湿，两不相下。故以术、甘健脾强胃为主，加芪以壮卫气，而以一味防己逐周身之风湿。谓身疼发热，则湿邪尚在筋膜，此则正气为湿所痹；故彼用薏苡、炙草靖内，以佐麻、杏所不逮，此反用芪、术、甘为主，协力防己，以搜外之风湿。盖湿既令身重，则虽脉浮汗出恶风，不可从表散也。然姜多枣少，宣散之意在其中矣。

（2）清代汪昂《医方集解》：此足太阳、太阴药也。防己大辛苦寒，通行十二经，开窍泻湿，为治风肿、水肿之主药；黄芪生用达表，治风注肤痛，温分肉实腠理，白术健脾燥湿，与黄芪并能止汗为臣；防己性险而捷，故用甘草甘平以缓之，又能补土制水为佐；姜、枣辛甘发散，调和营卫为使也。

（3）清代尤怡《金匮要略心典》：风湿在表，法当从汗而解。乃汗不待发而自出，表尚未解而已虚，汗解之法不可守矣。故不用麻黄出之皮毛之表，而用防己驱之肌肤之里，服后如虫行皮中，及从腰下如冰，皆湿下行之征也。然非芪、术、甘草，焉能使卫阳复振，而驱湿下行哉？

（4）清代黄元御《金匮悬解》：风客皮毛，是以脉浮；湿渍经络，是以身重；风性疏泄，是以汗出恶风。防己黄芪汤，甘草、白术补中而燥土。黄芪、防己发表而泄湿也。

（5）清代陈元犀《金匮方歌括》：恶风者，风伤肌膜也；身重者，湿伤经络也；脉浮者，病在表也。何以不用桂枝、麻黄以发表祛风，而用防己黄芪以补虚行水乎？盖以汗出为腠理之虚，身重为土虚湿胜。故用黄芪以走塞空，枣、白术以补土胜湿，生姜辛以去风、温以行水。重于防己之走而不守者，领诸药环转于周身，使上行下出，外通内达，迅扫而无余矣。

（6）清代费伯雄《医方论》：去风先养血，治湿先健脾，此一定之法。此症乃风与水相乘，非血虎生风之化，故但用治风逐水健脾之药，而不必加血药，但得水气去而腠理实，则风亦不能独留矣。

（7）清代张秉成《成方便读》：此治卫阳不足，风湿乘虚客于表也。风湿在表，本当以风药胜之，从汗出而愈，此为表虚有汗，即有风去湿不去之意，故不可更用麻黄、桂枝等煞费苦心再发其汗，使表益虚。防风、防己二物，皆走表行散之药，但一主风而一主湿，用各不同，方中不用防风之散风，而以防己之行湿。然病因表虚而来，若不振其卫阳，则虽用防己，亦不能使邪迳去而病愈，故用黄芪助卫气于外，白术、甘草补土德于中，佐以姜、枣通行营卫，使防己大彰厥效。服后如虫行皮中，上部之湿欲解也。或腰以下如冰，用被绕之，令微汗出瘥，下部之湿仍从下解，虽下部而邪仍在表，仍当以汗而解耳。

【方歌】防己黄芪金匮方，白术甘草枣生姜，汗出恶风兼身重，表虚湿盛服之康。

89. 苓桂术甘汤

【方源】《伤寒杂病论》

【组成】茯苓_{四两}（12 g）　桂枝_{去皮，三两}（9 g）　白术　甘草_{各二两}（各6 g）

【用法】上四味，以水六升，煮取三升，去滓。分温三服。

【功用】温阳化饮，健脾利湿。

【主治】脾虚痰饮证。

【证候】胸胁胀满，眩晕心悸，短气而咳，舌苔白滑，脉弦滑或沉紧。

【病机】《医宗必读》曰："脾土虚弱，清者难升，浊者难降，留中滞膈而为痰。"脾阳不足，健运失职，则湿滞而为痰为饮。而痰饮随气升降，无处不到，停于胸胁，则见胸胁支满；阻滞中焦，清阳不升，则见头晕目眩；上凌心肺，则致心悸、短气而咳；舌苔白滑、脉沉滑或沉紧皆为痰饮内停之征。

【方解】方中立茯苓为君药，有益脾助阳，淡渗利窍，除湿化痰，降浊生新之功。入手太阴，补肺气，清肺热，养肺阴而化肺中浊痰；入手少阴，补心气，温心阳，育心阴，安心神，除惊悸，止心汗。又是去心下水饮的要药。故入阳明胃腑，能温暖脾胃，振奋升降功能，育养脾胃之阴液。其淡渗利湿之功，与甘温化阳之力，能温化痰饮，在脾气升清、肺气肃降、三焦气化等作用下，下输膀胱，经膀胱气化，将湿热排出体外。方中立桂枝为臣药，因桂枝的甘温化阳之力，温通血脉，调和气血等功效，在方中起主导作用。桂枝又是太阳经去寒解表的主药，开发腠理，去除表邪，振奋阳气，使经脉温顺调和，有助于茯苓、白术、甘草运化痰饮湿邪，健补脾胃。白术为方中臣药，借其苦能燥湿，甘温能温补脾胃，又能温通中州血脉，运化痰饮水湿。甘草在方中为使药，以其甘缓之力制茯苓淡渗不过，以其清泻之力，缓桂枝的辛温之热，以升浮施降之功，缓解白术的壅滞之性。四味药配伍，共奏温阳化饮、健脾利湿之功。

【禁忌】若饮邪化热，咳痰黏稠者，非本方所宜。本方药性偏温，痰饮而阴虚火旺者慎用。

【案例】

(1) 王旭高医案：治一人。痰饮聚于胸中，咳而短气，心悸，用四君补气，二陈化痰，款冬止咳，加减成方，仍不越苓桂术甘汤之制，若舍仲景，别求良法，是犹废规矩，而为方圆也，讵可得哉？

(2) 刘渡舟医案：陆某某，男，42岁。形体肥胖，患有冠心病心肌梗死而住院，抢治2个月有余，未见功效。现证：心胸疼痛，心悸气短，多在夜晚发作。每当发作之时，自觉有气上冲咽喉，顿感气息窒塞，有时憋气而周身出冷汗，有死亡来临之感。颈旁之血脉又随气上冲，心悸而胀痛不休。视其舌水滑欲滴，切其脉沉弦，偶见结象。辨为水气凌心，心阳受阻，血脉不利之"水心病"。处方：茯苓30 g、桂枝12 g、白术10 g、炙甘草10 g。此方服3剂，气冲得平，心神得安，诸症明显减轻。但脉仍带结，犹显露出畏寒肢冷等阳虚见证。乃于上方加附子9 g，肉桂6 g，以复心肾之气。服3剂手足转温，而不恶寒，然心悸气短犹未痊愈，再与上方中加党参、五味子各10 g，以补心肺脉络之气。连服6剂，诸症皆瘥。

(3) 姜春华医案：魏某，女，55岁。1973年10月22日初诊。患耳源性眩晕病已7年，发作时视物转动，如坐凌空，素患支气管炎，咳嗽痰多白沫，大便溏薄，苔白腻，脉滑大。证属痰饮上泛，宜温化痰饮，用苓桂术甘汤加味：茯苓15 g、桂枝9 g、白术9 g、甘草6 g、五味子9 g。连服14剂而愈。随访两年未发。

(4) 钟育衡医案：成某某，女，50岁。1975年7月5日诊治。头晕目眩，心下满闷，泛恶，气短，善太息，背部寒冷，夏日酷暑亦不能离毛背心，病已7年之久，经西医检查诊断为神经官能症，曾用许多中西药物治疗，均无效果。患者精神尚好，体质肥胖，面色晦暗，舌体胖大，舌边有齿痕，舌苔灰白而腻，脘腹平软、按之无痛，两下肢按之微陷不起，脉沉缓无力。诊为留饮，治以温阳化饮，健脾和胃，方用苓桂术甘汤。茯苓20 g、桂枝15 g、白术50 g、甘草 10 g，水煎，分两次温服。服用 3 剂，病情明显好转，全身轻快，头目清爽，背冷大减。继服上方 3 剂，尿量增多，下肢水肿消失，余症基本痊愈。因虑其病年深日久，劝其坚持每个月服 2 剂，连服半年，以巩固疗效，追踪观察，疾病末再发作。

(5) 邹维德医案：姜某某，女，35 岁。患者于 1962 年 6 月产第 4 胎，产后匝月，感受寒邪，引起咳嗽，月余而见咳嗽时小便滴出，夜间咳甚，小便淋漓尤多。中西医治疗皆不效。听诊两肺底部有稀疏湿性啰音。就诊时病已逾 16 个月，咯痰不多而色白，纳食正常，舌苔薄白，脉象弦细。处方：茯苓 15 g、桂枝 6 g、白术 9 g、甘草 3 g。服药 3 剂诸症大减，服 6 剂咳止，尿遗亦愈。

(6) 岳美中医案：卢老太，1967 年五六月间来诊。身体矮瘦，患心下水饮已数年。平日心下觉寒，稍胀满，西医确诊为幽门狭窄。积五六日则头晕呕吐清水，吐尽方休。如此反复数年，愈演愈重，近又犯病而住院，服中西止呕药无效。余虑其胃寒积饮而吐，且心下有时逆满，颇与苓桂术甘汤证相近，此证非温阳涤饮莫治，因久病寒甚，稍加干姜。拟方如下：茯苓 30 g、桂枝 10 g、焦白术 24 g、甘草 10 g、干姜 5 g，嘱服 3 剂，以观后效。时隔 10 余日，其夫告余："仅服 2 剂呕吐立止，近 2 日仅有泛酸感。"拟前方量减半并加吴萸，水炒黄连少许，牡蛎 12 g，常服。

(7) 周凤梧医案：陈某某，女，52 岁。大便秘结，五六日一行，坚如羊屎。伴有口干渴，但又不能饮，自觉有气上冲，头晕，心悸，胸满，每到夜间则上冲之势更甚，而头目眩晕亦更甚，周身有轻度水肿，小便短少不利，面部虚浮，目下色青，舌胖色淡，苦水滑。此心脾阳虚，水饮上乘，津液不行之证。治以温通阳气，伐水降冲。处方：茯苓 30 g、桂枝 9 g、白术 6 g、炙甘草 6 g。服 2 剂，头晕心悸及冲气均减，反映了水饮得温则化。乃于上方加肉桂 3 g，泽泻 12 g，助阳消阴，利水行液。又服 2 剂，口干去，大便自下，精神转佳，冲气进一步好转。转方五苓散与真武汤合方，取其助阳消阴，淡渗利水，以行津液。

(8) 吉益南涯医案：某妇人，郁冒上逆，平常善惊，闻足音瞿然即惊悸休惕，故不欲见人，常独处深闺。其家富有，家有咸酸既以步，使其不闻席音，摄养修治，无微不至，但不见寸效。在床已数年矣，于是请诊于先生，与以苓桂术甘汤，积年之病，以之渐愈。

【方论】

(1) 明代赵以德《金匮玉函经二注》：心胞络循胁出胸下。《灵枢》曰：胞络是动，则胸胁支满，此痰饮积其处而为病也。目者心之使，心有痰水，精不上注于目，故眩。《本草》：茯苓能治痰水，伐肾邪；痰，水类也，治水必自小便出之，然其水淡渗手太阴，引入膀胱，故用为君。桂枝乃手少阴经药，能调阳气，开经络，况痰水得温则行，用之为臣。白术除风眩，燥痰水，除胀满，以佐茯苓。然中满勿食甘，用甘草何也？盖桂枝之辛，得甘则佐其发散，和其热而使不僭也；复益土以制水，甘草有茯苓则不支满而反渗泄。《本草》曰：甘草能下气，除烦满也。

(2) 明代许宏《金镜内台方议》：大吐则伤阳，大下则伤阴。今此吐下后，阴阳之气内虚，则虚气上逆，心下逆满，气上冲胸，起则头眩。若脉浮紧者，可发汗。今此脉沉紧者，不可发汗，发汗则动经，身为振摇者，此阳气外内皆虚也。故用茯苓为君，白术为臣，以益其不足之阳，经曰：阳不足者，补之以甘，是也。以桂枝为佐，以散里之逆气。以甘草为使，而行阳气且缓中也。

(3) 清代柯琴《伤寒来苏集·伤寒附翼》：君以茯苓，以清胸中之肺气，则治节出而逆气自降。用桂枝以补心血，则营气复而经络自和。白术培既伤之元气，而胃气可复。甘草调和气血，而营卫以和，则头自不眩而身不振摇矣。

(4) 清代张璐《张氏医通》：微饮而短气，由肾虚水邪停蓄，致三焦之气升降呼吸不前也。二方各有所主。苓桂术甘汤主饮在阳，呼气之短；肾气丸主饮在阴，吸气之短。盖呼者出心肺，吸者入肾肝。茯苓入手太阴，桂枝入手少阴，皆轻清之剂，治其阳也；地黄入足少阴，山萸入足厥阴，皆重浊之剂，治其阴也。必视其人形体之偏阴偏阳而为施治。一证二方，岂无故哉。

(5) 清代尤怡《金匮要略心典》：痰饮，阴邪也，为有形。以形碍虚则满；以阴冒阳则眩。苓桂术甘，温中祛湿，治痰饮之良剂，是即所谓有温药也。盖痰饮为结邪，温则易散，内属脾胃，温则能运耳。

(6) 清代魏念庭《金匮要略方论本义》：此痰饮之在胃，而痞塞阻碍及于胸胁，甚至支系亦苦满，而上下气行愈不能利，清阳之气不通，眩晕随之矣。此虽痰饮之邪未尝离胃，而病气所侵，已如斯矣。主以苓桂术甘汤，燥土升阳、导水补胃、化痰驱饮之第一法也。胃寒痰生，胃暖则痰消也。脾湿饮留，胃燥则饮祛也。可以得此方之大意，用之诸饮，亦无不行矣。

（7）清代王子接《绛雪园古方选注》：此太阳、太阴方也。膀胱气钝则水蓄，脾不行津液则饮聚。白术、甘草和脾以运津液，茯苓、桂枝利膀胱以布气化。崇土之法，非但治水寒上逆，并治饮邪留结，头身振摇。

（8）清代唐宗海《血证论》：甘草、白术，填中宫以塞水，茯苓以利之，桂枝以化之，水不停而饮自除。治水气凌心大效。盖桂枝补心火，使下交于肾，茯苓利肾水，使不上凌心。其实茯苓是脾药，土能治水，则水不克火也；桂枝是肝药，化水者，肝为肾之子，实则泻其子，而肝又主疏泄，故有化水气之功。补心火者，虚则补其母，肝为心火之母，而桂又色赤入心也。发汗亦用桂枝，借木气之温，以散布外达也。其降冲逆，亦用桂枝者，以冲脉下属于肝，内通于肾，桂枝温肝气以引之，化肾水以泄之，凡下焦寒水攻发，冲阳上浮者，往往佐苓、夏以收功。须知桂枝其色赤，其气温，纯得水火之气，助火化木，是其所长，如无寒水而用之，发热动血，阳盛则毙，仲景已有明戒，不可不凛。失血之家，尤宜慎用。或曰：仲景炙甘草汤是补血药，而亦未尝忌用桂枝，何也？曰：此正仲景慎于用桂枝处，方义以中焦取汁，变赤为血，不得不用桂枝，助心火以化赤。然即恐桂枝伤血，故用桂枝极少，而用麦冬、地黄极多，以柔济刚，用桂而能制桂。仲景如此之慎，可知失血家不可轻用桂也。

（9）日本丹波元坚《金匮玉函要略辑义》：盖苓桂术甘治胃阳不足，不能行水，而微饮停于心下以短气；肾气丸治肾虚而不能收摄水，水泛于心下以短气。必察其人之形体脉状，而为施治，一证二方，各有所主，其别在于斯耶！

（10）王邈达《汉方简义》：用淡渗之茯苓为君，先通降其依附之水饮；辛温之桂枝，以补助其被残之阳气；更用气温味甘兼苦辛之白术，甘能补中，苦能降逆，辛能散寒，以扶正祛邪；甘平之甘草，更固守其中。因此四味皆辛甘温平之阳药，责于渗泄中已寓长阳消阴之功用矣，岂仅为吐、下后顾及中焦而已哉！

【方歌】苓桂术甘化饮剂，湿阳化饮又健脾，饮邪上逆胸胁满，水饮下行悸眩去。

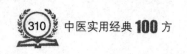

90. 真武汤

【方源】《伤寒杂病论》

【组成】 茯苓_{三两}（9 g） 芍药_{三两}（9 g） 生姜_{切,三两}（9 g） 白术_{二两}（6 g）
附子_{炮,去皮,破八片,一枚}（5 g）

【用法】 上五味，以水八升，煮取三升，去滓。温服七合，日三服。若咳者，加五味子半升，细辛、干姜各一两；若小便利者，去茯苓；若下利者，去芍药，加干姜二两；若呕者，去附子，加生姜足前成半斤。

【功用】 温阳利水。

【主治】 阳虚水泛证。

【证候】 畏寒肢厥，小便不利，心下悸动不宁，头晕目眩，身体肌肉瞤动，站立不稳，四肢沉重疼痛，肢体浮肿；或腹痛、泄泻；或咳喘呕逆，舌质淡胖、苔白滑，脉沉细。

【病机】 肾阳虚衰，寒水不化，泛滥全身内外。《伤寒论》所载真武汤方证共两处，一是太阳病发汗太过，水气内动；一是少阴病，肾阳亏虚，水气内停。两者其始虽不同，而其发病皆为阳虚水泛所致。人体的水液代谢虽与多个脏腑的功能正常与否有关，但其中尤其与脾、肾的关系最为密切。水之所制在脾，所主在肾。《素问·逆调论》谓："肾者水脏，主津液。"今肾阳虚，气化失常，开合失司，故见小便不利等症。《素问·水热穴论》云："肾者，胃之关也，关门不利，故聚水而从其类也。上下溢于皮肤，故为浮肿。浮肿者，聚水而生病也。"除此，亦可引起水不化气，而见小便清长、尿量增多等症。肾阳是人身阳气之根，能温煦生化各脏腑组织器官。脾阳根于肾阳，现肾阳虚衰，则脾阳亦不足。脾主运化水湿，脾阳虚不能运化，则水液停聚而为诸患，水湿溢于肌肤，故见肢体浮肿而沉重；水湿流走肠间，"湿盛则濡泄"，故见下利、便溏。清阳之气不升，浊阴不降，湿浊之邪困郁清空，故见头眩头重。寒湿凝结于里，水停气滞，故见腹痛。水气上凌于心，则见心悸。《素问·生气通天论》指出："阳气者，精则养神，柔则养筋。"因表证发汗太过，则伤阳耗阴，阳气大虚，筋肉失养，经脉失于温煦，故见筋肉瞤动，站立不稳，震颤欲倒地等症。总之，上述诸症的出现，是由于肾阳虚而导致脾阳亦虚，水湿不运所致，脾肾阳虚是"本"，水气内停是"标"。

【方解】本证为脾肾阳衰，水气内停。盖水为至阴，须赖肺、脾、肾诸脏气化以行之。而阳虚失于气化之候，大抵与脾、肾最为相关，以其水之所制在脾，水之所主在肾故也。脾阳虚，湿积而为水；肾阳虚，聚水从其类。终至水寒之邪由下而上，由内至外，浩浩乎泛滥成灾，或上凌于心而悸，或上射于肺而喘，或上攻于胃而呕，或上犯清窍而眩，或外溢肌肤而肿，或蓄于膀胱而小便不利。治疗之法：一要温补肾阳；二须利其水邪。用真武汤扶阳消阴，驱寒镇水。方中附子辛热下温肾阳，使水有所主；白术燥湿健脾，使水有所制；生姜宣散，佐附子以助阳，是主水之中而又有散寒之意；茯苓淡渗，佐白术以健脾，是制水之中而有利水外出之功。妙义在于芍药，一举数用：一可敛阴和营；二可制附子之刚燥；三可利尿去水。《神农本草经》云：芍药能"利小便，而有行阴利水之功"。

【禁忌】过量有毒性反应，孕妇忌服。

【案例】

(1) 滑伯仁医案：一人，七月内病发热。或令其服小柴胡汤，必二十六剂乃安。如其言服之，未尽二剂，则升散太过？多汗亡阳，恶寒甚，肉眴筋惕，乃请滑诊视。脉细欲无，即以真武汤进七八服，稍有绪，更服附子七八枚乃愈。

(2) 许叔微医案：乡里市人姓京，鬻绳为业，谓之京绳子。其子年近三十，初得病，身微汗，脉弱，恶风。医者误以麻黄汤汗之，汗遂不止。发热、心痛、多惊悸，夜间不得眠卧，谵语不识人，筋惕肉眴，振振动摇。医者以镇心惊风药治之。予视之曰：强汗之过也。仲景云：脉微弱，汗出恶风者，不可服青龙汤，服之则筋惕肉惕，此为逆也。惟真武汤可收之。予三投而大病除。次以清心丸竹叶汤解余毒，数日瘳。

(3) 吕大用医案：赵某某，女，40 岁。1984 年 4 月 3 日初诊。初患病时，因头面四肢肿，恶寒发热，服西药治疗周余，未见疗效而用中药治疗 3 周仍未见效，病日加重而来就诊。察颜面苍白，舌质淡胖、苔薄白而滑润，面浮身肿，腰以下为甚，按之凹陷不起，胸闷气短，腰冷痛酸重，四肢不温，畏寒神疲，溺清白而少，口渴不欲饮，脉沉细无力。此乃真阳衰极、土不制水所致。

处方：附子 25 g，白术 25 g，茯苓 25 g，白芍 20 g，干姜 20 g，肉桂 7.5 g。水煎 300 mL，100 mL 日 3 次服。上药连服 3 剂，水肿消退大半，查其舌体渐小，四肢微温，溺量增多，脉虽沉较前有力。此乃虚焰渐退，正气渐复之佳象。按上方去附子、肉桂，加干姜 15 g，连服 6 剂而愈。

(4) 毕明义医案：①田某，女，25 岁。1984 年 12 月 2 日初诊。时值隆冬时节，与其夫口角，遂独寐于寒处，翌晨起床双下肢酸软不能支持身体，勉强走一步，即突然摔倒在地。他人扶持上身行走时，则双下肢弛软不能抬起。查脑电图、血流图、化验血常规、血沉均正常。诊见患者神志清醒，语言流利，双上肢活动自如，手指握力正常，可以端坐，惟双下肢独自行走困难，软弱不能支撑上身，需他人扶持行走，双下肢不但不能抬步，反呈后拖状态，足掌呈下垂状，触其膝以下冰冷，舌质正常，苔白，尺脉沉紧。病属郁证，乃心火郁于上，水寒凝于下。法当温阳化湿，除痹通络。处以真武汤：附子 30 g，白术 30 g，赤芍 45 g，茯苓 45 g，生姜 45 g。药仅 3 剂而诸症悉除。

②丛某，男，35 岁。1985 年 1 月 24 日初诊。20 天前早晨起床之时，突然感到眼前一阵头晕目眩，约 5 min 时而闭目自止，至就餐时，即头晕目眩，如坐舟车中，感天旋地转，有欲倒之势，睁眼则晕甚，晕时恶心呕吐，吐出物呈水样，有时吐饭。曾去市某医院诊为梅尼埃综合征，经治无效，后求余治疗。诊见患者头晕目眩，不能回顾头项，回顾时眩晕加剧，行走时，只可向前平视，稍以转目，即眩仆欲倒，若勉强扶其行走，则眩晕发作，而且呕吐食水。患者形体消瘦，饮食呆滞，语声低怯，气短乏力，舌体大、苔水滑，脉沉弦紧。病为眩晕，属阳虚水气上逆，清窍被蒙所致。给真武汤扶阳镇水、化饮降逆。处方：附子 15 g，白术 30 g，茯苓 45 g，赤芍 45 g，生姜 150 g。煎服法同上。服 1 剂后，恶心呕吐已止，眩晕去其大半，头项可以回顾，能独自小步行走，又继服上方 2 剂，眩晕已止，纳增。为巩固疗效，继服 3 剂，至今未见复发。

(5) 来春茂医案：①唐某某，男，57 岁。患者原是八路军某连指战员，抗战时与敌英勇奋战，不幸头顶被砍伤，当即昏迷，经抬往战地医院抢救，3 天后才复苏，而后留有脑震荡后遗症。每疲劳或感冒即发作，整个头部犹如刀劈般疼痛，双目难以睁开，卧床烦躁，呻吟不休。当病发时，均需住院治疗月余始逐渐缓解。患者于 1961 年病复发，即住某医院，治疗罔效，自动出院，请中医诊治，服中药20余剂，病势反为增剧，邀我往诊。症见患者面壁侧卧，畏光，怕烦，身不敢动，稍动则头痛剧烈，面色黯淡，双目红肿，血丝夺睛，尤以右目牵引脑部疼痛为甚，舌苔黄腻而润滑，口不渴，小便短，脉象沉细。参阅前医方药，均系滋阴养肝、补血、息风安神之剂，如杞菊地黄丸、归芍地黄丸、一贯煎等加减，所加用过的药物如钩藤、石决明、女贞、蔓荆、桑叶、僵虫、天麻、羚羊角等，似无可厚非。然结合脉症及所服用方药反应来看，当属阳虚气滞，升降失职，处以本方加细辛，以温肾阳、祛风止痛。方药：黄附片30 g（开水先煎一小时），茯苓15 g，白芍12 g，白术10 g，生姜15 g，细辛3 g。嘱服1剂。翌日复诊头痛减半，目能睁。续服1剂，头痛已止，目赤肿渐退。因病程日久，阳虚气弱，细辛易为潞党参30 g（即真武汤合附子汤）以温经扶阳，固本御邪。守方治疗约1个月，每服1剂，症状均有明显改善，总计服药24剂，精神焕发，食欲旺盛，病已痊愈。患者每感小恙均来门诊，观察至今（1978年8月）已17年，头痛未发。

②1941年，昭通西街梅记客马山货栈有一约30多岁从四川宜宾挑中药来卖的小商，突于夜间大吐血。店主人梅某深夜前来叩门求医。我赶到店里时，见地上躺着一个面如蜡色、气息奄奄的患者，曾吐血盈盆，估计近2000 mL，嘴角上还挂着血痕。我摸患者的口鼻尚存一丝热气，还有一线生机。脉极细微，两手关尺可触及。诊毕，检本方1剂，剂量是黄附片60 g，茯苓12 g，白芍10 g，白术15 g，生姜15 g，加上肉桂（研细冲）6 g，以增强回阳救逆之功效。我亲自熬药，用小汤匙缓缓灌入患者口中。服后约一时许，已能哼出声音。至天明共灌服3次，渐省人事，呼口渴甚，处以麦冬60 g、细米参10 g泡开水当茶饮，以扶正生津。后往客栈探视，店主人高兴地对我说："病人自服药后，再没有吐血，每顿可吃稀粥两碗，前天他的同伴用滑杆已将他抬回宜宾家中养息。"事隔1年，他仍挑花药（多个品种的中药）来昭通卖，特意来感谢我。令人遗憾的是当时没有弄清楚病因和出血的部位。

（6）顾树华医案：倪某，女，42岁。1979年9月14日初诊。主诉：心悸近2个月，发热20余日。现病史：患者近来经常感冒，扁桃腺发炎，心悸。上月经某医院诊断为病毒性心肌炎，住院治疗。心悸，气急，乏力，体温38.2 ℃。经用多种抗生素静脉点滴20多日，仍发热不退，心力衰竭已两次报病危。后经某医给服生脉散加清热解毒剂，体温不降，且心悸加重。患者要求出院，后延余诊治。症见患者卧床欲寐，无神懒言，语音低微，心悸甚，气急，眩晕，面浮足肿，汗出，体温 38 ℃，不思饮食。脉细微而结，舌淡苔薄白。诊为心肾阳虚，虚阳外浮，水气凌心。宜温阳镇水，引火归元。予真武汤原方，2 剂（嘱 1 日 1 剂）。附片（久煎）60 g，茯苓、白术各 15 g，杭芍 12 g，生姜 3 片。2 日后复诊：体温降至 36.8 ℃，精神好转，心悸减，汗少，已不眩晕，饮食渐进，脉沉细时结，舌淡苔薄白。以上方加肉桂、远志、砂仁，调理月余而痊愈。

（7）和贵章医案：1969 年余行医四川自贡，有一女子，34 岁，因丈夫病故，悲痛欲绝，茶饭不思，久发头晕目眩，休息家中年半有余。现症：昏旋欲仆地，卧则床摇物动，筋惕肉瞤，耳鸣不聪，喜静恶闻声响，心烦易急，胁肋胀痛，纳呆脘胀，口不渴饮，月经不正常，经色暗质稠，二便调。查愁苦面容，两颧泛红，苔白稍厚质红，脉弦。据发病乃情志所伤，察其脉证似属肝郁，肝阳上亢，上扰清窍，下乱冲任，中横脾胃，然从肝从郁治之多不取效。因忆及景岳所言"忧郁病者，全属大虚，本无实邪"，此正忧郁致病，属虚可知。《黄帝内经》曰："悲则气消。"消沉之气久则及脾损肾，故头晕目眩，筋惕肉瞤，昏摇欲仆地、纳呆。因长期戚戚悠悠，精气消索，则阴耗阳浮见颧红。思之再三，治从真武汤，脾肾兼顾，经治 3 个月而康复。

（8）祝谌予医案：黄某某，女，35 岁。3 个月前因感冒出现口燥咽干，喉头微痛，音哑不扬，咳嗽痰少。经五官科检查，咽部充血（＋），双侧扁桃体 1 度肿大，双侧声带充血，经多方治疗无效。近觉咽部肿痛，咽中如有物梗阻，音哑不扬加重，怯寒神疲，肢体困倦，溲短少清淡。复经五官科检查：右侧声带肥厚，边缘不整齐，前联合稍隆起，充血，活动较差。中医诊察：面色暗滞，形体略瘦，倦怠懒言，精神不振，声沙哑低沉无力，唇舌淡白，脉沉细，辨证为阳虚水泛之失音症。治宜温阳利水，佐以健脾渗湿，方用真武汤加味：熟附子 18 g，桂枝 30 g，白术 9 g，白芍 9 g，茯苓 30 g，生姜 3 片，甘草 9 g。服 2 剂后症状改善，声音好转。续服原方加减 4 剂，能大声说话和唱歌。五官科复查喉部声带充血、肥厚已消失。

【方论】

（1）金代成无己《伤寒明理论》：真武，北方水神也，而属肾，用以治水焉。水气在心下，外带表而属阳，必应发散，故治以真武汤。青龙汤主太阳病，真武汤主少阴病。少阴，肾水也，此汤可以和之，真武之名得矣。茯苓味甘平，白术味甘温，脾恶湿，腹有水气，则脾不治。脾欲缓，急食甘以缓之。渗水缓脾，必以甘为主，故以茯苓为君，白术为臣。芍药味酸微寒，生姜味辛温。《内经》曰：湿淫所胜，佐以酸辛。除湿正气，是用芍药、生姜酸辛为佐也。附子味辛热。《内经》曰：寒淫所胜，平以辛热。温经散湿，是以附子为使也。水气内渍。至于散，则所行不一，故有加减之方焉。若咳者，加五味子、细辛、干姜。咳者，水寒射肺也，肺气逆者，以酸收之，五味子酸而收也；肺恶寒，以辛润之，细辛、干姜辛而润也。若小便利者，去茯苓。茯苓专渗泄者也。若下利者，去芍药，加干姜。酸之性泄，去芍药以酸泄也；辛之性散，加干姜以散寒也。呕者，去附子加生姜。气上逆则呕，附子补气，生姜散气，两不相损，气则顺矣。增损之功，非大智孰能贯之？

（2）明代许宏《金镜内台方议》：少阴者，肾也。真武者，北方之正气也。肾气内虚，不能制水，故以此方主之。其病腹痛者，寒湿内胜也；四肢沉重疼痛者，寒湿外甚也；小便不利，又自下利者，湿胜而水谷不化也；或咳或呕者，水气在中也。故用茯苓为君，白术为臣，二者入脾走肾，逐水祛湿；以芍药为佐，而益脾气；以附子、生姜之辛为使，温经而散寒也。又，发汗，汗出不解，其人仍发热，邪气未解也；心下悸，头眩身动，振振欲擗地者，为真气内虚而亡其阳。亦用此汤，正气温经，而复其阳也。

（3）明代吴昆《医方考》：茯苓、白术，补土利水之物也，可以伐肾而疗心悸；生姜、附子，益卫回阳之物也，可以壮火而祛虚邪；芍药之酸，收阴气也，可以和荣而生津液。

（4）清代张璐《伤寒缵论》：真武汤方本治少阴病水饮内结，所以首推术、附兼茯苓、生姜之运脾渗水内务，此人所易明也。至用芍药之微旨，非圣人不能。盖此证虽曰少阴本病，而实缘水饮内结，所以腹痛自利，四肢疼重，而小便反不利也。若极虚极寒，小便必清白无禁矣，安有反不利之理哉？则知其人不得真阳不足，真阴亦素亏，或阴中伏有阳邪所致，若不用芍药固护其阴，岂能胜附子之雄烈乎？即如附子汤、桂枝加附子汤、芍药甘草附子汤，皆芍药与附子并用，其温经护营之法，与保阴回阳不殊。后世用药能获仲景心法者，几人哉！

（5）清代柯琴《伤寒来苏集·伤寒论注》：真武，主北方水也。坎为水，而一阳居其中，柔中之刚，故名真武。是阳根于阴，静为动本之义。盖水体本静，动而不息者，火之用也，火失其位，则水逆行。君附子之辛温，以奠阴中之阳；佐芍药之酸寒，以收炎上之用。茯苓淡渗，以正润下之体；白术甘苦，以制水邪之溢。阴平阳秘，少阴之枢机有主，升阖得宜，小便自利，腹痛下利自止矣。生姜者，用以散四肢之水气与肤中之浮热也。

（6）清代王子接《绛雪园古方选注》：术、苓、芍、姜，脾胃药也。太阳、少阴，水脏也。用崇土法镇摄两经水邪，从气化而出，故名真武。茯苓淡以胜白术之苦，则苦从淡化，便能入肾胜湿；生姜辛以胜白芍之酸，则酸从辛化，便能入膀胱以摄阳。然命名虽因崇土，其出化之机，毕竟重在坎中无阳，假使肾关不利，不由膀胱气化，焉能出诸小便？故从上不宁之水，全赖附子直走下焦以启其阳，则少阴邪必从阳部注于经而出矣，非但里镇少阴水泛，并可外御太阳亡阳。

（7）清代吴谦《医宗金鉴·删补名医方论》：小青龙汤治表不解有水气，中外皆寒实之病也。真武汤治表已解有水气，中外皆寒虚之病也。真武者，北方司水之神也，以之名汤者，藉以镇水之义也。夫人一身制水者脾也，主水者肾也，肾为胃关，聚水而从其类也。倘肾中无阳，则脾之枢机虽运，而肾之关门不开，水即欲行以无主制，故泛溢妄行而有是证也。用附子之辛热，壮肾之元阳，则水有所主矣；白术之苦燥，建立中土，则水有的制矣。生姜之辛散，佐附子以补阳，于主水中寓散水之意；茯苓之淡渗，佐白术以建土，于制水中寓利水之道焉。而尤妙在芍药之酸收，仲景之旨微矣。盖人之身阳根于阴，若徒以辛热补阳，不稍佐以酸收之品，恐真阳飞越矣。用芍药者，是亟收阳气归根于阴也。于此推之，则可知误服青龙致发汗亡阳者，所以于补阳药中之必需芍药也。

（8）王邈达《汉方简义》：名真武者，全在镇定坎水以潜其龙也。故以茯苓之淡渗者，从上行下以降水；白术之甘辛温者，崇脾土以防水；芍药之酸苦寒者，助肝木以疏水；更以姜、附子辛热者，拨开阴霾以回真阳。

（9）李飞《中医历代方论精选》：本方的配伍特点，是在附子、生姜、白术、茯苓温阳利水的同时，配伍一味芍药酸寒益阴。一则可制约附、姜、术辛烈温燥之性，使利水而不伤阴；二则酸敛护阴，既不损已伤之阴血，又有阴阳互根，阴中求阳之妙；三则藉其"止痛，利小便"之功，治疗其兼证，并加强本方的利水作用。

【方歌】真武汤壮肾中阳，术附苓芍加生姜，少阴腹痛寒水聚，悸眩瞤惕急煎尝。

91. 独活寄生汤

【方源】《备急千金要方》

【组成】独活三两（90 g）　桑寄生　杜仲　牛膝　细辛　秦艽　茯苓　桂心　防风　川芎　人参　甘草　当归　芍药　干地黄各二两（各60 g）

【用法】上药咬咀，以水一斗，煮取三升，温身勿冷也。

【功用】祛风湿，止痹痛，益气血，补肝肾。

【主治】风寒湿痹，肝肾两虚，气血不足证。

【证候】腰膝疼痛，萎软，肢节屈伸不利，或麻木不仁，畏寒喜温，心悸头晕，气短乏力，舌淡苔白，脉弱或沉。

【病机】本证为感受风寒湿邪而患痹证，经久不愈，邪气未除，肝肾已损，气血已耗。肾主骨，腰为肾之府。肝主筋，膝为筋之会。肝肾不足，气血亏虚，筋骨失养，故肢节屈伸不利。风寒湿邪客于腰膝筋骨，故腰膝疼痛，或麻木不仁。《素问·痹论》曰："痹在于骨则重，在于脉则血凝而不流，在于筋则屈不伸，在于肉则不仁。"《素问·逆调论》曰："营气虚则不仁，卫气虚则不用，营卫俱虚则不仁且不用。"心悸头晕，气短乏力，脉细弱均为气血不足，不能滋养与温煦之象。

【方解】方中独活辛苦微温，长于祛下焦风寒湿邪，蠲痹止痛，为君药。防风、秦艽祛风胜湿；肉桂温里祛寒，通利血脉；细辛辛温发散，祛寒止痛，均为臣药。佐以寄生、牛膝、杜仲补益肝肾，强壮筋骨；当归、芍药、地黄、川芎养血活血；人参、茯苓、甘草补气健脾，扶助正气，均为佐药。甘草调和诸药，又为使药。本方配伍特点是以祛风寒湿药为主，辅以补肝肾、养气血之品，邪正兼顾，有祛邪不伤正，扶正不得碍邪之义。诸药相伍，使风寒湿邪俱除，气血充足，肝肾强健，痹痛得以缓解。

【禁忌】邪热痹阻，症见发热，恶风，周身关节疼痛剧烈，遇冷痛甚，得热痛减，舌质淡、苔薄，脉浮紧或沉紧者，慎用本方。

【案例】

(1) 连建伟医案：邬某，男，40岁。3年前在上海某医院行椎管内肿瘤手术，2008年8月7日宁波某医院MRI诊断：椎管内肿瘤手术治疗后，腰4椎体平面椎管内一左侧椎间孔肿大，大小约2.8 cm×3.3 cm×4.0 cm，考虑肿瘤复发。刻诊：左股及臀股疼痛，左关弦，左尺脉虚大，右脉缓，舌苔黄腻、边有瘀点，舌质偏红，拟千金方独活寄生汤出入。组方：独活、当归、苍术各10 g，赤芍、炒白芍、生地、桑寄生、茯苓各15 g，炒川断、炒杜仲、怀牛膝各12 g，肉桂3 g，川芎、防风、生甘草、川黄柏、秦艽各6 g，薏苡仁、白花蛇舌草、半枝莲各30 g，丹参、太子参各20 g。21剂，每天1剂，水煎分3次服。

2008年8月30日二诊。诉腰臀股膝疼痛减轻，已能轻松上楼，左关弦，两尺虚大，舌苔薄黄腻、边有瘀点，再守前方出入。处方：独活8 g，桑寄生、赤芍、炒白芍、茯苓各15 g，炒川断、炒杜仲、怀牛膝各12 g，炒当归、炒生地、苍术各10 g，肉桂3 g，川芎、防风、生甘草、秦艽、川柏各6 g，薏苡仁、白花蛇舌草、半枝莲各30 g，丹参、太子参各20 g。21剂，每天1剂，水煎服。

(2) 李引刚医案：①王某，女，38岁，会计，2007年3月2日初诊。五更腰痛1年，加重1个月。1年前因生气后出现腰痛，每于晨时四五点钟发作，自行贴膏药后稍有缓解，近1个月来又感疼痛加重。平日自感乏力，白天腰部无任何不适，纳食、二便正常。体格检查：形体偏瘦，面色微黄，腰部肌肉稍紧张，各棘突无压痛，椎旁轻叩痛，腰椎各方向活动稍受限。CT检查未见异常。舌质淡、苔薄白，脉沉弦。西医诊断：腰背肌筋膜炎。中医诊断：五更腰痛，证属气血不足、肾虚肝郁。用独活寄生汤加柴胡20 g。处方：独活、桑寄生、秦艽、防风、川芎、熟地、肉桂、党参、牛膝、杜仲各12 g，细辛6 g，当归、茯苓、生白芍各15 g，柴胡20 g，炙甘草6 g。每日1服，水煎500 mL，分2次于18时、22时口服。连服6服，凌晨腰痛现象减轻。继服10剂，疼痛症状消失。随访1年，腰痛未复发，生活如常。

按：该患者之腰痛系因长期久坐加之生气劳作引起的腰背肌筋膜炎。病属五更腰痛，该病特点：痛有定时，每于晨时四五点钟发作。曾用独活寄生汤加减治疗，但疗效不满意。后读顾丕荣老中医经验，始悟该病药虽对症，但未考虑辨时论治。人体阴阳气血随经络运行不息，营卫之气起始于手太阴而终止足厥阴。昼夜各随值时循接，如环无端。夜半之时气交于子丑，适当风木司令，乃肝胆阳气初生之际。现木郁不达，反克脾土（脾主四肢、肌肉），阴阳之气不相顺接，故疼痛以时而发。再者一日之中，夜半至晨时为春气当令，春为肝木所主，木气盛于春，故肝木得时助，其气更胜，现肝木有郁，盛气不能助其正而反为害，致克脾土，侮其母，腰为肾府，脾主四肢、肌肉，便发此症。故加柴胡20 g，以达疏肝解郁理脾之功。后每遇此类病例，多用此法收效。

②周某，女，51岁，农民，2006年11月21日初诊。右肩关节疼痛、活动困难3个月加重1个月，伴局部发凉、怕冷，夜间为甚。经按摩、理疗稍有好转，近1个月来症状加重，口服消炎、止痛类药物效果不明显。除上述症状外，还伴有纳差（与服止痛类药物有关）、头晕目眩、腰膝酸软、四肢乏力，二便正常，舌质淡，脉细略弦。给予独活寄生汤加鸡血藤、附子、桂枝。处方：羌活、桑寄生、秦艽、防风、川芎、党参、杜仲、川牛膝各12 g，细辛6 g，当归、茯苓、熟地、生白芍各15 g，炙甘草6 g，鸡血藤20 g，附子（先煎）10 g，桂枝10 g。连服7服，每日配合按摩1次，辅以适当功能锻炼。复诊诉疼痛减轻，肩关节活动较前好转，续上方15服，临床症状消失，肩关节活动基本恢复正常。嘱继续功能锻炼，随访两年未复发。

按：肩周炎又称冻结肩，俗称漏肩风，好发于50岁左右的中老年人，多因外伤及外感风寒湿之邪诱发。《黄帝内经》曰："女子七七任脉虚，太冲脉衰少，天癸竭，地道不通，故形坏而无子也。男子七八肝气衰，筋不能动。"本病以肝肾亏虚、气血不足为本，风寒湿邪外侵为标，独活寄生汤具有益肝肾、补气血、祛风除湿、散寒止痛作用。但该病病变部位在肩关节，且多有发凉、怕冷、得热则舒之感，故易肉桂为桂枝引药上行，加附子温肾散寒、祛风止痛，改独活为羌活以走上焦。鸡血藤为治疗该病的经验用药，具有行血补血、舒筋活络之功效，临床常用于风湿痹痛、手足麻木、肢体瘫痪等症，此药用量最多不超过30 g，一般20 g适宜，多则甘而涩，反而效差。

【方论】

(1) 明代吴昆《医方考》：肾气虚弱，肝脾之气袭之，令人腰膝作痛，屈伸不便，冷痹无力者，此方主之。肾，水脏也，虚则肝脾之气凑之，故令腰膝实而作痛。屈伸不便者，筋骨俱病也。《灵枢经》曰：能屈而不能伸者，病在筋；能伸而不能屈者，病在骨。故知屈伸不便，为筋骨俱病也。冷痹者，阴邪实也；无力者，气血虚也。是方也，独活、寄生、细辛、秦艽、防风、桂枝，辛温之品也，可以升举肝脾之气，肝脾之气升，则腰膝弗痛矣；当归、熟地、白芍、川芎、杜仲、牛膝者，养阴之品也，可以滋补肝肾之阴，肝肾之阴补，则足得血而能步矣；人参、茯苓、甘草者，益气之品也，可以长养诸脏之阳，诸脏之阳生，则冷痹去而有力矣。

(2) 清代汪昂《医方集解》：此足少阴、厥阴药也。独活、细辛入少阴，通血脉，偕秦艽、防风疏经升阳以祛风；桑寄生益气血，祛风湿，偕杜仲、牛膝健骨强筋而固下。芎、归、芍、地，所以活血而补阴；参、桂、苓、草，所以益气而补阳。辛温以散之，甘温以补之，使血气足而风湿除，则肝肾强而痹痛愈矣。

(3) 清代张璐《千金方衍义》：风性上行，得湿黏滞则留着于下，而为脚痹重，非独活、寄生无以疗之。辛、防、秦艽、独活之助；牛膝、杜仲、寄生之佐。桂、苓、参、甘，以壮其气；芎、芍、芍、地，以滋其血。血气旺而痹著开矣。

(4) 清代张秉成《成方便读》：此亦肝肾虚而三气乘袭也。故以熟地、牛膝、杜仲、寄生补肝益肾，壮骨强筋；归、芍、川芎和营养血，所谓治风先治血，血行风自灭也；参、苓、甘草益气扶脾，又所谓祛邪先补正，正旺则邪自除也。然病因肝肾先虚，其邪必乘虚深入，故以独活、细辛之入肾经，能搜伏风，使之外出，桂心能入肝肾血分祛寒。秦艽、防风为风药卒徒，周行肌表，且又风能胜湿耳。

(5) 李畴人《医方概要》：以参、苓、草、芎、归、地、芍养血通络；加艽、防、细辛、寄生、独活散风，桂枝和营散寒，杜仲补肾，牛膝引导，合治冷风顽痹麻木之症。而少化湿之药，因风药亦能胜湿，故照此方加减则善矣。

【方歌】独活寄生艽防辛，芎归地芍桂苓均，杜仲牛膝人参草，风湿顽痹屈能伸。

第十六章 祛痰方

92. 二陈汤

【方源】《太平惠民和剂局方》

【组成】半夏_{汤洗七次} 橘红_{各五两}（各150 g） 白茯苓_{三两}（90 g） 甘草_{炙,一两半}（45 g）

【用法】上药㕮咀，每服四钱（12 g），用水一盏，生姜七片，乌梅一个，同煎六分，去滓，热服，不拘时候。

【功用】燥湿化痰，理气和中。

【主治】痰湿证。

【证候】咳嗽，痰多色白，易于咯出；胸膈痞闷，恶心呕吐，肢体倦怠，或头眩，心悸，舌苔白润，脉滑。

【病机】其基本病理病证，一是湿痰阻滞，一是气机滞涩。本方证多由脾失健运，湿无以化，湿聚成痰，郁积而成。湿痰为病，犯肺致肺失宣降，则咳嗽痰多；停胃令胃失和降，则恶心呕吐；阻于胸膈，气机不畅，则感痞闷不舒；留注肌肉，则肢体困重；阻遏清阳，则头目眩晕；痰浊凌心，则为心悸。治宜燥湿化痰，理气和中。

【方解】方中半夏辛温性燥，善能燥湿化痰，且又和胃降逆，为君药。橘红为臣，既可理气行滞，又能燥湿化痰。君臣相配，寓意有二：一为等量合用，不仅相辅相成，增强燥湿化痰之力，而且体现治痰先理气，气顺则痰消之意；二为半夏、橘红皆以陈久者良，而无过燥之弊，故方名"二陈"。此为本方燥湿化痰的基本结构。佐以茯苓健脾渗湿，渗湿以助化痰之力，健脾以杜生痰之源。鉴于橘红、茯苓是针对痰因气滞和生痰之源而设，故二药为祛痰剂中理气化痰、健脾渗湿的常用组合。煎加生姜，既能制半夏之毒，又能协助半夏化痰降逆、和胃止呕；复用少许乌梅，收敛肺气，与半夏、橘红相伍，散中兼收，防其燥散伤正之虞，均为佐药。以甘草为佐使，健脾和中，调和诸药。综合本方，结构严谨，散收相合，标本兼顾，燥湿理气祛已生之痰，健脾渗湿杜生痰之源，共奏燥湿化痰、理气和中之功。

【禁忌】因其性燥、故对阴虚肺燥及咳血者忌用。

【案例】

（1）张简斋医案：夏某，风水合病，服疏化之剂，肿势渐消，喘咳未已，不能平卧，口甜，哕呕，涎多，脉沉小。拟用小青龙汤：麻黄、桂枝、淡姜、细辛、五味子、甘草、白芍、姜夏、茯苓、陈皮、白芥子。

（2）钱伯文医案：龚某，女，48岁。甲状腺左侧发现桂圆大小一个肿核（约2.5 cm×2 cm），质较硬，表面光滑，按之不痛，随吞咽可上下移动。同位素扫描为凉结节。诊断为甲状腺瘤，患者一般情况良好，惟胃纳稍差、苔腻质淡、脉细涩。辨证为痰湿凝聚，治以健脾化湿，消肿软坚之法用二陈汤和复方夏枯草膏加减。炒白术、茯苓、陈皮、姜半夏、夏枯草、当归、昆布、煅牡蛎、浙贝母、橘叶、天龙，14剂。二诊上药服后肿核续见缩小，首方既效，仍宗上意治之，原方加黄药子，三诊服上药后，左侧肿核续见缩小，胃纳亦可，苔腻已化，在原方的基础上加天葵子、大枣，去白术，四诊肿块缩小至蚕豆样大，嘱原方再服用，以后复查肿核消失。

按：上述病例，根据患者的全身情况，辨证治疗，分别予以海藻玉壶汤、内消瘰疬丸、复方夏枯草膏及二陈汤等加减，均取得比较满意的效果。但其一是由于侧重肝郁化火，灼伤津液，痰火胶结致成肿核，故在治疗时除用夏枯草、昆布、海藻、牡蛎等药之外，加香附、橘叶行气解郁之品，以疏肝解郁，以六味地黄丸滋阴之品以降其火，其中黄芪、白术益气健脾不致寒凉太过而影响脾胃的运化。其二为痰湿积滞，凝聚成核，因此除用夏枯草、昆布、牡蛎等软坚药之外，重用白术、茯苓、陈皮、半夏等健脾化湿之品，以助消散痰凝之功，此外天龙对腺癌也有一定的消散作用，故常常配合应用。

【方论】

（1）明代吴昆《医方考》：湿痰者，痰之原生于湿也。水饮入胃，无非湿化，脾弱不能克制，停于膈间，中、下二焦之气熏蒸稠黏，稀则曰饮，稠则曰痰，痰生于湿，故曰湿痰也。是方也，半夏辛热能燥湿，茯苓甘淡能渗湿，湿去则痰无由以生，所谓治病必求其本也；陈皮辛温能利气，甘草甘平能益脾，益脾则土足以制湿，利气则痰无能留滞，益脾治其本，利气治其标也。又曰：有痰而渴，半夏非宜，宜去半夏之燥，而易贝母、瓜蒌之润。余曰：尤有诀焉，渴而喜饮水者，宜易之；渴而不能饮者，虽渴犹宜半夏也。此湿为本，热为标，故见口渴，所谓湿极而兼胜己之化，实非真象也，惟明者知之。气弱加人参、白术，名六君子汤。

（2）清代汪昂《医方集解》：此足太阴、阳明药也。半夏辛温，体滑性燥，行水利痰为君；痰因气滞，气顺而痰降，故以橘红利气，痰由湿生，湿去则痰消，故以茯苓渗湿为臣；中不和则痰涎聚，又以甘草和中补土为佐也。

（3）清代王子接《绛雪园古方选注》：二陈汤，古之祖方也。汪庵谓其专走脾胃二经，痰豁去湿。余细绎之，其功在利三焦之窍，通经隧之壅，而痰饮自化，非劫痰也。观《内经》有"饮"字而无"痰"字，两汉以前谓之淡饮，至仲景始分痰饮，义可知矣。因其通利无形之气，古人警戒橘皮、半夏必以陈者为良，恐燥散之性，能伤正气耳，故汤即以"二陈"名。若云劫痰，正当以大辛大散开辟浊阴，何反惧其太过耶？再使以甘草缓而行之，益见其不欲伤气之意。

（4）清代陈念祖《时方歌括》：此方为痰饮之通剂也。痰之本水也，茯苓制水以治其本；痰之动湿也，茯苓渗湿以镇其动。方中只此一味是治痰正药。其余半夏降逆，陈皮顺气，甘草调中，皆取之以为茯苓之佐使耳。

（5）清代费伯雄《医方论》：治痰大法，湿则宜燥，火则宜清，风则宜散，寒则宜温，气则宜顺，食则宜消。二陈汤为治痰之主药，以其有化痰理气、运脾和胃之功也。学者随证加减，因病而施，则用之不穷矣。

（6）清代张秉成《成方便读》：夫痰之为病，先当辨其燥、湿两途。燥痰者，由于火灼肺金，津液被灼为痰，其咳则痰少而难出，治之宜用润降清金；湿痰者，由于湿困脾阳，水饮积而成痰，其嗽则痰多而易出，治之又当燥湿崇土，如此方者是也。半夏辛温，体滑性燥，行水利痰，为治湿痰之本药，故以为君。痰因气滞，故以陈皮理气而行滞；痰因湿生，用茯苓渗湿而导下，二物为臣。湿痰之生，由于脾不和，故以甘草和中补土，为佐也。

（7）谢观《中国医学大辞典》：此方以半夏和胃，陈皮理气，茯苓佐半夏以燥湿，甘草佐陈皮调和之，乌梅收津，生姜豁痰，上下左右，无所不宜，洵

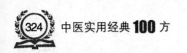

理脾胃、治湿痰之妙剂。然只能治实痰之标，不能治虚痰之本。吐血、消渴、妊娠忌用。

(8) 李飞《中医历代方论精选》：方中以祛痰药为主，配伍行气、渗湿、健脾之品，使气顺痰消，脾健湿化，药味虽少，极其精专。

【方歌】二陈汤用半夏陈，益以茯苓甘草臣，利气调中兼去湿，一切痰饮此为珍。

93. 温胆汤

【方源】《三因极一病证方论》

【组成】半夏_{汤洗七次}　竹茹　枳实_{麸炒去瓤，各二两}（各 60 g）　橘皮_{去白，三两}（90 g）甘草_{炙，一两}（30 g）　白茯苓_{一两半}（45 g）

【用法】上锉为散，每服四大钱（12 g），水一盏半，姜五片，枣一个，煎七分，去滓，食前服。

【功用】理气化痰，和胃利胆。

【主治】胆郁痰扰证。

【证候】胆怯易惊，心烦不眠，夜多异梦；或呕恶呃逆，眩晕，癫痫。苔腻，脉滑。

【病机】夫胆，心之母也。不知脏腑之气，皆取决于胆，胆气一虚，而脏腑之气皆无所遵从，而心尤无主，况心君原思色乎，君火不明，则易受淫气触动。因素体胆气不足，复由情志不遂，胆失疏泄，气郁生痰，痰浊内扰，胆胃不和所致。若胆为邪扰，失其宁谧，则胆怯易惊、心烦不眠、夜多异梦、惊悸不安；胆胃不和，胃失和降，则呕吐痰涎或呃逆、心悸；痰蒙清窍，则可发为眩晕，甚至癫痫。

【方解】方中半夏降逆和胃，燥湿化痰为君；竹茹清热化痰，止呕除烦，枳实行气消痰，使痰随气下为臣；陈皮理气燥湿，茯苓健脾渗湿为佐；姜、枣、甘草益脾和胃，协调诸药为使。诸药合用，共奏理气化痰、清胆和胃之效。

【禁忌】血虚、阴虚燥咳、痰中带血者不宜用。

【案例】

(1) 王洪图医案：某女，37 岁。患者睡眠差，不爱言语，不愿见人，无故哭泣，呕吐，腹泻，思维迟钝，不想上班工作。某精神病医院给以阿米替林治疗。数月后开始兴奋，多语不休，睡眠少，自觉精力充沛，爱管闲事，本不会打乒乓球，见人打球却前去"指导"。爱花钱，喜欢逛商店买东西，忽哭忽笑。医院诊为"躁郁症"（双向型），轻躁狂状态，给服妥明当、碳酸锂等药物治疗，其病症状转变规律为春季抑郁不语，秋季开始兴奋多话。西药使用则随病情而改换。就诊时值抑郁状态，见其沉默不语，哭泣不止，想自杀。脉弦，舌红苔薄黄。此证属肝胆气郁，痰热内扰。治以疏泄肝胆气机、清热化痰之法。予温胆汤加减：广陈皮 6 g，清半夏 10 g，青皮 6 g，茯苓 15 g，炒枳实 10 g，醋柴胡 8 g，黄芩 12 g，郁金 10 g，杏仁 10 g，贝母 10 g，炙甘草 6 g。服 6 剂。同时逐渐减少西药用量。服中药后症状逐渐减轻。停用西药，情绪平稳，继用上方加桃仁 15 g，隔日 1 剂服之，予 20 剂。情绪平稳，语言适当，一切表现如常人，已上班工作数月。上方配制丸药。少量服之，2 个月量，以巩固疗效。随访半年余，未再发。

(2) 黄煌医案：李某某，男，70 岁。于 2004 年 12 月 25 日就诊于南京中医药大学国医堂门诊部。其人体质充实。曾于 2004 年 4 月因脑血栓住院治疗 22 天。既往有慢性萎缩性胃炎伴肠上皮化生史及胆囊炎病史。就诊时反应迟钝，表情呆滞，味觉尚失，食欲减退，纳谷不香。心慌心悸，头晕头昏，容易烦躁，夜梦多。夜间口渴，饥饿，矢气多。脉弦，脉搏偏快，108 次/min，血压偏高：(160～180) /90 mmHg，舌淡胖。处以葛根芩连汤合温胆汤方：葛根 30 g，黄连 3 g，黄芩 12 g，生甘草 3 g，制半夏 12 g，茯苓 12 g，陈皮 12 g，枳实 12 g，姜竹茹 10 g，干姜 6 g，红枣 10 g。守方半个月复诊：味觉恢复，纳食有味，食欲旺盛，睡眠改善。嘱其不能过食，同时坚持锻炼思维，多用脑。后一直以本方加味，情况稳定。

【方论】

(1) 明代吴昆《医方考》：胆，甲木也，为阳中之少阳，其性以温为常候，故曰温胆。竹茹之清，所以去热；半夏之辛，所以散逆；枳实所以破实；陈皮所以消滞；生姜所以平呕；甘草所以缓逆。伤寒解后，多有此证，是方恒用之。

（2）清代张璐《张氏医通》：胆之不温，由于胃之不清，停蓄痰涎，沃于清净之府，所以阳气不能条畅而失温和之性。故用二陈之辛温以温胆涤涎，涎聚则脾郁，故加枳实、竹茹以化胃热也。

（3）清代罗美《古今名医方论》：胆为中正之官，清净之腑，喜宁谧，恶烦忧，喜柔和，不喜壅郁，盖东方木德，少阳温和之气也。若大病后，或久病，或寒热甫退，胸膈之余热未尽，必致伤少阳之和气，以故虚烦；惊悸者，中正之官，以熵蒸而不宁也；热呕吐苦者，清净之腑，以郁炙而不谧也；痰气上逆者，土家湿热反乘，而木不得升也。如是者首当清热，及解利三焦。方中以竹茹清胃脘之阳；而臣以甘草、生姜，调胃以安其正；佐以二陈，下以枳实，除三焦之痰壅；以茯苓平渗，致中焦之清气。且以驱邪，且以养正，三焦平而少阳平，三焦正而少阳正，胆家有不清宁而和者乎？和即温也，温之者实凉之也。若胆家真畏寒而怯，属命门之火衰，当与乙癸同源而治矣。

（4）清代王子接《绛雪园古方选注》：温胆汤，隔腑求治之方也。热入足少阳之本，胆气横逆，移于胃而为呕，苦于眠，乃治手少阳三焦，欲其旁通胆气，退热为温，而成不寒不燥之体，非以胆寒而温之也。用二陈专和中焦胃气，复以竹茹清上焦之热，枳实泄下焦之热，治三焦而不及于胆者，以胆为生气所从出，不得以苦寒直伤之也。命之曰温，无过泄之戒辞。

（5）清代徐大椿《医略六书·杂病证治》：气郁生涎，涎痰内沃，而心胆不宁，故怔忡惊悸不已焉。半夏化涎涤饮，橘红利气除涎，茯神安神渗湿，竹茹清热解郁，枳实破泄气以降下，生草缓中州以和胃，生姜散郁豁涎也。水煎温服，使郁气行，则涎饮自化，而心胆得宁，惊悸怔忡无不平矣。此解郁化涎之剂，为气郁涎饮、惊悸怔忡之方。

（6）清代陈念祖《时方歌括》：二陈汤为安胃祛痰之剂，加竹茹以清膈上之虚热，枳实以除三焦之痰壅，热除痰清而胆自宁和，即温也。温之者，实凉之也。若胆家真寒而怯，宜用龙牡桂枝汤加附子之类。

（7）清代张秉成《成方便读》：温胆汤加人参、远志、枣仁、熟地。治惊悸不寐因虚而得，以致梦遗惊惕，虚多邪少之象，恐一于除痰，则虚者益虚，其病益盛。故以人参、熟地之大补气血，协同枣仁以入于肝胆之地。用远志者，取其辛散宣泄之品，一则可行补药之滞，一则可交通心肾，心肾交则魂亦可赖以安身。

（8）秦伯未《谦斋医学讲稿》：本方以和胃、化痰、清热为目的，亦非肝病方。因胆附于肝，其性温而主升发之气。肝气郁滞，则胆气不舒，从而不能疏土，出现胸闷呕恶等症状。胃气愈逆则胆气愈郁，用和降胃气治标，间接使胆气舒展，肝气亦得缓和。所以本方称为"温胆"，是根据胆的性质，以期达到升发的作用，与温脾、温肾等的"温"字意义完全不同。

（9）李飞《中医历代方论精选》：少阳胆腑性温而主升发，由于胃中痰涎或胸膈余热，扰动清净之腑，使胆气不能敷布，失其温和之性，而清解性膈胃脘之痰热，又当照顾胆腑温和升发的特点。本方清热而不寒凝，化痰且不燥，俾痰涎消解，余热尽去，胆腑自然恢复其温和之气，故以"温胆"命方。

【方歌】温胆汤中苓半草，枳竹陈皮加姜枣，虚烦不眠证多端，此系胆虚痰热扰。

94. 清气化痰丸

【方源】《医方考》

【组成】陈皮去皮　杏仁去皮尖　枳实麸炒　黄芩酒炒　瓜蒌仁去油　茯苓各一两（各30 g）　胆南星　制半夏各一两半（各45 g）

【用法】姜汁为小丸，每服二至三钱（6~9 g），温水送下。

【功用】清热化痰，理气止咳。

【主治】痰热蕴肺证。

【证候】咳嗽，痰稠色黄，咯之不爽，胸膈痞闷，甚则气急呕恶，舌质红、苔黄腻，脉滑数。

【病机】本方是为痰热壅肺之证而设。火热犯肺，灼津为痰，痰热互结，阻碍气机，故见咳嗽痰稠色黄，胸膈不快，气急呕恶诸症。治宜清热化痰，理气止咳为法。《医方集解》曰："气有余则为火，液有余则为痰，故治痰者必先降其火，治火者必顺其气也。"

【方解】方中以胆南星为君，取其味苦性凉，清热化痰，治痰热之壅闭。

以瓜蒌仁、黄芩为臣，瓜蒌仁甘寒，长于清肺化痰；黄芩苦寒，善能清肺泻火，两者合用，泻肺火，化痰热，以助胆南星之力。治痰当须理气，故佐以枳实下气消痞，"除胸胁痰癖"；橘红理气宽中，亦可燥湿化痰。脾为生痰之源，肺为贮痰之器，故又佐以茯苓健脾渗湿，杏仁宣利肺气，半夏燥湿化痰。诸药配伍，共奏清热化痰、理气止咳之效，使热清火降，气顺痰消，则诸症自愈。

【禁忌】无实火热痰或体弱便溏者勿用。风寒咳嗽和干咳无痰者不宜服用。孕妇忌服。

【案例】杨东升医案：张某，男，57岁，干部，2001年8月5日初诊。患哮喘病5年。每因劳累、受凉、感冒、情绪紧张等诱因而发作，此次因感冒后引起。曾服用止喘药，注射肾上腺素，用喷雾止喘药（非激素），症状控制不满意。症见咳喘，咯黄白黏痰，憋气，口唇紫黯，口干而苦，头痛，晨起为重，伴胸闷气短，舌质稍红、苔薄黄，脉弦滑。证属痰热郁肺，上逆致喘。治以清热化痰，降气平喘。处方：胆南星、枳实各9 g，全瓜蒌30 g，半夏、白芥子各10 g，黄芩、桑白皮、炒葶苈子、桔梗各12 g，陈皮15 g。6剂，每日1剂，水煎服。服药后，咳喘减轻，痰减少。再服6剂，已不喘，偶咳，有痰。停用西药，以上方为基本方加减治疗1个月，症状全部消失。随访1年，未复发。

【方论】

(1) 明代吴昆《医方考》：此痰火通用之方也。气之不清，痰之故也。能治其痰，则气清矣。是方也，星、夏所以燥痰湿；杏、陈所以利痰滞；枳实所以攻痰积；黄芩所以消痰热；茯苓之用，渗痰湿也；若瓜蒌者，则下气利痰云尔。

(2) 清代汪昂《医方集解》：此手、足太阴之药，治痰火之通剂也。气能发火，火能役痰，半夏、南星以燥湿气，黄芩、瓜蒌以平热气，陈皮以顺里气，杏仁以降逆气，枳实以破积气，茯苓以行水气。水湿火热，皆生痰之本也。盖气之亢则为火，火退则还为正气，而安其位矣。故化痰必以清气为先也。

(3) 清代徐大椿《医略六书·杂病证治》：痰热内壅，肺金失降下之令，故胸中逆满痞塞，烦热咳嗽不止焉。南星散痰湿，半夏燥痰湿，黄连清心脾之火，黄芩清胸膈之热，瓜蒌涤热除烦，专驱痰燥，杏仁降气理嗽，专治痰逆，茯苓渗湿和脾气，枳实消痞除逆满，陈皮得气除痰，甘草缓中。糊丸以姜汁，下以姜汤，总为散痰降逆功。此消痞降逆之剂，为痰热痞逆之方。

（4）清代张秉成《成方便读》：方中半夏、胆星为治痰之君药；痰由于火，故以黄芩之苦寒降之，瓜蒌之甘寒润之；火因于气，即以陈皮顺之，枳实破之；然脾为生痰之源，肺为贮痰之器，故以杏仁之苦温疏肺而降所气，茯苓之甘淡渗湿而宣脾。肺脾肃清，则痰不存留矣。以姜汁糊丸者，用为开痰之先导耳。

（5）李畴人《医方概要》：以南星、半夏、橘红之化湿痰，杏仁、瓜蒌之滑痰下气，黄芩清痰热，茯苓渗湿痰。丸以姜汁，使中、上焦之痰热开化，则类中风之舌蹇语涩、肢废可除。

【方歌】清气化痰杏瓜蒌，茯苓枳芩胆星投，陈夏姜汁糊丸服，专治肺热咳痰稠。

95. 贝母瓜蒌散

【方源】《医学心悟》

【组成】贝母一钱五分（4.5 g） 瓜蒌一钱（3 g） 天花粉 茯苓 橘红 桔梗各八分（各2.4 g）

【用法】水煎服。

【功用】润肺清热，理气化痰。

【主治】燥痰证。

【证候】咳嗽痰少，咯痰不爽，涩而难出，咽喉干燥，苔黄而干，脉浮。

【病机】多由燥热伤肺，灼津成痰所致。燥痰不化，清肃无权，以致肺气上逆，咳嗽呛急；《素问·阴阳应象大论》曰：燥伤津液，故咯痰不爽、涩而难出、咽喉干燥哽痛；苔白而干为燥痰之佐证。

【方解】方中贝母苦甘微寒，润肺清热，化痰止咳；瓜蒌甘寒微苦，清肺润燥，开结涤痰，与贝母相须为用，是为润肺清热化痰的常用组合，共为君药。臣以天花粉，既清降肺热，又生津润燥，可助君药之力。痰因湿聚，湿自脾来，痰又易阻滞气机，无论湿痰抑或燥痰，皆须配伍橘红理气化痰、茯苓健脾渗湿，此乃祛痰剂配伍通则，但橘红温燥、茯苓渗利，故用量颇轻，少佐贝母、瓜蒌、天花粉于寒性药中，则可去性存用，并能加强脾运，输津以润肺燥。桔梗宣肺化痰，且引诸药入肺经，为佐使药。全方清润宣化并用，肺脾同调，而以润肺化痰为主，且润肺而不留痰，化痰又不伤津，如此则肺得清润而燥痰自化，宣降有权而咳逆自平。

【禁忌】肺肾阴虚，虚火上炎之咳嗽者，则非所宜。

【案例】

（1）张子琳医案：田某，男，27岁。1976年6月10日初诊。咳嗽，吐白黏痰。10天前突然咳血，满口皆血。随后痰中带血点、血丝。有时痰血相混。口干，咽干，时有胸痛。舌质红、少苔，脉沉，至数正常。辨证：肺气失宣，咳伤肺络。治法：宣肺化痰，理气止血。方药：桔梗6g，贝母10g，紫菀10g，橘红6g，炙杷叶6g，瓜蒌10g，麦冬10g，百部10g，甘草5g，茜草6g，阿胶10g，藕节10g，仙鹤草12g，地骨皮12g，桑叶12g，竹叶6g。

1979年6月14日二诊：上方服4剂，咳嗽，痰中已无血，晚间咽干，胸痛减轻，头晕愈。下午手热，腰困，脉沉弱，仍遵上法。方药：桔梗6g，贝母10g，杏仁10g，紫菀10g，橘红6g，炙杷叶6g，瓜蒌仁12g，麦冬10g，百部10g，苏子6g，茜草6g，地骨皮10g，甘草5g，沉香6g，丹皮6g，桑叶10g。

1976年6月18日三诊：服上方4剂，再未咳血，胸痛好转。只有劳动时觉轻微疼痛。咳痰白黏，咽干，盗汗，小便频数，手热，腰困。脉仍沉弱。治宜滋补肺肾，化痰止嗽，辅以敛汗。上方改橘红为10g，瓜蒌仁10g，地骨皮12g，加辽沙参10g，五味子5g，菟丝子15g，杜仲12g，煅龙骨10g，煅牡蛎10g，浮小麦18g，枸杞子10g，去苏子、杏仁、紫菀、炙杷叶、茜草，沉香，桑叶，水煎服。

1976年6月28日四诊：上方加减服6剂，胸痛轻微，咳嗽痰少而黏，盗汗止，小便次数减少，但尿时仍痛，手心还热，腰困。脉沉弱。上方加知母10g，桑叶10g，地骨皮改为21g，继服6剂，诸症渐安。

（2）连建伟医案：姜某，女，3岁。1984年秋末，患儿恶寒发热，咳嗽少痰，咽痛口干，舌淡红苔花剥，脉细数。先投桑杏汤2剂，表证得解，但仍咳嗽，咯痰不爽，咽中有痰声。肺燥有痰，治宜润肺清热，化痰止咳，改用贝母瓜蒌散加味。处方：川贝母5g，瓜蒌皮3g，天花粉3g，茯苓3g，橘红3g，桔梗 3 g，北沙参 5 g，麦冬 5 g，玉竹 5 g。方中贝母、瓜蒌清热化痰、润肺止咳为主药，辅以天花粉、北沙参、麦冬、玉竹生津养阴润燥，桔梗宜肺利咽，橘红、茯苓顺气化痰，合为佐使。服药 3 剂，病遂告愈。

（3）连建伟中医案：柳某，女，35 岁，杭州电子管厂工人。1987 年 10 月 30 日诊：咳嗽已半个月，干咳无痰，咽燥，胸痛，脉涩，舌苔薄腻、质偏红。此属时令燥咳，用贝母瓜蒌散法。以其患腰痛日久，加入补肾之品，使金水相生，上燥亦可好转。处方：川贝（研、吞）6 g，瓜蒌皮 12 g，天花粉 12 g，桔梗 5 g，生甘草 3 g，化橘红 6 g，茯苓 12 g，南沙参 10 g，杏仁 10 g，当归 6 g，六味地黄丸（包煎）15 g。至同年 12 月 4 日，患者来谓服此方 6 剂咳愈。

按：本案患者于秋季患燥咳，故用贝母瓜蒌散润燥清肺，化痰止咳，以其有久病肾虚之本，故合六味地黄丸补肾养阴，加当归者，《本经》谓其"主咳逆上气"，取其滋养阴血，润燥止咳也。

【方论】

（1）清代程国彭《医学心悟》：燥痰涩而难出，多生于肺，肺燥则润之，贝母瓜蒌散。

（2）裴正学《新编中医方剂学》：燥热伤肺，则鼻干、咽干、口干，呛咳气促；灼液成痰，则痰黏不利，痰中带血。燥热为本，成痰为标。方用贝母清热润肺、化痰止嗽，标本兼治而为主。瓜蒌润肺化痰，与主药相配，则事半功倍而为辅。燥热灼津，故以花粉生津止嗽；痰生于脾，故以茯苓健脾渗湿；痰为湿浊，易阻气机，故以橘红、桔梗除痰行气，诸药各尽其用，是为兼治。

（3）冉先德《历代名医良方注释》：燥痰之证，多由肺阴不足，虚火灼津而成。方以贝母清热润肺，止咳化痰为君；瓜蒌、花粉清热涤痰而润燥为臣；茯苓、橘红健脾理气以祛痰为佐；桔梗载诸药入肺，宣肺利气为使。共奏清热润燥，理气化痰之功。使肺阴得润而燥痰可除，清肃有权，则咳逆可止。

【方歌】贝母瓜蒌花粉研，橘红桔梗茯苓添，呛咳咽干痰难出，润燥化痰病自安。

96. 苓甘五味姜辛汤

【方源】《伤寒杂病论》

【组成】茯苓_{四两}（12 g）　甘草_{三两}（9 g）　干姜_{三两}（9 g）　细辛_{三两}（9 g）五味子_{半升}（12 g）

【用法】上五味，以水八升，煮取三升，温服半升，日三服。

【功用】温肺化饮。

【主治】寒饮郁肺证。

【证候】咳痰量多，清稀色白，胸膈不快，舌苔白滑，脉滑。

【病机】本方证多因脾阳不足，寒从中生，聚湿成饮，寒饮犯肺所致，此即"形寒寒饮则伤肺"（《灵枢·邪气脏腑病形》）之义。寒饮停肺，宣降违和，故咳嗽痰多、清稀色白；饮阻气机，故胸满不舒；饮邪犯胃，则喜唾涎沫。治当温阳化饮。

【方解】方以干姜为君，既温肺散寒以化饮，又温运脾阳以化湿。臣以细辛，取其辛散之性，温肺散寒，助干姜温肺散寒化饮之力；复以茯苓健脾渗湿，化饮利水，一以导水饮之邪从小便而去，一以杜绝生饮之源，合干姜温化渗利，健脾助运。为防干姜、细辛耗伤肺气，又佐以五味子敛肺止咳，与干姜、细辛相伍，一温一散一敛，使散不伤正，敛不留邪，且能调节肺司开合之职，为仲景用以温肺化饮的常用组合。使以甘草和中调药。综观全方，具有温散并行、开合相济、肺脾同治、标本兼顾的配伍特点，堪称温化寒饮之良剂。

【禁忌】因本方药力较峻，凡中气不足，脾肾阳虚者、孕妇等，皆应慎用。

【案例】李燕宁医案：患者，女，7岁。2010年1月7日初诊。咳嗽9天。患儿9天前发热，咳嗽，体温38℃，自服药后热退，在某医疗单位用阿奇霉素、头孢等静脉滴注，效果一般。现患儿仍咳嗽，晨起、晚上阵咳，有痰难咯，鼻塞，流涕黏稠，纳一般，眠可，小便可，大便干，日一行。体格检查：神志清，精神可，舌质淡红、苔白腻，脉沉，双肺听诊呼吸音粗，未闻及明显干湿性啰音。诊断为咳嗽，证属肺寒伏饮。方用苓甘五味姜辛汤加减：干姜6 g，细辛3 g，清夏9 g，五味子6 g，茯苓9 g，桂枝9 g，炙百部15 g，甘草6 g。4剂，水煎服，日1剂。2010年1月11日二诊，患儿病情好转，仍偶咳，流浊涕，纳眠可，二便调，双肺听诊呼吸音清，未闻及明显干湿性啰音，舌质淡红、苔薄白。上方继服4剂。

【方论】

(1) 明代赵以德《金匮玉函经二注》：《内经》曰：诸逆冲上，皆属于火。又曰：冲脉为病，气逆里急。故用桂苓五味甘草汤，先治冲气与肾燥。桂味辛热，散水寒之逆，开腠理，致津液以润之。茯苓、甘草行津液，渗蓄水，利小便，伐肾邪为臣。甘草味甘温，补中土，制肾气之逆。五味酸平以收肺气。《内经》曰：肺欲收，急食酸以收之。服此汤，冲气即止，因水在膈不散，故再变而更咳胸满，即用前方去桂加干姜、细辛，散其未消之水寒，通行津液。服汤后，咳满即止。

(2) 明代徐彬《金匮要略论注》：冲气即低，乃苓、桂之力，单刀直入，肾邪遂伏，故低也；反更咳满，明是肺中伏匿之寒未去。但青龙汤已用桂，桂苓五味甘草汤又用桂，两用桂而邪不服，以桂能去阳分凝滞之寒，而不能驱脏内沉匿之寒，故从不得再用桂枝之例而去之，唯取细辛入阴之辛热，干姜纯阳之辛热，以除满驱寒而止咳也。

(3) 清代魏念庭《金匮要略方论本义》：冲气即低，是阴抑而降矣；然降而不即降，反更咳胸满者，有支饮在胸膈留伏，为阴邪冲气之东道，相与结聚肆害，不肯遽降。心从阳也，法用桂苓五味甘草汤去桂枝之辛而升举，加干姜、细辛之辛而开散，则胸膈之阳大振，而饮邪自不能存，况敢窝隐阴寒上冲之败类乎？虽云以治其咳满，而支饮之邪，亦可衰矣。

(4) 清代尤怡《金匮要略心典》：服前汤已，冲气即低，而反更咳胸满者，下焦冲逆之气即伏，而肺中伏匿之寒饮续出也，故去桂枝之辛而导气，加干姜、细辛之辛而入肺者，合茯苓、五味、甘草消饮驱寒，以泄满止咳也。

(5) 冉先德《历代名医良方注释》：脾肺阳虚，寒饮内停为本证病机；咳嗽痰稀、苔白滑、脉沉迟为本方主证。故治以干姜为主，温脾肺之阳以化寒饮。辅以茯苓健脾渗湿，杜其生痰之源；细辛通彻表里，助干姜以散已聚之寒饮。佐以五味子收敛肺气而止咳，并配合细辛一散一收，散不伤正，收不留

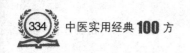

邪，且防细辛耗散伤肺。使以甘草和中，调和诸药。各药合用，散中有收，开中有合，标本兼顾，共奏温肺化饮之功。

【方歌】苓甘五味姜辛汤，温阳化饮常用方，半夏杏仁均可入，寒痰冷饮保安康。

97. 半夏白术天麻汤

【方源】《医学心悟》

【组成】半夏_{一钱五分}（4.5 g）　天麻　茯苓　橘红_{各一钱}（各 3 g）　白术_{三钱}（9 g）　甘草_{五分}（1.5 g）

【用法】生姜一片，大枣二枚，水煎服。

【功用】燥湿化痰，平肝息风。

【主治】风痰上扰证。

【证候】头晕目眩，头痛，胸闷呕恶，舌苔白腻，脉弦或滑。

【病机】本方证为脾虚生湿，湿聚成痰，引动肝风，风痰上扰所致。"无痰不作眩"，风痰上扰，肝风内动，故眩晕头痛，眩晕甚者，自觉天旋地转；痰阻气机，浊阴上逆，故胸闷呕恶；舌苔白腻，脉弦滑，均为风痰之象。脾湿生痰，为病之本；肝风内动，风痰上扰，为病之标。本方证重点是痰与风，故化痰息风治标为主，健脾祛湿治本为辅。

【方解】方中以半夏、天麻为君药，其中半夏燥湿化痰，降逆止呕；天麻平肝息风而止头眩，两药合用，为治风痰眩晕头痛要药。白术、茯苓健脾祛湿，以治生痰之源，共为臣药。橘红理气化痰，使气顺痰消，为佐药。甘草调和诸药，为使药。煎加姜枣，以和中健脾。诸药合用，能使风息痰消，眩晕自愈。

【禁忌】阴虚肝阳上亢引起眩晕头痛者忌用。

【案例】李东垣医案：范天騋之内有脾胃证，时显烦躁，胸中不利，大便不通，而又为寒气怫郁，闷乱大作，火不伸故也。疑其有热，服疏风丸，大便行，其病不减。恐其药少，再服七八十丸，大便复见两行，前证不瘳，增以吐逆，食不能停，痰唾稠黏，涌出不止，眼黑头旋，恶心烦闷，气短促上喘，无力以言，心神颠倒，目不敢开，如在风云中，头苦痛如裂，身重如山，四肢厥冷，不得安卧。余料前证是胃气已损，复下两次则重虚其胃，而痰厥头痛作矣，与此药而治之。

【方论】

(1) 金代李杲《脾胃论》：此头痛苦甚，谓之足太阴痰厥头痛，非半夏不能疗；眼黑头旋，风虚内作，非天麻不能除，其苗为定风草，独不为风所动也；黄芪甘温，泻火补元气；人参甘温，泻火补中益气；二术俱苦温甘，除湿补中益气；泽、苓利小便导湿；橘皮苦温，益气调中升阳；曲消食，荡胃中滞气；大麦蘖面，宽中助胃气；干姜辛热，以涤中寒；黄柏苦大寒，酒洗以主冬天少火在泉发燥也。

(2) 清代徐大椿《医略六书》：脾气大亏，痰食滞逆，不能统运于中，故厥逆头痛眩晕不已焉。苍术燥痰湿以强脾；白术健脾元以燥湿；人参扶元补气，黄芪补气固中，天麻法风湿以豁痰；泽泻泻浊阴以却湿；神曲消食积开胃，麦芽化湿和中；茯苓渗脾湿；半夏燥湿痰；橘红利气和胃；生姜快膈散痰；黄柏清湿热，干姜温中气也，使气健脾强，则自能为胃行其津液，而痰厥自平，良远温服，俾痰化气行，则胃气融和而清阳上奉，头痛眩晕无不保矣。此温凉并济，补泻兼施之剂，为气虚痰厥头痛眩晕之专方。

(3) 清代程国彭《医学心悟》：眩，谓眼黑；晕者，头旋也，古称"头旋眼花"是也。其中有肝火内动者，经云"诸风掉眩，皆属肝水"是也，逍遥散主之。有湿痰壅遏者，书云头旋眼花，非天麻、半夏不除是也，半夏白术天麻汤主之。

(4) 冉先德《历代名医良方注释》：经云："诸风掉眩，皆属于肝。"肝风内动，痰浊上扰，故眩晕头痛；痰阻气滞，故胸膈痞闷。痰厥头痛，非半夏不能疗；眼黑头晕，风虚内作，非天麻不能除。故方中以半夏燥湿化痰，天麻熄风止晕，二药合用为主药，以治风痰眩晕头痛；白术、茯苓健脾祛湿，以治生痰之源，为辅药；橘红理气化痰，甘草、生姜、大枣调和脾胃，均为佐使药。诸药相合，方简力宏，共同体现化痰息风、健脾祛湿之功。

【方歌】半夏白术天麻汤，苓草橘红枣生姜，眩晕头痛风痰盛，痰化风息复正常。

第十七章 消食方

98. 保和丸

【方源】《丹溪心法》

【组成】山楂六两（180 g）　神曲二两（60 g）　半夏　茯苓各三两（各90 g）陈皮　连翘　莱菔子各一两（各30 g）

【用法】上为末，炊饼丸如梧桐子大，每服七八十丸（9 g），食远白汤下。

【功用】消食和胃。

【主治】食滞胃脘证。

【证候】脘腹痞满胀痛，嗳腐吞酸，恶食呕逆，或大便泄泻，舌苔厚腻略黄，脉滑。

【病机】食积内停。《素问·痹论》曰："饮食自倍，肠胃乃伤。"由于饮食失节，暴饮暴食，而致食积内停，气机阻滞，脾胃升降失司，故脘腹胀满，嗳腐吞酸，恶食呕逆，大便泄泻。治宜消食化滞，理气和胃。

【方解】方中重用山楂酸甘微温，善消肉食油腻之积，故为君药。臣以神曲甘辛而温，消食和胃，能化酒食陈腐之积；莱菔子辛甘下气，长于消面食之积，宽畅胸膈，消除胀满。以上三药合用，可消化各种饮食积滞。食积中焦，生湿生痰，佐以半夏辛温，燥湿祛痰，下气散结止呕；陈皮辛苦温，燥湿化痰，理气和中；茯苓甘平，健脾和中，化痰利湿；食积停滞，郁而化热，又以连翘苦寒芳香，散结清热。诸药配伍，使食积消化，胃气因和。本方虽以消导为主，但药性平和，故以"保和"名之。

【禁忌】不宜在服药期间同时服用滋补性中药。饮食宜清淡，忌酒及辛辣、生冷、油腻食物。身体虚弱者或老年人不宜长期服用。

【案例】陈宝贵医案：王某，女，39 岁。2009 年 10 月 17 日诊。平素纳少，不敢多食，食多则胃胀食不下，口干，舌红少津、苔微黄，脉细数。处方：山楂10 g、神曲10 g、陈皮6 g、茯苓10 g、莱菔子10 g、连翘10 g、白术10 g、玉竹10 g、天花粉10 g、甘草10 g。7 剂，水煎服，日 1 剂。二诊：纳少改善，口干、胃胀减轻，上方又进 7 剂。三诊：纳少明显改善，口已不干，上方去莱菔子，加枳壳10 g，加减上方继服 1 个月而愈。

按：依据患者临床表现可辨证为胃阴虚兼食滞之证。苔微黄为伴有热象。方中玉竹、天花粉养阴；半夏、陈皮以和胃；连翘清热散结；莱菔子、山楂、神曲以化食消积；白术、茯苓健脾以助食物之运化。全方共奏养阴和胃化食之功效。方药对证，故二诊时症状改善，效不更方。三诊时患者症状明显改善。

【方论】(1) 明代吴昆《医方考》：伤于饮食，故令恶食，诸方以厉药攻之，是伤而复伤也。是方药味平良，补剂之例也，故曰"保和"。山楂甘而酸，酸胜甘，故能去肥甘之积；神曲甘而腐，腐胜焦，故能化炮炙之腻；卜子辛而苦，苦下气，故能化面物之滞；陈皮辛而香，香胜腐，故能消陈腐之气；连翘辛而苦，苦泻火，故能去积滞之热；半夏辛而燥，燥胜湿，故能消水谷之气；茯苓甘而淡，淡能渗，故能利湿伤之滞。

(2) 清代汪昂《医方集解》：此足太阴、阳明药也。山楂酸温收缩之性，能消油腻腥之食；神曲辛温蒸窨之物，能消酒食陈腐之积；卜子辛甘下气而制面，麦芽咸温消谷而软坚；伤食必兼乎湿，茯苓补脾而渗湿；积久必郁为热，连翘散结而清热；半夏能温能燥，和胃而健脾；陈皮能降能升，调中而理气。此内伤而气未病者，但当消导，不须补益。大安丸加白术，则消补兼施也。

(3) 清代张璐《张氏医通》：本方加炒白术二两，名大安丸。按保和丸、大安丸中表蘗伤肾，菔子伤脾胃之气，恐非丸剂所宜久服之品，当易枳实、香附子，功用不殊，而不致伤犯先后天之真气也。

(4) 清代费伯雄《医方论》：此亦和中消导之平剂，惟连翘一味，可以减去。

(5) 清代张秉成《成方便读》：此为食积痰滞，内瘀脾胃，正气未虚者而设也。山楂酸温性紧，善消腥油腻之积，行瘀破滞，为克化之药，故以为君。神曲系蒸窨而成，其辛温之性，能消酒食陈腐之积。莱菔子辛甘下气，而化面积；麦芽咸温，消谷用行瘀积，二味以之为辅。然痞坚之处，必有伏阳，故以

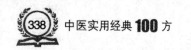

连翘之苦寒散结而清热。积郁之凝，必多痰滞，故以二陈化痰而行气。此方虽纯用消导，毕竟是平和之剂，故特为之保和耳。

【方歌】保和神曲与山楂，苓夏陈翘菔子加，炊饼为丸白汤下，消食和胃效堪夸。

99. 健脾丸

【方源】《证治准绳》

【组成】白术_{炒,二两}（60 g）　木香_{另研}　黄连_{酒炒}　甘草_{各七钱半}（各22.5 g）白茯苓_{去皮,二两}（60 g）　人参_{一两五钱}（45 g）　神曲_炒　陈皮　砂仁　麦芽_炒　山楂_{取肉}　山药　肉豆蔻_{面裹纸包槌去油,以上各一两}（各30 g）

【用法】共为细末，蒸饼为丸，如绿豆大，每服五十丸（9 g），空心服，一日二次，陈米汤送下。

【功用】健脾和胃，消食止泻。

【主治】脾虚食积证。

【证候】食少难消，脘腹痞闷，大便溏薄，倦怠乏力，苔腻微黄，脉虚弱。

【病机】本方证因脾虚胃弱，运化失常，食积停滞，郁而生热所致。脾胃纳运无力，故见食少难消，大便溏薄；气血生化不足，则倦怠乏力、脉象虚弱；食积阻滞气机，生湿化热，故脘腹痞闷、苔腻微黄。

【方解】方中用人参、白术、茯苓、甘草（四君子汤），益气健脾以补脾虚为主，本方重用白术、茯苓为君，健脾祛湿以止泻。山楂、神曲、麦芽消食和胃，除已停之积；人参、山药益气补脾，以助苓、术健脾之力，是为臣药。木香、砂仁、陈皮皆芳香之品，理气开胃，醒脾化湿，既可解除脘腹痞闷，又使全方补而不滞；肉豆蔻温涩，合山药以涩肠止泻；黄连清热燥湿，且可清解食积所化之热，皆为佐药。甘草补中和药，是为佐使之用。诸药合用，脾健则泻止，食消则胃和，诸症自愈。

【禁忌】不宜喝茶和吃萝卜，以免影响药效。服本药时不宜同时服用藜芦、五灵脂、皂荚或其制剂。

【案例】章健医案：胡某，女，64 岁。1994 年 4 月 3 日入院。主诉：跌伤后左髋部疼痛不能行走 1 天。入院体检：抬入病室，痛苦面容，心肺及腹部检查均正常。骨科情况：左下肢短缩 1 cm，稍呈外旋状，左股三角处压痛（+），大粗隆处叩痛（+），左髋关节活动明显受限。X 线片示：左股骨颈头下型骨折，断端部分有嵌插。入院后行左股骨结节牵引，准备手术。住院第 4 天患者诉脘腹胀满，胸胁不适，不思饮食，嗳腐吞酸，神疲乏力，大便溏薄。视其面色萎黄，舌淡、苔白腻，切诊脉来濡缓。证系脾胃气虚，湿滞食停。治宜益气健脾，化食消滞，方用健脾丸加苏梗 9 g，水煎服。服药 3 剂腹胀减轻，食欲好转。去神曲、肉豆蔻，继服 4 剂，饮食二便如常，入院第 10 天行多钉内固定术，恢复尚好。

【方论】

清代汪昂《医方集解》：治脾虚气弱，饮食不消。人参、白术（土炒二两）、陈皮、麦芽（炒二两）、山楂（去核两半）、枳实（三两）、神曲糊丸，米饮下。此足太阴阳明药也，脾胃者仓廪之官，胃虚则不能容受，故不嗜食；脾虚则不能运化，故有积滞。所以然者，由气虚也，参术补气，陈皮利气，气运则脾健而胃强矣；山楂消肉食，麦芽消谷食，戊己不足（胃为戊土，脾为己土）。故以二药助之使化，枳实力猛能消积化痞，佐以参术，则为功更捷而又不致伤气也，夫脾胃受伤，则须补益，饮食难化，则宜消导，合斯二者，所以健脾也。本方去山楂、麦芽，加茯苓、炙甘草，名"益气健脾丸"，治脾虚食少。本方去山楂、麦芽、陈皮，加当归、芍药、芎䓖、麦冬、柏子仁，名"养荣健脾丸"，治脾阴不足，饮食不为肌肤（血充然后肉长）。本方去人参、枳实、麦芽，加香附、木香、半夏、茯苓、神曲、黄连、当归、芍药（一方无芍药），荷叶烧饭丸，名"理气健脾丸"，治脾胃虚弱，久泻久痢。本方去人参、山楂、麦芽，加神曲、川芎、香附，曲糊丸，名"舒郁健脾丸"，治脾气郁滞，饮食不消。本方去山楂、麦芽，加半夏、胆星、蛤粉、茯苓、神曲糊丸，名"化痰健脾丸"，治内伤挟痰。本方去人参、山楂、麦芽，加半夏、山栀、黄连，水丸，名"清火健脾丸"，治脾虚有火。本方去人参、山楂、麦芽，加木香、槟榔、厚朴、半夏、甘草，名"和中健脾丸"，治胃虚饥不欲食；再加入人参，名"妙应丸"，治胃虚不能食，脏腑或结或泻。本方去山楂，加半夏、

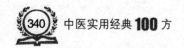

青皮、木香、砂仁、草蔻、干姜、炙甘草、茯苓、猪苓、泽泻，蒸饼丸，名"宽中进食丸"，（东垣）补脾胃，进饮食。

【方歌】健脾参苓术草陈，肉蔻香连合砂仁。楂肉山药曲麦炒，消补兼施不伤正。

第十八章 驱虫方

100. 乌梅丸

【方源】《伤寒论》

【组成】乌梅三百枚（480 g）　黄连十六两（480 g）　细辛六两（180 g）　干姜十两（300 g）　当归四两（120 g）　黄柏六两（180 g）　桂枝去皮,六两（180 g）　人参六两（180 g）　附子炮,去皮,六两（180 g）　蜀椒出汗,四两（120 g）

【用法】上十味，异捣筛，合治之，以苦酒渍乌梅一宿，去核，蒸之五斗米下，饭熟捣成泥，和药令相得，内臼中，与蜜，杵二千下。丸如梧桐子大。先食饮，服十丸，日三服。稍加至二十丸。

【功用】温脏安蛔。

【主治】脏寒蛔厥证。

【证候】脘腹阵痛，烦闷呕吐，时发时止，得食则吐，甚则吐蛔，手足厥冷；或久泻久痢。

【病机】本方主治胃热肠寒之蛔厥证。病者素有蛔虫史，常有吐蛔或大便排出蛔虫的表现。因上热下寒，迫使蛔虫窜动上扰，胃气因而上逆，故呕吐，心烦，甚则腹痛。痛剧时因气血流行不畅，可发生厥逆。因"蛔得酸则静，得辛则伏，得苦能下"。

【方解】乌梅丸方中重用味酸之乌梅，取其酸能安蛔，尤以苦酒（醋）渍之，益增其效，为君药。臣以蜀椒、细辛辛温，辛可安蛔，温可祛寒。黄连、黄柏苦寒下蛔，清解湿热；桂枝、干姜、附子以其辛热既佐蜀椒、细辛温脏祛寒，又呈辛可制蛔之力，使蛔虫不致上窜；当归、人参补养气血，且合桂枝以养血通脉，以解四肢厥冷，均为佐药。以蜜为丸，甘缓和中，为使药。如此寒热互用，苦辛酸并投，合而成方，共奏温脏安蛔之效。现代常用本方治疗胆道蛔虫病，有较好疗效。因本方又有酸涩固脱之功，故还可治疗寒热错杂之久利证。此外，本方亦是治厥阴病寒热错杂之主方。

【禁忌】禁生冷、滑物、臭食等。本品含有马兜铃科植物细辛，肾脏病患者、孕妇、新生儿禁用。

【案例】

(1) 龚志贤医案：刘某某，女，50 岁。1983 年 3 月 18 日入院。患者曾有蛔厥吐蛔史，每因多食油腻之物则突发右上腹部疼痛。此次发病，因食奶油夹心饼干后十余分钟突发上腹部剧烈疼痛，门诊以胆囊炎、胆石症收住院。自述右胁下及胃脘部疼痛难忍，其痛剧时如顶如钻，且痛往右肩背部放散，伴恶心呕吐，痛剧时腹部拒按，痛缓时触诊腹部平软。入院后经禁食、电针、阿托品、654－2、普鲁本辛、哌替啶等解痉镇痛法治疗 48 h，疼痛仍昼夜不减，痛作更剧频。查白细胞总数 6.3×10^9/L，中性细胞 74%，血淀粉酶 153 u，尿淀酶 384 u，B 超肝胆未见异常图像，故胆石、胰腺炎之诊断可排除。痛发剧时诊脉乍大乍小，手足冷，冷汗出，舌质淡、黄薄润苔，诊为蛔厥（胆道蛔虫病）。拟温脏安蛔法，方用乌梅汤：乌梅 15 g，桂枝 10 g，细辛 5 g，炒蜀椒 5 g，黄连 10 g，黄柏 10 g，干姜 10 g，党参 12 g，当归 10 g，制附片（先煎 1 h）12 g，川楝 12 g，槟榔片 12 g，使君肉 9 g。急煎，日 2 剂，分 4 次温服。服药后第 2 日疼痛已缓，仍日 2 剂，服依前法。第 3 日上午，大便解出死虫 1 条，疼痛完全缓解。投以疏肝理气，健脾和胃之剂善后。

(2) 蒲辅周医案：①白某某，男，42 岁。上腹疼痛，反复发作，犯病时多在深夜，疼痛极甚，辗转不安，默默不语，呻吟不停，伴有恶心，每次犯病 1~2 天不能食，起病已 7~8 年之久，现发病逐渐频繁，每月发 3~4 次，曾多次经北京几个医院检查，胃肠、肝胆、胰等皆无异常，诊为肠神经官能症，屡治罔效。观其形体消瘦，神郁不乐；询其脘腹喜热，四肢欠温；望其舌质偏暗，苔灰微腻，脉沉细弦。先投四逆散合失笑散未效。思其病久有寒热虚实错杂之势，乃改投乌梅汤：乌梅 9 g、花椒 4.5 g、马尾连 9 g、干姜 6 g、细辛 4.5 g、黄柏 6 g、党参 9 g、当归 6 g、肉桂 4.5 g、制附片 6 g。药进 1 剂疼痛遂止，亦能进食，连服 10 剂而愈。1 年后随访，未再犯病。

②王某某，男，47 岁。慢性腹泻已 3 年，常有黏液便，大便日 3~5 次，

常有不消化之物。大便化验有少量白细胞；于某医院乙状结肠镜检查为肠黏膜充血、肥厚；钡餐检查，有慢性胃炎。近年来腹泻加重，纳呆，腹胀，体重下降5 kg。半年来，心悸渐加重，伴有疲乏无力，查心电图为频发性室性早搏，有时呈二联、三联律，服西药及中药活血化瘀之剂未效。脉沉细而结，舌尖边略红、苔灰。证属久利，肠胃失调，厥气上逆，心包受扰。治宜酸以收之，辛以温之，苦以坚之，拟乌梅汤加味。处方：乌梅3枚、花椒4.5 g、黄连6 g、干姜4.5 g、黄柏6 g、细辛3 g、党参9 g、当归6 g、桂枝6 g、制附片6 g、炙远志4.5 g。服5剂药后，食欲大振，大便次数减少，黏液消失，心悸减轻，睡眠亦见好转。又服7剂，大便已成形，每日1次，复查心电图亦转正常。随访2年余，未再犯病。

③任某某，女，37岁。与爱人分居两地，老人、小儿多病，家事冗繁，以致情志抑郁。近两天来，头痛，恶心不食，昼夜不能眠，神呆，有时闭眼不动，呼之不应，有时哭笑无常，忧郁自语，四肢抽搐。某医院检查诊断为癔症，服镇静药等尚未见效。脉沉弦涩，舌略暗、苔薄黄。病由肝失条达，气血不和，厥气上冲，乱其神识。治宜泄肝宁神，调和气血，拟乌梅汤加减。处方：乌梅9 g、花椒4.5 g、干姜4.5 g、黄连6 g、细辛3 g、黄柏9 g、制附片4.5 g、肉桂3 g、党参3 g、当归6 g。共服4剂，神态恢复正常，隔4个月后又犯病，发病较轻，再用乌梅汤治疗而愈。观察2年，一直未再犯病。

④董某某，女，41岁。痛经10年，月经干净后10天左右，即开始阴道、少腹牵拉样疼痛难忍，直到行经方渐缓解消失。然行经不利，有血块，少腹疼痛较甚，伴有嗳气，矢气，大便溏，心烦，失眠，恶热喜凉，精神困倦。近年来渐加重，曾服活血化瘀、疏肝解郁之剂亦未见效。脉右沉细无力，左弦细，舌质稍暗、苔薄白，证属厥阴为病，寒热错杂，肝脾失调，气血不和。治宜调肝和脾，兼理气血，拟乌梅汤加味。处方：乌梅10 g、花椒6 g、干姜6 g、马尾连9 g、细辛3 g、黄柏6 g、制附片4 g、当归9 g、党参9 g、吴茱萸5 g。红糖为引，水煎服。服2剂，阴道少腹牵拉疼痛减轻，服5剂而消失，续服7剂，月经来潮时疼痛已微，嗳气便溏有好转，继服乌梅丸调治而愈。

(3) 刘德成医案：蒋某，女，51岁。1954年8月5日初诊。自述：7天前因露天乘凉后即感头痛发热恶寒。经治疗，头痛发热已解。近两日来，口渴引饮，日进四五壶（每壶约盛3.6 kg）水亦不解渴。前医用益胃汤罔效，昨日又服人参白虎汤反而渴甚。症见：脉细弱，小便清长，四肢厥冷，渴饮不解。3天前曾吐蛔虫一条。辨证：此吐蛔之后消渴，乃厥阴病上热下寒证也。上热则消渴，下寒则溺清。老年体弱，阳不温煦则脉细弱，肢冷，故断为厥阴消渴证。方药：乌梅丸全方一帖，水煎服。翌日复诊，口渴大减，但肢冷仍存，守方重用参附，益气温阳，2剂而愈。

(4) 权依经医案：莫某，男，48岁。1978年10月16日初诊。半年来自感头顶疼痛，伴有视物模糊，劳累后加重，手足心发热，烦躁易怒。有慢性肝炎史，近月来肝功已转正常。舌质暗、苔薄白，脉弦细，处以乌梅汤：乌梅15枚、黄柏3 g、黄连8 g、干姜4.5 g、党参3 g、桂枝3 g、川椒2 g、细辛3 g、附子3 g、当归2 g。水煎分2次服，3剂。二诊：服上药后，自感头痛减轻，但视物仍模糊。舌质暗、苔薄白，脉弦细。续服上方3剂。三诊：服药后，颠顶已不痛，视力也大为好转，自感头脑较前清爽。继用上方3剂，以善其后。

(5) 刘炯夫医案：邱某某，男，50岁。1969年10月2日诊。有眩晕史5年，经常反复发作。昨起头眩又剧，如乘舟车之上，四周景物转动，呕吐欲仆，耳鸣如蝉声。诊断为耳源性眩晕，服西药未能缓解，今症见如上，且有胸闷、心烦、渴不欲饮、饥嘈食减、便溏、四肢欠温、舌红、苔薄白，脉弦细。治用乌梅丸加减：附片、法半夏各10 g，桂枝、川椒各6 g，干姜、黄连各5 g，细辛3 g，当归、黄柏各7 g，天麻8 g，乌梅、西党参、石决明各12 g。水煎服。5剂而平，10剂痊愈。

【方论】

(1) 明代赵以德《金匮玉函经二注》：乌梅味酸入肝，梅得先春之气，主助生阳而杀阴类；细辛发少阳之初阳，以助厥阴之化；当归启少阴之血液，以资肝脏所藏之荣；黄连配蜀椒，助心火以杀蛔，益子气也；附子配黄柏，资肾气以回厥，助母气也；干姜佐人参，补中焦而止呕；桂枝制风木，疏肝郁。阴阳和而厥逆回，风邪散而气血足，治蛔厥之法备已。

(2) 明代许宏《金镜内台方议》：蛔厥者，乃多死也。其人阳气虚微，正气衰败，则饮食之物，不化精气，反化而为蛔虫也。蛔为阴虫，故知阳微而阴胜，阴胜则四肢多厥也。若病者时烦时静，得食而呕，或口常吐清水，时又吐蛔者，乃蛔病也。又，腹痛脉反浮大者，亦蛔症也。有此，当急治，不治杀人。故用乌梅为君，其味酸能胜蛔；以川椒、细辛为臣，辛以杀虫；以干姜、桂枝、附子为佐，以胜寒气，而温其中；以黄连、黄柏之苦以安蛔，以人参、当归之甘而补缓其中，各为使。以其蛔虫为患，为难比寸白虫等剧用下杀之剂，故用胜制之方也。

（3）清代张璐《伤寒缵论》：乌梅丸主胃气虚而寒热错杂之邪积于胸中，所以蛔不安而时时上攻。故仍用寒热错杂之味治之。方中乌梅之酸以开胃，蜀椒之辛以泄滞，连、柏之苦以降气。盖蛔闻酸则定，见辛则伏，遇苦则下也。其他参、归以补中气之虚寒，姜、附以温胸中之寒饮。若无饮，则不呕逆，蛔亦不上矣。辛、桂以祛陷内之热邪，若无热邪，虽有寒饮，亦不至于呕逆。若不呕逆，则胃气纵虚，亦不致于蛔厥矣。

（4）清代汪昂《医方集解》：此足阳明、厥阴药也。蛔得酸则伏，故以乌梅之酸伏之；蛔得苦则安，故以连、柏之苦安之；蛔因寒而动，故以桂、附、姜、椒温其中脏，而以细辛、当归调其肾肝；人参用以助脾；乌梅兼以敛肺。

（5）清代王子接《绛雪园古方选注》：乌梅渍醋，益其酸，急泻厥阴，不欲其缓也。桂、椒、辛、附、姜，重用辛热，升达诸阳，以辛胜酸，又不欲其收敛阴邪也。桂枝、蜀椒通上焦君火之阳，细辛、附子启下焦肾中生阳，人参、干姜、当归温中焦脾胃之阳，则连、柏泻心滋肾，更无亡阳之患，而得厥阴之治法矣，合为丸服者，又欲其药性逗留胃中，以治蛔厥，俾酸以缩蛔，辛以伏蛔，苦以安蛔也。至于脏厥，亦由中土不得阳和之气，一任厥阴肆逆也。以酸泻肝，以辛散肝，以人参补土缓肝，以连、柏监制五者之辛热，过于中焦而后分行于足三阴，脏厥虽危，或得温之散之，补之泻之，使之阴阳和平，焉有厥不止耶？

（6）清代黄元御《伤寒悬解》：乌梅丸，乌梅、姜、辛杀蛔止呕而降气冲，人参、桂、归补中疏木而润风燥，椒、附暖水而温下寒，连、柏泄火而清上热也。

（7）清代吕震《伤寒寻源》：此方主治蛔厥，其妙处全在米饭和蜜，先诱蛔喜，及蛔得之，而乌梅及醋之酸，椒、姜、桂、附及细辛之辛，黄柏、黄连之苦，则蛔不堪而伏矣。但厥后气血不免扰乱，故加人参、当归奠安气血。此方虽寒热错杂，但温脏之力居多，又得乌梅之酸涩以固脱，故又主久利。

（8）清代章楠《医门棒喝·伤寒论本旨》：乌梅丸为厥阴正治之主方也。木邪肆横，中土必困，故以辛热甘温助脾胃之阳，而重用酸以平肝，佐苦寒泻

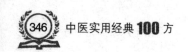

火，因肝木中有相火故也。

(9) 王邈达《汉方简义》：用酸温之乌梅为君，是从其性，而欲其入肝可知。病本脏寒，故以辛热之姜、附温之。又本脏虚，故以甘温之人参补之。夫厥为阴阳相格，故以辛温细利之细辛以疏通之。又恐其过泄也，故更以辛热善闭之蜀椒以封固之，用当归、桂枝者，所以养其营，调其卫也，用黄连、黄柏者，盖有二义；因脏寒，而遽投以辛热，恐拒而不纳，故借以为反佐，犹白通汤之加入尿、胆汁者一也；且少、厥二阴，本为子母，又阳根于阴，兹厥阴阳微，由于少阴虚，次黄连于乌梅而重于众品，更以黄柏副之，是滋少阴之阴，即以生厥阴之阳者二也。渍梅以苦酒，为丸以蜜者，因蛔性畏苦辛而喜酸甜，即投其所好，引入苦辛以杀之也。又主久利者，因利起自本寒，成于化热，始即伤气，久则伤血，故辛热以治寒，苦寒以清热；蜀椒固气，而以细辛通之；当归补血，而以桂枝行之。用人参以合补气血，而总交于酸温之乌梅，所以敛止其下滑之机耳。

(10) 秦伯未《谦斋医学讲稿》：本方治肝脏正气虚弱而寒热错杂之证。用人参、当归补气血，细辛、干姜、附子、桂枝、蜀椒温寒通血脉，黄连、黄柏清火，再以乌梅味酸入肝为君，使药力集中于一经。能治久病腹痛、呕吐、下利、蛔厥等证，但性质毕竟偏温，以寒重者为宜。

【方歌】乌梅丸用细辛桂，黄连黄柏及当归，人参椒姜加附子，清上温下又安蛔。